Somatische Psychotherapie

Ein Werkzeugkasten

Manuela Mischke-Reeds

Somatische Psychotherapie

Ein Werkzeugkasten

125 Arbeitsblätter und Übungen für die Behandlung von Trauma und Streß

Aus dem amerikanischen Englisch von Theo Kierdorf & Hildegard Höhr

G. P. PROBST VERLAG
Lichtenau/Westfalen

Für die Inhalte der im Buch angegebenen externen Webseiten übernehmen wir trotz sorgfältiger inhaltlicher Prüfung keinerlei Haftung. Für die Inhalte dieser Seiten sind ausschließlich deren Betreiber verantwortlich.

Hinweis für Leser: Standards der klinischen Praxis und Behandlungsverfahren ändern sich im Laufe der Zeit, und keine Technik oder Empfehlung kann in jedem Fall und unter allen denkbaren Umständen als garantiert ungefährlich und wirksam bezeichnet werden. Das vorliegende Buch ist als Informationsquelle für Psychotherapeuten gedacht und kann keine adäquate Ausbildung und/oder klinische Supervision ersetzen. Weder der Verlag noch die Autorin können die absolute Zutreffendheit, Wirksamkeit oder Angemessenheit irgendeiner konkreten Empfehlung in jeder Hinsicht garantieren. Autorin und Verlag übernehmen keine Verantwortung für Verluste oder Schädigungen, die angeblich durch Informationen oder Empfehlungen aus diesem Buch entstanden sind.

2. Auflage 2023

Published by arrangement with PESI Publishing & Media, Eau Claire, Wisconsin/USA.
Die Originalausgabe (»SOMATIC PSYCHOTHERAPY TOOLBOX. 125 Worksheets and Exercises to Treat Trauma & Stress«) erschien bei PESI, Inc., Eau Claire, WI /USA

Übersetzung aus dem amerikanischen Englisch: Theo Kierdorf & Hildegard Höhr, Köln
Umschlaggestaltung: Mareile Gropengießer, Paderborn
Frontcoverfoto: © kwasny221 – stock.adobe.com
Satz: SpaceType, Köln

ISBN 978-3-944476-31-5

Bibliographische Information der Deutschen Nationalbibliothek
Die Deutsche Nationalbibliothek verzeichnet diese Publikation in der Deutschen Nationalbibliografie; detaillierte bibliografische Daten sind im Internet über *http://dnb.d-nb.de* abrufbar.

Inhalt

Sei freundlich zu deinem Körper –
er ist dir untrennbar verbunden,
dein bester Freund.

»Unser Körper ist ein Quell der Wahrheit.« — Albert Pesso

»Wenn du ein lebender Körper bist, vermag niemand dir zu sagen, wie du die Welt erleben solltest, und niemand kann dir garantieren, was die Wahrheit ist, weil du selbst sie erlebst.«

— Stanley Keleman

»Der menschliche Körper ist kein Werkzeug, das wir benutzen, sondern ein Bereich unseres Seins, den wir erleben, erforschen, bereichern und dadurch erziehen.«

— Thomas Hanna

»Der Körper ist deine nächste Umgebung.« — Jean Klein

Danksagung

Die Somatische Psychotherapie hat eine lange und verschlungene Geschichte, und viele Schulen und Denkansätze sind ihr zuzurechnen. Die in diesem Buch vorgestellten Techniken entstammen den verschiedensten somatischen Ansätzen. Ich benutze viele von ihnen seit über 25 Jahren in meiner klinischen Praxis, und sie haben sich im Laufe der Jahre im Einklang mit den Anforderungen meiner Arbeit mit Klienten verändert. Letztlich gibt das Gelingen der Heilung von Klienten Aufschluß über die reale transformierende Kraft somatischer Arbeit.

Ich möchte an dieser Stelle auf einige besonders wichtige Einflüsse eingehen, die meine klinische Arbeit und meine Lehrtätigkeit nachhaltig geprägt haben. Zunächst ist in diesem Zusammenhang der Einfluß der Hakomi-Psychotherapie und der vielen talentierten Hakomi-Trainer auf der ganzen Welt zu erwähnen, mit denen zusammenzuarbeiten ich die Freude hatte. Besonderen Dank schulde ich *Somatic Experiencing®* und Dr. Peter Levine, weiterhin Dr. Marianna Eckberg und schließlich der Begründerin der Sensumotorischen Psychotherapie, Dr. Pat Ogden. Sie alle haben mich zu Beginn meiner Arbeit als Traumatherapeutin entscheidend inspiriert. Auch den Begründern von *Continuum Movement*, Emilie Conrad und Susan Harper, möchte ich an dieser Stelle danken. Und schließlich werden Leser in diesem Buch die Einflüsse der Gestalttherapie, von Hanna Somatics, Bodynamics, Janina Fisher, Don Johnson, Anna Halprin und von Babette Rothschilds Traumaarbeit sowie von EMDR entdecken. Zum Abschluß sei der Einfluß von Reggie Ray erwähnt, die mich dazu inspiriert hat, die Meditationsübung als Verkörperung spiritueller Praxis zu erleben.

Über die Autorin

Manuela Mischke-Reeds, MA, LMFT, ist lizensierte somatisch orientierte Therapeutin. Sie lehrt international und arbeitet als Autorin, Meditationslehrerin und Trainerin in Kalifornien, Australien, Neuseeland, Israel, Europa und China. Weiterhin fungiert sie als Co-Leiterin und Lehrerin am *Hakomi Institute of California* und hat eine somatisch orientierte Ausbildung für Traumabehandlung mit Namen »From Trauma to Dharma« entwickelt.

Manuela unterrichtet, berät und leitet Ausbildungen für im Gesundheitswesen Tätige und lehrt in Unternehmen über Themen wie Streß, Trauma, Achtsamkeit und Wohlbefinden. Im Mittelpunkt ihrer Arbeit steht die Frage, wie wir von einem von Verkörperung und Achtsamkeit geprägten Wissen ausgehend in unserem Körper leben können. Die Intelligenz unseres eigenen Körpers zu verstehen ist für die Erschließung und Erhaltung unserer psychischen Gesundheit und unseres Wohlbefindens von zentraler Bedeutung. Manuela ist davon überzeugt, daß jeder Mensch seine inhärente körperliche Gesundheit und Weisheit erschließen und nutzen kann, trotz eventuell früher erlebter emotionaler Stressoren oder Traumata. Manuela arbeitet in Menlo Park, Kalifornien.

Manuela Mischke-Reeds hat bisher das Buch *8 Keys to Practicing Mindfulness: Practical Strategies for Emotional Health and Well-Being* (W. W. Norton 2015) veröffentlicht und Kapitel zu den Büchern *Hakomi Mindfulness-Centered Somatic Psychotherapy* (W. W. Norton 2015) und *The Praeger Handbook of Community Mental Health Practice* (Praeger 2013) beigesteuert.

www.somaticinquiry.com

1 Einleitung

Warum jeder Therapeut den Körper in die psychotherapeutische Arbeit einbeziehen muß

Wir denken, daß wir in unserem Körper leben. Aber in welchem Maße sind wir tatsächlich unseres ganzen Körpers gewahr? Psychotherapeuten wissen, daß Trauma, Streß, Angst und Depression bei Klienten Myriaden von Symptomen hervorrufen können, darunter Schlaflosigkeit, Reizbarkeit, emotionale Dysregulation, Angst, Panikattacken, depressive Körperempfindungen und dergleichen mehr. Oft wird fälschlich angenommen, solche Symptome ließen sich heilen, indem man nichts weiter tue, als Denkmuster und Emotionen durchzuarbeiten. Die Wahrheit ist, daß wir in unserem Körper leben und träumen. Symptome sind immer Symptome des Körpers. Doch sehen wir den Körper nur selten als Quelle und Inspiration für die Heilung an. Wir nehmen die Welt um uns aufgrund dessen wahr, wie unser Körper auf sie reagiert. Schlafstörungen, Grübeln, Sorgen wegen der Familie oder der Zukunft, Trauer und Traumata können sich verheerend auf unsere Gesundheit auswirken. Dies sind Angriffe auf unseren Körper, die wir nicht nur mit Hilfe unseres Geistes heilen können.

In den 25 Jahren meiner klinischen Praxis haben mir viele Klienten mutig die Geschichte ihres Körpers erzählt. Viele haben in diesem Zusammenhang eine tiefreichende Abkoppelung von sich selbst beschrieben, das Gefühl, keinen Bezug zu sich selbst zu haben, oder, noch schlimmer, nicht in ihrem Körper zu sein. Wenn wir die Verbindung zu unserem Körper verloren haben, haben wir keinen Kontakt zu unserem Leben. Gewohnheiten können Schmerz überdecken, und Angst kann Gewohnheiten und Süchten weichen. Die tiefe Sehnsucht nach vollständiger Verkörperung existiert bei jedem Menschen. In den Jahren, in denen ich so vielen Klienten und Studenten zugehört habe, ist mir eines klar geworden: Wir alle wollen in unserem Körper lebendig sein, völlig in unserem Erleben gegenwärtig. Und doch wird der natürlichen Weisheit im Verhältnis zum Körper in der klinischen Arbeit nicht genügend Raum gegeben.

Ganz gleich, welchem klinischen Ansatz wir uns als Therapeuten verpflichtet fühlen, wir alle sitzen bei unserer Arbeit vor einem atmenden und dynamisch agierenden Körper. Dieses Buch soll Therapeuten helfen, die verschiedenen Arten somatischen Gewahrseins in ihre Arbeit einzubeziehen. Beispielsweise geht es um Atemmuster, Veränderungen der Hautbeschaffenheit, Augenbewegungen, Haltungen, subtile Bewegungen und Gesten, die alle Stimmungen, Gefühlen und inneren Atmosphären zum Ausdruck verhelfen, die zu studieren und mit denen effektiv zu arbeiten wir lernen können. Das Körpergewahrsein eines Klienten zu stärken ist ein sehr wirksames Mittel der Transformation. Natürlich ist diese Arbeit nicht allein dem Patienten oder Klienten aufgebürdet. Der Therapeut, der in sich selbst ruht, kann lernen, sich somatisch auf seinen eigenen Körperzustand zu berufen. Dadurch schafft er die Voraussetzung für die somatische Entdeckung der inneren Welt und der Körperweisheit eines Klienten.

Ein weiterer in diesem Buch genutzter Aspekt ist jener der Achtsamkeit, die in den vergangenen Jahren in unserer Gesellschaft und in der psychotherapeutischen Arbeit eine enorme Wirkung entfaltet hat. Viele Kliniker haben die Achtsamkeitsübung in ihre Behandlungsmodalitäten integriert. Achtsamkeit beinhaltet, daß sich der Klient auf seine somatische Wahrnehmung bezieht, darauf, wie er sich innerlich »fühlt«. Doch oft wird versäumt, die somatischen Empfindungen so zu fördern, daß sie zu einem kohärenten Erleben werden. Die Klienten lernen dann, achtsam zu sein, aber nicht, sicher in das somatische Erleben einzutreten. Doch das ist entscheidend für die Arbeit an der Überwindung von Traumata und Streß.

Viele Therapeuten fragen mich, WIE sie die körperlichen Empfindungen und das grundlegende Körpergewahrsein fördern sollen. »Wie kann ich meinen Klienten zu einer stärkeren Verkörperung verhelfen? Was muß ich dazu tun? Können Sie mir irgend etwas mit auf den Weg geben, das ich meinen Klienten in somatischer Hinsicht anbieten kann?« Dies sind einige der Fragen, die mir Kollegen und Studenten im Laufe der Jahre gestellt haben. Weil jeder Therapeut über ein Repertoire an somatischen Techniken verfügen muß, werde ich diese Fragen im vorliegenden Buch beantworten.

Die psychotherapeutische Praxis läßt uns heute die Freiheit, zum Wohle unserer Klienten von den verschiedensten psychotherapeutischen Disziplinen zu lernen. In diesem Geiste empfehle ich Ihnen für Ihre Arbeit mit Klienten die hier beschriebenen bewährten somatischen Techniken. Am somatischen Erleben von Klienten zu arbeiten sollte für uns so selbstverständlich sein wie die Nutzung jedes anderen psychotherapeutischen Werkzeugs. Unsere wichtigste Ressource für unsere Bemühungen um Heilung und Wohlbefinden ist die angeborene Körperweisheit unserer Klienten.

Was unterscheidet dieses Buch von anderen?

Die auf Descartes zurückgehende Trennung von Körper und Geist ist in unserer Mainstreamkultur nach wie vor lebendig und guter Dinge. Wir »denken«, wir könnten Probleme ausschließlich mit kognitiven Mitteln überwinden. Die westliche Psychologie bevorzugt den Geist gegenüber dem Körper, statt auf die Intelligenz des Körpers zu vertrauen. Gefühle und Empfindungen werden ignoriert, wenn sie mit dem Gewahrsein des Körpers verbunden sind. Dies könnte einer der Gründe dafür sein, daß somatische

Techniken noch nicht generell in die psychotherapeutische Arbeit integriert worden sind. Doch die ganzheitliche Wahrnehmung der Körper-Geist-Einheit ist für die Heilung psychischer Beschwerden und körperlicher Probleme, mit denen unsere Klienten konfrontiert werden, in jedem Fall entscheidend.

Tiefe kulturspezifische Überzeugungen beeinflussen unsere Sicht des eigenen Körpers. Bei der Arbeit am Körper müssen wir diese kulturellen Prägungen respektieren und sie als Teile unseres Selbstverständnisses akzeptieren. Die Erkenntnis, daß Emotionen eine Intelligenz eigen ist, eröffnet zu dem Bewußtsein, daß Heilung mehr beinhaltet, als zu denken, einen ersten Zugang. Das Jahrzehnt des Gehirns hat uns zu erkennen geholfen, daß Denkmuster den Körper beeinflussen. Heute gilt als allgemein anerkannt, daß unsere Erlebnisse eng mit dem jeweiligen Zustand unseres Gehirns, mit unseren emotionalen Mustern, mit dem, was wir glauben, und damit, wie wir in unserem Körper leben, verbunden sind.

Weil die Achtsamkeitsübung heute so populär ist, verfügen wir über neue Möglichkeiten, den ständig geschäftigen Geist zu untersuchen und den Unterströmungen unseres Herzens zu lauschen. Außerdem hat die Popularität der Achtsamkeit das Augenmerk auf die generelle Notwendigkeit der Streßlinderung gelenkt und den Wert von Stille und den Weg zu Selbstverwirklichung und Gesundheit in den Fokus gerückt. Und wir haben die Kraft des Jetzt entdeckt. Die einzige Zeit in dem Kontinuum, das von der Vergangenheit über die Gegenwart bis in die Zukunft reicht, in der wir tatsächlich Veränderungen erwirken können, ist das Jetzt, die Gegenwart. Heute ist es an der Zeit, die Erkenntnisse des Jahrzehnts des Gehirns und die Entdeckung der Achtsamkeit in unser permanentes Körpererleben zu integrieren. Somatische Techniken sind geeignet, die Entdeckungen, die Gehirn und Geist betreffen, mit unserer Art, unser eigenes Erleben zu untersuchen, in Einklang bringen. Der Weg zur vollständigen Verkörperung des Erlebens steht jedem Menschen offen.

Traumata schneiden Menschen von ihrem Körper, ihrem gesunden Geist und ihrem Herzen ab und beeinträchtigen ihre Wahrnehmung des eigenen Körpers. Einer der Gründe für den großen Erfolg somatischer Techniken bei der Behandlung von traumatisierten Klienten ist, daß diesen klar wird, wie weit sie sich von ihrer wesenseigenen Gesundheit entfernt haben. Bei allen Traumaklienten, die ich kennengelernt habe, habe ich einerseits die Furcht vor Traumasymptomen und andererseits ein tiefes Verlangen gefunden, zu einem ganzheitlichen Selbstempfinden zurückzugelangen. Dieses Verlangen ist ein tiefes, vom Körper ausgehendes Wissen darum, daß es einen Weg gibt, der zur Gesundheit zurückführt. Diesem Wissen liegt das somatische Gewahrsein zugrunde.

Das vorliegende Buch soll Klienten und Therapeuten Werkzeuge an die Hand geben, die ihnen auf ihrer Reise zurück zum Körper, zur Gesundheit und zur Weisheit zugute kommen.

Entscheidend ist immer die Sensibilität der Therapeuten. Sie können bei somatischer Arbeit nicht erfolgreich sein, wenn sie diese nicht selbst erlebt und praktiziert haben. In ihrem Körper verwurzelte Therapeuten wissen, wie sie ihre Klienten zur Weisheit des eigenen Körpers zurückführen können. Der Werkzeugkasten eines Therapeuten muß so vielfältig sein, daß er allen Klienten in jeder Situation etwas zu bieten hat. Sind Sie mit der Weisheit Ihres eigenen Körpers in Kontakt, können Sie einschätzen, was in einer bestimmten Situation für einen bestimmten Klienten richtig ist. Und nur dann ist eine echte und dauerhafte Transformation möglich.

Vier Wegweiser für Ihre Reise

Das Buch umfaßt vier Teile. **Teil I** bereitet Kliniker darauf vor, über die Grundlagen der Arbeit mit dem Körper nachzudenken und ihre Bedeutung zu verstehen. Er hilft ihnen, sich ein Bild davon zu machen, wie sich somatische Interventionen problemlos in die klinische Arbeit einbeziehen lassen. Der Schlüssel zum Erfolg ist, die beschriebenen Techniken adäquat in das eigene klinische Repertoire einzubeziehen. Der scharfe Therapeutenblick für Details in Verbindung mit dem »Tracking« – womit das Registrieren selbst subtilster Veränderungen gemeint ist – ermöglicht die erfolgreiche Umsetzung gezielter Interventionen, die Klienten wirklich helfen. Bitte, nehmen Sie sich Zeit für die Auseinandersetzung mit den Grundlagen und mit den in Kapitel 4 behandelten Sicherheitsaspekten, um sich in eine der Aufgabe gemäße geistige Verfassung zu bringen – eine Haltung, für die Offenheit und Empfänglichkeit charakteristisch sind.

Teil II behandelt verschiedene Arten konkreter Werkzeuge, die Sie zur Vorbereitung auf die eigentliche somatische Arbeit mit Klienten nutzen können. Dieser Teil ist für die somatische Arbeit besonders wichtig, weil er Therapeuten hilft, ihre somatische Weisheit und ihre Bereitschaft, auf diese Art zu arbeiten, zu kultivieren. Es geht darin um Werkzeuge und Methoden, die Sie selbst benutzen und mit denen Sie sich so vertraut machen können.

Teil III beschäftigt sich mit der Integration somatischer Werkzeuge in Ihre gewohnte therapeutische Praxis. Somatische Interventionen lassen sich leicht mit anderen, Ihnen vertrauten therapeutischen Ansätzen kombinieren und in diese integrieren. Insbesondere wenn Achtsamkeit bei Ihrer Arbeit eine wichtige Rolle spielt, werden Sie die beschriebenen Techniken als natürliche Ergänzungen dessen, was Sie ohnehin schon tun, empfinden. Achtsamkeit und ihre Nutzung aus körperorientierter Sicht sind der Schlüssel zur erfolgreichen Umsetzung dieser Techniken. Klient und Therapeut müssen genau auf ihren Körper betreffende Veränderungen achten. Beschrieben werden verschiedene Techniken und Arbeitsweisen, beginnend mit Zeichnungen des Körpers, ungefährlichen Bewegungsübungen, die eine große Zahl von Klienten umsetzen kann, bis hin zum physischen Erleben von Grenzen und zum Einnehmen bestimmter Haltungen. Diese Werkzeuge helfen Therapeuten, die Heilung ihrer Klienten im eigenen Inneren zu vertiefen.

Körper- und Atemgewahrsein bilden das Zentrum jeder somatischen Technik. Ein Abschnitt in diesem Buch befaßt sich speziell mit Techniken dieser Art und erläutert konkrete Schritte für die Arbeit daran. Außerdem beschäftige ich mich mit der Akzeptabilität von Berührungen, die Therapeuten im konkreten Fall jeweils selbst einschätzen müssen – unter Berücksichtigung ihrer berufsethischen Befugnisse, ihres persönlichen Behagens und des Behagens ihrer Klienten. Berührungen von vornherein grundsätzlich auszuschließen wäre eine grobe Mißachtung und massive Einschränkung dessen, was somatische Techniken bewirken können; allerdings ist es unverzichtbar, bei der Anwendung solcher Interventionen die gebotene Vorsicht walten zu lassen. Bitte, informieren Sie sich über die entsprechenden gesetzlichen Regelungen in dem Land, in dem Sie leben, und halten Sie sich daran. Es gibt viele ethische Aspekte bezüglich einer angemessenen Nutzung von Berührungen, und die Grenzen der Legalität sollte man in keinem Fall ignorieren.

Teil IV beschäftigt sich eingehender mit somatischen Interventionen, die speziell bei der Arbeit mit traumatisierten und unter Streß leidenden Klienten nützlich sein können. Viele unter PTBS und Streß leidende Klienten werden von somatischen Beschwerden geplagt, und den Körper in die therapeutische Arbeit einzubeziehen ist wichtig bei Bemühungen, Erinnerungen an traumatische Erlebnisse wieder zugänglich zu machen und durch ein Trauma verursachte Symptome zu heilen. Ich hebe in diesem Teil besonders hervor, wie wichtig es ist, Klienten mit somatischen Ressourcen auszustatten, und erläutere dafür nützliche Techniken, weil dies ein zentraler Aspekt somatischer Arbeit an Traumata ist.

Übungen und Arbeitsblätter

Übung Therapeuten

Übungen und Arbeitsblätter für Therapeuten sind für die Therapeuten selbst gedacht.

Übung Klienten

Übungen für Klienten können von Klienten entweder in einer Therapiesitzung oder zu Hause ausgeführt werden.

Arbeitsblatt Klienten

Arbeitsblätter für Klienten können Sie Ihren Klienten zum Durcharbeiten geben.

Das Arbeitsbuch wird ergänzt durch Übungsvorlagen, die von der Internetseite des Verlages *(www.gp-probst.de)* ausgedruckt werden können.

Öffnen Sie dazu die »Produktseite« des vorliegenden Buches auf der genannten Verlags-Webseite – klicken Sie dort die Rubrik »Übungsvorlagen zum Ausdrucken« an. Um die PDF-Datei öffnen zu können, tragen Sie bitte den *Nutzernamen* MMR2019 ein. Das einzutragende *Paßwort* wird in unregelmäßigen zeitlichen Abständen geändert. Sie können die jeweils auf der Webseite angeforderte Angabe hierzu Ihrem vorliegenden Buch entnehmen.

TEIL I

Leitlinien – Definitionen und Arbeit mit dem Körper

2
Was ist Soma?

Somatisches Gewahrsein spielt eine entscheidende Rolle … und stellt eine Möglichkeit dar, Menschen in ihrem Bemühen, ihre Gesundheit zu erhalten oder wiederzuerlangen, wahrhaft zu stärken.

— Donald Bakal

Das griechische Wort *Soma* bedeutet »Körper«. *Psyche* bedeutet »Geist«. Demnach geht es Somatischer Psychotherapie um die Verbindung zwischen Körper und Geist. Ist in Zusammenhang mit Psychotherapie von Soma die Rede, so geht es um die Fähigkeit, sich selbst aufgrund von Empfindungen zu spüren. Interozeption ist die Fähigkeit, den eigenen Körper im gegenwärtigen Augenblick mittels Emotionen, Empfindungen und unterschiedlichen physischen Zuständen zu spüren. Gefühle und Emotionen werden häufig für austauschbar gehalten. Tatsächlich stehen sie zwar in einer Beziehung zueinander, unterscheiden sich aber. Für Emotionen sind tiefer liegende Gehirnregionen zuständig, und es handelt sich dabei um sensorische Reaktionen wie biochemische Veränderungen des Gehirns. Gefühle hingegen entstehen im Neokortex und sind wichtig für die Konsolidierung von Erinnerungen. Emotionen entstehen vor unseren Gefühlen. Emotionen sind primär, direkt und physische Phänomene. Antonio Damasio bezeichnet Gefühle als »mentale Erlebnisse von Körperzuständen, die auftreten, wenn das Gehirn Emotionen deutet«. Ich werde in diesem Buch das Wort »Gefühl« benutzen, wenn es darum geht, Klienten das Verständnis zu erleichtern. Zudem benutze ich häufig das Wort »Erleben« *(experience)*, weil es die Emotionen und die somatischen Erfahrungen, um die es uns in diesem Buch geht, treffender erfaßt. Dies wird Ihnen helfen, nach den vom Soma ausgehenden primären Erlebnissen Ausschau zu halten. Empfindungen können Menschen unabhängig von alldem erleben, und sie können ein direktes Erlebnis des eigenen Körpers ermöglichen, das dem betreffenden Menschen zu neuen Informationen über sich selbst verhilft. Beispielsweise können Sie Eiscreme essen und den Haselnußgeschmack genießen, ohne dabei Emotionen zu verspüren. Sie könnten aber auch daran denken, daß Sie genau diese Art von Eiscreme während eines kürzlichen Urlaubs in Florenz gegessen haben, und in diesem Fall werden Sie wahrscheinlich von Empfindungen, Emotionen und Erinnerungen überflutet. Mit solchen Verkoppelungen von Emotionen, Empfindungen und Erinnerungen werden wir oft konfrontiert, wenn Klienten auf eine traumatische Erinnerung fixiert sind oder von Bildern traumatischer Ereignisse verfolgt werden.

Eine andere wichtige Fähigkeit ist die der Eigenwahrnehmung. Dieses Gewahrsein der eigenen Person erleben wir aufgrund der Bewegungen unseres Körpers. Wir entdecken mit Hilfe unserer Propriozeption, wo in Zeit und Raum wir uns befinden. Das Zusammenwirken von Interozeption und Propriozeption über die neuronalen Pfade im Körper und im Gehirn wird zu einem kohäsiven Gewahrsein des Körpers. Diese Integration spüren wir aufgrund von Emotionen und Empfindungen.

Definition der Somatischen Psychotherapie

Somatische Psychotherapie ist ein integrativer Ansatz der Behandlung von Menschen als Ganzheit. Gedanken, Gefühle, Empfindungen, Einstellungen und Überzeugungssysteme eines Menschen wirken sich alle auf das körperliche Wohl aus. Wie erlebt sich der Betreffende in den verschiedenen Bereichen seiner Existenz? Wovon ist er bezüglich seiner selbst überzeugt? Und in welcher Hinsicht wirken diese Überzeugungen so beengend oder einschränkend, daß sie das körperliche und emotionale Wohl beeinträchtigen?

Der somatisch orientierte Psychotherapeut sieht Körper und Geist als miteinander verbunden. Er erforscht, wie sich die Person durch ihre Haltung, ihre Gestik, ihre muskulären und emotionalen Muster und ihre physiologischen Erregungszustände ausdrückt. Anschließend versucht er, die Selbstregulationsprozesse zu fördern, falls in der Körper-Geist-Einheit ein Ungleichgewichtszustand besteht.

Somatische Psychotherapie hat sich als bei traumabedingten Symptomen sehr wirksam erwiesen, weil diese häufig sehr stark im Körper empfunden werden. Sie nutzt Achtsamkeit, Körpergewahrsein, Atemgewahrsein und körperorientierte Werkzeuge, um Klienten ihre inneren und äußeren Ressourcen zu erschließen und so alle eventuell vorliegenden Symptome einer Dysregulation einzugrenzen. Sie können dann im Geiste der Achtsamkeit Möglichkeiten der Auflösung emotionaler und physiologischer Muster erforschen.

Warum ist Verkörperung so wichtig?

»Verkörpertes Selbstgewahrsein ist die Fähigkeit, uns selbst Aufmerksamkeit zu schenken, unsere Empfindungen, Emotionen und Bewegungen im Augenblick des Geschehens, im gegenwärtigen Augenblick ohne den vermittelnden Einfluß urteilender Gedanken zu spüren.«

— ALAN FOGEL

Wir leben in einer entkörperlichten Kultur. Wir verbringen immer mehr Zeit damit, unsere Langeweile durch Medien- und Informationskonsum zu bekämpfen, und verwenden immer weniger Zeit und Energie darauf, unsere Reaktionen auf das Konsumierte zu fühlen und zu spüren. Die Folge ist ein Gefühl körperlicher und emotionaler Unverbundenheit, die sich von Emotionstaubheit über Dissoziation bis hin zur Apathie erstreckt. Auf diese Weise verlieren wir die Verbindung zum verkörperten Selbstgewahrsein. Glücklicherweise verringern Bemühungen um Verkörperung die so entstandene Empfindungstaubheit.

Wenn wir in unserem Körper gegenwärtig sind, empfinden wir für andere mit. Empathie läßt uns mit dem Schmerz anderer Menschen resonieren. Wir sind dann in der Lage, aktiv zu werden, um verletzliche Menschen oder die Umgebung zu schützen, weil uns dies wichtig ist. Verlieren wir die Verbindung zu unserem verkörperten Selbstempfinden, kommt uns auch die Verbindung zu unserem größeren Körper, der Erde, abhanden. Offensichtlich verbringen heute immer weniger Menschen Zeit in der Natur; mehr Kinder als jemals vorher sind von ihrem elektronischen Spielzeug nicht mehr wegzubringen, und Erwachsene betäuben sich permanent mit Unterhaltungsmedien, Smartphones, Tablets und den jeweils neuesten technischen Gimmicks. Neue »soziale Medien« und völlig neue Industrien erblühen aufgrund dieser aktuellen globalen Sucht, und das Resultat von alldem ist die Abkoppelung des Menschen von seinem Körper.

Nur wenige Menschen üben sich täglich in irgendeiner Form darin, in ihren Körper zurückzukehren. Wir spüren und fühlen in jeder Minute eines jeden Tages mit unserem Körper, aber wir werden uns nur selten dieser Tatsache bewußt. **Nur wenn wir Anspannung oder Schmerz empfinden, achten wir auf das, was in unserem Körper geschieht.**

Ein anderer Aspekt dieser Zusammenhänge ist, daß die Verkörperung unser Überleben sichert. Würden wir beispielsweise keinen Schmerz spüren, könnten wir uns verletzen, ohne es zu merken: Wir würden dann die Hitze einer Ofenplatte nicht spüren und uns verbrennen. Schmerz ist ein wichtiges Alarmsignal unseres Körpers, das uns auf Gefahren aufmerksam macht und so unser Überleben sichert. Wenn wir eine tiefe Liebe verspüren oder wenn wir eine Berührung genießen, empfinden wir eine Erweiterung und in Verbindung damit **Gefühle der Sicherheit**. Wir beschreiben diesen Zustand als stärkere Verbundenheit oder Nähe, Zuhause-Sein oder Gefühl der Wärme. Diese Wahrnehmungen unseres Körpers beruhen auf unserer Exterozeption (Sensibilität gegenüber Reizen, deren Ursprung sich außerhalb unseres Körpers befindet) und unserer Interozeption (Sensibilität gegenüber Reizen, die in unserem Körper auftreten).

Verkörperung beinhaltet, sich selbst direkt zu fühlen, ohne daß die ständige innere Erzählung und die Deutung unseres Denkens dies beeinflußt. Diese Verkörperung ist weder mit einem Urteil noch mit einem Kommentar aufgrund einer inneren Überzeugung verbunden und ebensowenig mit Filtern. Vielmehr präsentiert sie die Rohdaten des Körpers, »so wie er ist«. Wir können dies Körpergewahrsein im gegenwärtigen Augenblick nennen – direkte Kommunikation aus den Tiefen unseres Seins oder aus unserer Verkörperung heraus. In einem solchen Augenblick sind wir weder durch die Vergangenheit noch durch die Zukunft gebunden und können im gegenwärtigen Augenblick leben. Diese einfache, aber schwer faßbare Empfindung beschreiben wir oft als Nachhausekommen, als Sich-selbst-nahe-Sein oder einfach als Hiersein.

Dies weist uns auf den besonderen Wert des Seins im Gegensatz zum Tun hin. Und vielleicht würden wir es im heute modernen Sprachgebrauch als Achtsamkeit dem eigenen Erleben gegenüber bezeichnen. Zwar sind wir heute bemüht, die Achtsamkeit als akzeptablen Weg zu Gesundheit und Heilung zu entdecken, doch vernachlässigen wir immer noch die direkte Kommunikation vom Körper aus mit uns selbst. Die Trennung von Geist und Körper, die Spaltung unserer Existenz im Sinne Descartes', die während der industriellen Revolution tonangebende Sicht des menschlichen Seins, und die Einschätzung, daß Gedanken machtvoller oder unseres Vertrauens würdiger sind als Mitteilungen unseres Körpers, ist bis heute die in unserer Kultur anerkannte Sicht.

> *»In den letzten Jahrhunderten waren es die Menschen nicht gewöhnt, ihren Körper als einen Bedeutung schaffenden Faktor anzusehen.«*
>
> — Don Johnson

Eugen Gendlin, der Begründer der Focusing genannten Methode, nannte dies *felt sense* und meinte damit ein intuitives ganzheitliches Körperempfinden, das sich vom Fühlen insofern unterscheidet, als das Gewahrsein des eigenen Körpers als permanent erlebt wird, wobei die innere und äußere Wahrnehmung eine lebendige Erfahrung ist.

Integration somatischer Techniken in andere praktizierte Theorieansätze

Techniken der Somatischen Psychotherapie **lassen sich leicht in das Interventionsrepertoire integrieren, das Sie ohnehin benutzen.** Und falls Sie schon achtsamkeitsbasiert arbeiten, ist die Integration somatischer Werkzeuge nicht schwer.

Wichtig ist, daß Sie Ihre Klienten informieren und in den Entscheidungsprozeß einbeziehen, wenn Sie somatische Techniken nutzen wollen. Sie können dazu in Form einer einfachen Frage ein Experiment vorschlagen: »Hätten Sie Lust auf ein kleines Experiment?« Oder: »Wie wäre es, wenn wir nun einmal eine Übung ausprobieren?«

Indem Sie einen Klienten so fragen, lassen Sie ihm gegenüber Respekt erkennen und fördern außerdem eine »experimentierfreudige« Geisteshaltung, die erfolgreich sein, jederzeit angepaßt oder studiert werden und verbessert werden kann. Somatische Interventionen sind Experimente, die Klienten helfen, selbst herauszufinden, was ihnen nützlich ist und was nicht. In diesem Zusammenhang können wir Klienten zu mehr Selbstsicherheit verhelfen und sie in ihrem Selbstgewahrsein bestärken.

Achten Sie darauf, die Übungen immer vorzuschlagen, sie dann zu erläutern und schließlich zu erklären, was sie bezwecken sollen. Wenn Sie zunächst erklären, was eine Übung beinhaltet, hilft das Ihren Klienten, deren Ungefährlichkeit und Umsetzbarkeit zu erkennen. Die Fähigkeit, eine solche Übung ausführen zu können, vermittelt den Klienten ein Gefühl der Teilhabe, statt daß sie sich lediglich als Ausführende eines Auftrags sehen.

Auch gegenüber Vorschlägen von Klienten, etwas an einer Übung zu verändern, sollten Sie offen sein; laden Sie zur Zusammenarbeit ein. Und prüfen Sie wie ein guter Wissenschaftler vor Beginn der Arbeit die Situation; schlagen Sie dann die gewünschten Experimente vor, und stellen Sie schließlich fest, was sich infolge der Übungen geändert hat. Welche Resultate wurden erzielt? Die meisten somatischen Techniken zielen auf eine Verbesserung der Selbstwahrnehmung, und sie fordern Klienten dazu auf zu entdecken, was SIE SELBST anders machen können. Meiner Auffassung nach basiert die wirksamste Art von Intervention darauf, daß Klienten die Veränderung selbst entdecken.

Das richtige Vorgehen auf den kleinsten Nenner gebracht

1. Schlagen Sie eine Übung vor.
2. Stellen Sie sicher, daß der Klient bereit ist, etwas Neues auszuprobieren.
3. Folgen Sie den Instruktionen.
4. Fassen Sie das Resultat der Arbeit zusammen.

Beispiele für Möglichkeiten, die Nutzung somatischer Techniken vorzuschlagen

- »Hätten Sie Lust, einmal die folgende Übung auszuprobieren?«
- »Was halten Sie davon, wenn wir diese Übung einmal ausprobieren?«
- »Ich schlage vor, wir versuchen einmal herauszufinden, ob wir Ihnen durch das folgende Experiment helfen können, zu ________________________________.«
- »Hätten Sie Interesse an folgender Untersuchung?«

Die Grundprinzipien der Körperweisheit

Die im folgenden erläuterten Grundprinzipien der Körperweisheit sollen die einfachen Wahrheiten der Fähigkeiten und Neigungen des Körpers in Erinnerung rufen. Vergegenwärtigen Sie sich diese, wenn Sie Ihren Klienten die Grundprinzipien erläutern und mit ihnen in diesem Sinne arbeiten. Sie können die folgenden Leitsätze für Ihre Klienten ausdrucken, um ihnen eine neue Möglichkeit, zu ihrem Körper in Verbindung zu treten, zu erschließen. Dies kann ihnen auch helfen, sich daran zu erinnern, daß körperliche Erlebnisse – unabhängig davon, ob sie als positiv oder negativ wahrgenommen werden – nicht »in Stein gemeißelt«, sondern vergänglich sind. Klienten, die unter chronischem Schmerz leiden, können die Zeitweiligkeit des Schmerzes aus dem Blick verlieren und sich auf die Wahrnehmung fixieren, daß ihr Schmerz sie »immer« begleiten wird. Am Körper zu arbeiten bedeutet auch, an der Wahrnehmung des Körpers durch den Geist zu arbeiten. Bedenken Sie, daß Gehirn und Körper miteinander verbunden sind.

Sieben Prinzipien der Weisheit des Körpers

1. Der Körper reagiert auf die äußere Umgebung mit Konstriktion, Blockaden, Muskelanspannung oder Ungleichgewichtszuständen, und wenn er gestreßt ist, sich physisch oder emotional bedroht fühlt oder mißhandelt wird, reagiert er, indem er ungesunde Gewohnheiten entwickelt.
2. Der Körper erinnert sich an implizite Gefühle, Empfindungen und Erinnerungen, wenn er sich verletzlich fühlt oder emotional belastet ist, getriggert oder berührt wird.
3. Der Körper verändert sich ständig. Er ist flexibel und formbar.
4. Das Körpererleben ist flüchtig und nicht von Dauer. Sogar Schmerz läßt irgendwann nach.
5. Der Körper kann sich jederzeit regenerieren und heilen.
6. Die Weisheit des Körpers zeigt sich, wenn man ihm mit Güte, Neugier und Geduld begegnet.
7. Der Körper ist der wichtigste Ort für Heilung und Transformation.

3
Wonach man Ausschau halten sollte

Körperliche Symptome verstehen

Der Körper findet in der Landschaft der Gefühle, Empfindungen und Anspannungen seinen Ausdruck. Deshalb ist das Verständnis und die korrekte Beurteilung körperlicher Symptome oder Anzeichen entscheidend für die erfolgreiche Anwendung somatischer Techniken. So könnte ein Klient sagen: »Meine Schulter ist verkrampft, weil ich im Bett falsch gelegen habe«, und man könnte dies als simple Tatsachenfeststellung abtun. Aus Sicht der Somatischen Psychotherapie jedoch könnte man es auch als ein Signal des Körpers verstehen, dessen Sinn es zu entschlüsseln gilt. Sie könnten in solch einem Fall sagen: »Vielleicht schauen wir uns einmal an, was mit der Schulter im Moment los ist. Versuchen Sie herauszufinden, was Sie spüren und fühlen, während Sie zur Ruhe kommen.« So können Sie das Körpergewahrsein des Klienten auf eine deutlich höhere Stufe heben.

Sich über die Eigenarten des individuellen Ausdrucks von Klienten klar zu werden ist für die Praxis Somatischer Psychotherapie sehr wichtig. Achten Sie darauf, wie sich der Körper eines Klienten bewegt, wie der Betreffende über seinen Körper spricht und wie er in seinem Körper reagiert, wenn mehr emotionales Material auftaucht. Bemühen Sie sich zu verstehen, WAS ein Klient sagt und WIE das Gesagte zu dem in Beziehung steht, was sein Körper ausdrückt. Erwähnt ein Klient Bereiche seines Körpers, in denen er Schmerzen empfindet oder die immer wieder schmerzen, so kann dies auf etwas hinweisen, das mehr Aufmerksamkeit erfordert. In solch einem Fall können Sie sich entweder dafür entscheiden, der Sache nicht nachzugehen, oder Sie können versuchen, den Dingen auf den Grund zu gehen. Es ist sehr wichtig, daß Sie als somatisch orientierter Therapeut lernen, solche nonverbalen Signale zu verstehen.

Welche Klienten profitieren von somatischen Interventionen?

Grundsätzlich können wir zwar alle vom Ansatz der Somatischen Psychotherapie profitieren, aber wir müssen trotzdem einzuschätzen versuchen, welche Klienten von somatischen Interventionen profitieren und welche nicht.

Oft äußern sich Klienten unzufrieden über andere Ansätze, mit denen sie nur sehr begrenzten Erfolg erzielt haben. Das hat dann oft Äußerungen zur Folge wie: *»Die Redetherapie hat mir zwar geholfen, aber keines meiner körperlichen Probleme gelöst«* oder: *»Nichts verändert meine Muster, meine Beziehungen und meinen Umgang mit mir selbst.«* Ich persönlich habe mit drei Arten von Klienten gearbeitet. Die erste Gruppe ist über somatische Arbeit gut informiert und hat den Wunsch, sie auszuprobieren; die zweite Gruppe wurde wegen »unerklärlicher« somatischer Symptome zu mir geschickt; und bei der dritten Gruppe handelt es sich um traumatisierte Klienten, die mit der Auflösung ihrer Erinnerungsblockaden oder ihrer starken Traumasymptome nicht weiterkommen.

Es folgen einige Empfehlungen für die somatische Arbeit mit diesen drei Arten von Klienten:

1. Die erste Empfehlung lautet, Klienten generell über somatische Interventionen zu informieren und ihnen zu erklären, was diese beinhalten und was nicht. Beispielsweise stehen bei einigen somatischen Interventionen Körperbewegungen im Mittelpunkt, und wenn das nicht korrekt klargestellt wird, kann sich ein Klient sehr unwohl fühlen. Berührungen zu nutzen kann sehr heikel sein, weil es zu ethischen und juristischen Problemen führen kann (mehr hierzu in Kapitel 21, »Arbeit mit Berührungen«).
2. Der Klient muß in die Körperarbeit einwilligen und dafür offen sein. Dies ist sehr wichtig, weil eine Komponente somatischer Interventionen das achtsame Erforschen und Experimentieren ist. Interventionen dieser Art können ihre Wirkung nur entfalten, wenn der Klient über die erforderliche Rezeptivität verfügt.
3. Somatische Psychotherapie ist für traumatisierte Klienten häufig ideal geeignet, weil ihre Symptome und Erlebnisse oft »körperbasiert« sind und deshalb auf somatische Arbeit ansprechen. Therapeuten müssen die Bereitschaft von Klienten für die somatische Arbeit in jedem Fall prüfen und dafür sorgen, daß sie ausreichend darüber informiert sind. Überraschung ist hier fehl am Platz! Traumatisierte müssen wissen, was ihnen in einer bestimmten Übung bevorsteht, damit ihren Sicherheitsbedürfnissen Rechnung getragen werden kann.
4. Unerklärliche somatische Symptome sind häufig der Grund für die Einbeziehung eines somatischen Psychotherapeuten. Solche somatischen Beschwerden sollten grundsätzlich von einem Arzt untersucht werden, um organische Ursachen auszuschließen, bevor unterstellt wird, daß die Symptome psychosomatischer Natur sind. Beispielsweise hatte ich einmal eine Klientin, die wegen unerklärbarer allergischer Symptome

zu mir geschickt wurde, von denen man annahm, sie »täusche sie vor«. Aufgrund einer sorgfältigen Anamnese unter Einbeziehung eines Arztes stellten wir fest, daß die Sichtweisen beider Parteien ihre Berechtigung hatten. Die Klientin litt tatsächlich unter bestimmten Nahrungsmittelallergien, aber bei ihr lagen auch psychosomatische Symptome emotionalen Ursprungs vor, denn sie litt wegen ihrer Radikaldiät, wegen der Einschränkungen, mit denen sie in ihrem Leben fertig werden mußte, und wegen ihrer Kindheitstraumata unter starkem Streß. In solchen Fällen ist eine Kombination aus ärztlicher Betreuung und Somatischer Therapie die beste Vorgehensweise.

5. Ein gut informierter Klient ist natürlich der Idealfall, aber selbst bei solchen Klienten ist es wichtig, nicht grundsätzlich von bedingungsloser Offenheit der Betreffenden allen denkbaren Interventionen gegenüber auszugehen. Es geht nicht nur darum, einem Klienten somatische Interventionen zum Anschauen, Studieren und Lernen anzubieten, sondern Sie als Therapeut sollten auch die Resultate Ihrer Interventionen studieren und Ihr Vorgehen modifizieren, wenn sich der erhoffte Erfolg nicht einstellt.

Wann man von somatischen Interventionen absehen sollte

Prüfen Sie unbedingt, ob Ihr Klient zu somatischer Arbeit bereit und in der Lage ist. Falls Sie Angst oder Widerstand erkennen, sollten Sie mit der somatischen Arbeit besser warten und zunächst andere Möglichkeiten nutzen. Sie können dann später mit somatischer Arbeit beginnen, wenn der Klient sich sicherer fühlt und stärkeres Interesse an somatischen Techniken erkennen läßt; Sie können auf den Einsatz somatischer Werkzeuge aber auch völlig verzichten. Besondere Aufmerksamkeit ist bei Klienten geboten, die körperliche Verletzungen und Grenzverletzungen jeder Art erlebt haben, sowie bei Klienten, deren Selbstwertgefühl nicht besonders stark ist oder die nicht in der Lage sind, ihr eigenes Erleben zu bezeugen.

Somatische Interventionen sind für Klienten, denen es an Achtsamkeit mangelt und die ihrer inneren Wahrnehmung nicht folgen können, kaum geeignet. Somatische Psychotherapie und die Nutzung achtsamen Gewahrseins des eigenen Körpers basieren auf der Neugier, die Menschen dazu treibt, Körper und Geist zu erforschen und von ihnen zu lernen. Fehlt dieses Interesse, können Sie es natürlich fördern; eine grundlegende menschliche Neugier muß jedoch vorhanden sein, bevor man mit der Anwendung somatischer Interventionen beginnt. Beispielsweise ist ein Klient, der infolge eines schweren körperbasierten Traumas oder aufgrund von Problemen mit seinem Körperbild mit körperbezogenen Dissoziationen kämpft, möglicherweise noch nicht bereit, sich mit seinem Körpererleben auseinanderzusetzen. Wird das Fokussieren der Aufmerksamkeit auf den Körper als zu überwältigend empfunden oder erzeugt es Angst, so ist dies ein verläßliches Anzeichen dafür, daß von somatischen Interventionen abzuraten ist.

Die Nutzung von Berührungen sollte im Hinblick auf die traumatischen Erlebnisse des Klienten sehr sorgfältig erwogen werden. Dabei muß man auch die Möglichkeit von Erlebnissen körperlicher Mißhandlung und sexuellen Mißbrauchs einbeziehen. Es ist besser, in dieser Hinsicht übervorsichtig zu sein, als eine Technik zu benutzen, die den Klienten in einen Zustand der Überwältigung versetzt.

Ein guter Anhaltspunkt ist, Gewahrsein, Neugier und Engagement eines Klienten bei einer der Übungen zu beobachten. Sind Klienten ängstlich, nicht offen für die Erforschung und sehen keinen Wert darin, so ist dies ein zuverlässiger Indikator für die Notwendigkeit einer Neubeurteilung.

4 Grundregeln und Sicherheitsvorkehrungen

Leitlinien für die Körperarbeit

1. **Informieren Sie Klienten vorab, wenn Sie körperorientierte Interventionen in die Therapie einbeziehen wollen:** Vermeiden Sie jede Überraschung durch »neuartige« Techniken, indem Sie rechtzeitig erklären, was Sie vor haben.
2. **Entscheidungsmöglichkeiten und Einfluß:** Bitten Sie grundsätzlich um Erlaubnis; erklären Sie, welche Interventionen und Übungen Sie nutzen wollen; und lassen Sie Klienten möglichst die Wahl zwischen verschiedenen Alternativen.
3. **Sicherheit als Ressource:** Sicherheit ist sehr wichtig. Stellen Sie fest, was ein Klient braucht, um sich sicher zu fühlen. (Stellen Sie beispielsweise fest, welcher Körperteil sich gut oder stark anfühlt, und lassen Sie den Klienten gelegentlich zu diesem Ort zurückkehren, indem Sie ihn auffordern, sich einen sicheren Ort vorzustellen, zu dem er sich begeben kann.)
4. **Ressource für Wohlbefinden und Stärke:** Suchen Sie nach Bereichen im Körper, im Therapieraum, in der Vorstellung usw., die der Klient mit Stärke und Wohlbefinden in Verbindung bringen kann. Etablieren Sie auf diese Weise positive Assoziationen.
5. **Bemühen Sie sich um Feedback:** Wie geht es Ihrem Klienten? Besteht bei ihm eine Dissoziation oder fühlt er sich überwältigt? Wenn ja, dann stellen Sie ihm Ressourcen zur Verfügung, und verlangsamen oder unterbrechen Sie die Arbeit. Bleiben Sie verbal mit ihm in Kontakt. Fühlt er sich bei der Arbeit am Körper unwohl, dann beenden Sie diese, und bieten Sie ihm Alternativen an. Bestehen Sie niemals auf der Nutzung von Interventionen, die ein Klient ablehnt.
6. **Registrieren Sie Anzeichen für physische Sicherheit bzw. für Gefahr** (z. B. suizidale Gedanken, Selbstschädigungsdrohungen), und orientieren Sie sich an Ethikrichtlinien.
7. **Verhalten Sie sich vertrauenswürdig:** Beachten Sie bei Ihrer Arbeit die Ethikrichtlinien. Überraschen Sie Klienten nicht. Respektieren Sie ihre Grenzen. Brechen Sie Interventionen ab, wenn ein Klient Sie darum bittet. Verhalten Sie sich konsistent und zuverlässig. Und bleiben Sie immer respektvoll.

Safety First – Respektvolle Arbeit mit dem Körper und Wahrung von Grenzen

Weil die Arbeit an der Körperwahrnehmung manchen Klienten völlig unbekannt ist und Gefühle der Scham und des Unbehagens sowie Traumareaktionen hervorrufen kann, sollten Sie bei körperbezogenen Interventionen stets um eine offene und respektvolle Haltung bemüht sein. Es folgen einige generelle Tipps für den Umgang mit den in diesem Buch beschriebenen körperorientierten Interventionen.

1. **Beobachten Sie die Reaktion von Klienten auf jede Ankündigung einer Intervention, die Sie planen:** Wirkt der Klient aufgeschlossen? Oder scheint er sich unwohl zu fühlen? Falls er sich unwohl zu fühlen scheint, sollten Sie von der betreffenden Intervention absehen und statt dessen herauszufinden versuchen, welche andere Möglichkeit sich besser eignet. Gehen Sie auf jedes Unbehagen, das Sie beobachten, ein, und fragen Sie: »Wobei würden Sie sich sicherer fühlen?«
2. **Schlagen Sie kleine, aufeinander aufbauende Veränderungen vor:** Nehmen wir beispielsweise an, Sie wollen an einem besonders angespannten Bereich im Körper des Klienten arbeiten. Statt eine umfassende Veränderung anzustreben, können Sie auch mit einem kleinen Schritt beginnen, etwa: »Wie wäre es, wenn Sie sich einmal auf die Anspannung in Ihrer Schulter konzentrieren. Was fällt Ihnen daran auf?«
3. **Nutzen Sie die Neugier des Klienten:** »Was denken Sie jetzt über diese Angespanntheit?« – »Wie erleben Sie diese Empfindung?« – »Was wissen Sie über …?«
4. **Machen Sie den Klienten zum Experten, der seinen Körper am besten kennt:** »Woher weiß Ihr Körper das?« Sagen Sie ihm nicht, wie sich sein Körper anfühlt oder wie er mit ihm umgehen sollte. Dies weckt nur Widerstand und macht es schwieriger, ihn körperbasierte Möglichkeiten therapeutischer Arbeit erforschen zu lassen.
5. **Respektieren Sie physische und emotionale Grenzen:** Bezüglich physischer Grenzen sollten Sie sich grundsätzlich um eine sozial angemessene Distanz bemühen, sofern Sie sich mit Ihrem Klienten nicht ausdrücklich über dieses Thema verständigt haben. (Bitte lesen Sie, was in Kapitel 21 über den adäquaten Umgang mit Berührungen steht.) Auch ein sensibler Umgang mit kulturspezifischen Differenzen ist wichtig, denn physische Distanz und Nähe wird in verschiedenen kulturellen Umgebungen unterschiedlich gesehen. Aber nicht nur physische Grenzen sind relevant, sondern auch emotionale. Drängen Sie Klienten niemals etwas auf, das sie nicht erforschen wollen. Sie können etwas anbieten oder auf Möglichkeiten verweisen, aber verlassen Sie sich in erster Linie auf die innere Weisheit des Klienten bezüglich seines eigenen Körpers.
6. **Der Klient selbst weiß am besten über seinen Prozeß Bescheid:** Das bedeutet, daß Sie beobachten müssen, was sein Körper bezüglich Engagement und Neugier signalisiert, statt daß Sie sich auf Ihre eigenen Pläne fixieren. Bleiben Sie flexibel, und bieten Sie Ihrem Klienten somatische Techniken nur an, überlassen ihm aber die Führung.

7. **Somatische Interventionen erfüllen nur dann ihren Zweck, wenn Zusammenarbeit möglich, Neugier vorhanden und eine experimentierfreudige Geisteshaltung gegeben ist:** Suchen Sie nach neuen und kreativen Möglichkeiten der Arbeit mit dem Körper, die das Tempo und die Gefühle des Klienten berücksichtigen.

Der Körper des Klienten weiß es am besten

Fördern Sie Klienten in ihrem Wissen über ihre Erlebnisse und ihren Prozeß. Dies setzt bei Ihnen, dem Therapeuten, eine erlebensbasierte Geisteshaltung voraus. Nehmen Sie Zurückweisungen niemals persönlich; bleiben Sie offen und neugierig, auch wenn eine Intervention ihren Zweck nicht erfüllt hat. Je stärker Sie auf den gegenwärtigen Augenblick fokussiert sind, um so besser sehen Sie, was geschehen muß, statt daß Sie sehen, was nach Ihrer Auffassung geschehen *sollte*. So können Sie wirklich hören, was ein Klient über seinen Körper mitteilt.

Einige allgemeine Empfehlungen

1. Fragen Sie mehr nach, WIE sich ein Erlebnis anfühlt.
2. Fördern Sie Neugier mehr als das Streben nach Lösungen.

Beispielformulierungen, die helfen, das Vertrauen zum eigenen Körper zu fördern

- »Wie werden Sie auf diese Gefühle aufmerksam?«
- »Wo spüren Sie …?«
- »Wie erleben Sie dies jetzt?«
- »Was fällt Ihnen auf, während Sie dies fühlen?«
- »Wie wirkt das, was Ihr Körper erlebt, in diesem Augenblick auf Sie?«
- »Worauf sind Sie neugierig … jetzt?«
- »Was brauchen Sie jetzt, um dabei zu bleiben?«

Feststellen der Bereitschaft für die somatische Arbeit – Tipps

Die nachfolgenden Erkundungsfragen sind als Hilfe für Therapeuten gedacht, die einzuschätzen versuchen, ob ein Klient für somatische Arbeit bereit ist.

Inwieweit ist mein Klient bereit und in der Lage,

1. Neugier zu entwickeln, um seinen Körper als Informationsquelle zu nutzen?
2. seine Aufmerksamkeit nach innen zu richten und Achtsamkeit zu entwickeln?
3. innenfokussiert zu bleiben und im Zustand der Achtsamkeit zu verweilen?

4. sich darauf einzulassen, Stille zu erleben? (Fängt er an, sich zu langweilen, schaltet er ab, reagiert er gereizt, entwickelt er Selbstaggression oder wirkt desinteressiert?)
5. auftauchende Überzeugungen zu untersuchen wie: »Still zu sein ist gefährlich« oder: »Wenn ich zu stark nach innen fokussiert bin, muß ich nach draußen springen« oder: »Ich könnte überwältigt/nicht gesehen werden.«
6. seine Überzeugungen bezüglich der Ansicht »der Körper ist kein sicherer Ort« und deren tieferen Sinn zu erforschen?
7. in seinem Körper zu sein und andere Möglichkeiten zu erforschen?

Wenn Klienten dazu nicht in der Lage sind

Wenn ein Klient nicht still sein und reflektieren kann, müssen Sie ihm eventuell beibringen, achtsam zu sein und auf das Erleben seines Körpers im gegenwärtigen Augenblick neugierig zu werden, bevor Sie sich in tiefere Bereiche begeben. Beginnen Sie diesen Prozeß mit kleinen Übungen und einer Anleitung zur Achtsamkeit. Vermitteln Sie ihm, was es bedeutet, still zu werden und nach innen fokussiert zu bleiben.

Ziel ist,

1. Klienten an die Orientierung nach innen zu gewöhnen;
2. sie zum Fokussieren nach innen anzuleiten und ihnen in kleinen Schritten zu helfen, dort zu sein und zu bleiben.

Achtsamkeit stabilisieren

- Achten Sie auf physische Anzeichen für den Zustand der Achtsamkeit, beispielsweise darauf, daß der Atem langsamer wird und die Aufmerksamkeit sich nach innen richtet, die Augen sich schließen oder nach unten schauen.
- Halten Sie auch nach Anzeichen für das Verlassen des achtsamen Zustandes Ausschau, z. B. auf Flackern der Augenlider, Wachsamkeit anzeigende Augenbewegungen, Unruhe des Körpers sowie zunehmende Gesprächigkeit und abnehmende Nachdenklichkeit. Wenn Ihnen solche Anzeichen für das Verlassen des achtsamen Zustandes auffallen, können Sie versuchen, den Klienten in die Achtsamkeit zurück zu geleiten.
- Sprechen Sie beruhigend mit dem Klienten, um eventuelle Furcht vor somatischer Arbeit zu neutralisieren.
- Stellen Sie im »Moment« des Geschehens Kontakt her: »Sie haben gerade die Augen geöffnet; fühlen Sie sich nicht sicher?«
- Bleiben Sie bei der Anleitung des Klienten ruhig und stetig. Verlangsamen Sie das Geschehen, damit Sie selbst und der Klient verfolgen können, was geschieht.
- Je langsamer und achtsamer Sie vorgehen, um so stärker fühlt sich der Klient zum Fokussieren nach innen befugt.

TEIL II

Der Werkzeugkasten des Therapeuten

5 Tools für Therapeuten – Vorbereitet und geerdet sein

Vorbereitung: Somatisches Gewahrsein im eigenen Körper

Ein zentraler Aspekt somatischer Arbeit ist die Vorbereitung Ihres eigenen Körpers und Geistes auf die bevorstehende Arbeit. Sie sollten die Techniken, die Sie benutzen wollen, »von innen« verstehen, um ihre Stärke zu kennen und sich darüber im klaren zu sein, wie Sie diese bei Ihren Klienten anwenden müssen. Außerdem sollten Sie Ihre eigene somatische neutrale Zone kennen, an der Sie Veränderungen messen können, die Sie spüren und empfinden. Was beispielsweise sagt Ihnen, daß Sie sich in einem Zustand der Balance befinden? Woran erkennen Sie, daß Sie sich in Ihrem Körper im Gleichgewicht fühlen und daß nichts Sie beunruhigt? Welche somatischen Marker erkennen Sie in Ihrem Körper, die Ihnen anzeigen, daß Sie angespannt sind, sich okay fühlen, entspannt sind, neugierig sind usw.? Woran erkennen Sie, daß Sie sich nach einer Sitzung mit einem Klienten ausgelaugt und leer fühlen? Haben Sie von einem Klienten somatische Informationen aufgefangen, die Sie als unbedeutende bloße Müdigkeit abtun? Um den Unterschied zwischen beidem zu erkennen, muß man somatisch eingestimmt sein.

Wenn Ihnen vor Beginn der Arbeit klar ist, wie Sie sich fühlen, wissen Sie auch, was Sie gegebenenfalls tun können, um Ihr Gleichgewicht wiederzuerlangen. Dies ist die wichtigste Einschätzung, wenn Sie herausfinden wollen, was Sie erschöpft und was Sie regeneriert. Damit Sie wissen, wie Sie sich in Ihrem Körper, Geist und Herzen fühlen, müssen Sie die Arbeit am Gewahrsein zu einer grundlegenden Übung machen – dies ist ein wichtiger Bestandteil der Praxis somatisch orientierter Therapeuten. Es zu beherzigen kostet nicht viel Zeit. Sie brauchen sich nur regelmäßig Ihren aktuellen Zustand zu vergegenwärtigen und an der Verbesserung Ihrer Fertigkeiten und Ihres Gewahrseins zu arbeiten.

Es kann von Nutzen sein, sich für die somatische Arbeit ein spezielles Vokabular für die Untersuchung Ihres Körpers zuzulegen. In dem Tool »Ein Selfie für den Tag« (siehe nächste Seite) werden grundlegende Fragen aufgeführt, die Sie sich jeden Morgen vor Beginn Ihrer Arbeit stellen können.

Übung Therapeuten

TOOL 1

Ein Selfie für den Tag

Zweck der Übung

Die Übung ermöglicht festzustellen, wie es uns heute, in diesem konkreten Augenblick geht. Indem Sie sich blitzschnell innerlich ein Bild davon machen, wie Sie sich fühlen, definieren Sie eine somatische Grundlinie, von der aus Sie feststellen können, wie sich Ihr Befinden im Laufe eines Tages während der Arbeit mit Klienten verändert.

Ein solcher Schnappschuß ist ein innengeleiteter Augenblick des Gewahrseins, der Ihr aktuelles Befinden festhält. Solch ein innerer Schnappschuß ist wichtig, weil er Ihnen zu erkennen ermöglicht, wann Sie die innere Balance verlieren und wann Sie diese wiedererlangen. Mit dieser Grundlinie können Sie besser feststellen, daß Sie getriggert werden, müde sind, sich überwältigt oder emotional überflutet fühlen.

Sie machen ein Foto von Ihrem Körper, um sich darüber klar zu werden, wie es um Sie steht, und um diesen Zustand mit einer Haltung der Güte sich selbst gegenüber akzeptieren zu können. Wenn Sie an einem bestimmten Tag besonders verletzlich sind oder es Ihnen schlecht geht, ist das okay. Machen Sie sich bewußt, wie sich dies in Ihrem Körper anfühlt, und machen Sie es sich zu eigen. Wie Ihr Klient befinden auch Sie sich in einem dynamischen Prozeß. Nehmen Sie den Schnappschuß von Ihrer somatischen Befindlichkeit auf, und senden Sie sich selbst eine Art innere Notiz darüber. Seien Sie gütig, bleiben Sie offen, und werden Sie neugierig.

Tipp: Solche inneren Schnappschüsse können Sie auch zwischen den Sitzungen mit Klienten aufnehmen, um während Ihrer Arbeit mit sich selbst im Einklang zu bleiben.

Instruktionen

- **Wie** fühlt sich mein Körper heute an?
- **Was** beinhaltet das Gefühl ______________________, das ich jetzt in meinem Körper spüre?
- Wenn dieser Bereich (Körperteil) jetzt sprechen könnte, was würde er sagen?

Übung Therapeuten

TOOL 2

Die physische Wahrnehmung Ihres eigenen Rückens als Maßstab für die Bereitschaft, mit der therapeutischen Arbeit zu beginnen

Zweck der Übung

Das Gewahrsein des eigenen Rückens kann Sie als Therapeuten erden, wenn Sie sich auf eine Therapiesitzung vorbereiten oder wenn Sie versuchen, Ihre innere Balance wiederzufinden, nachdem Sie in einer Sitzung Ihr inneres Gleichgewicht verloren zu haben glauben. Ziel dieser Übung ist, eine innere Ausrichtung des eigenen Rückens zu erreichen, die als Anhaltspunkt für die Beurteilung Ihrer aktuellen Stärke, Ihrer inneren Balance und Ihres Gleichmuts geeignet ist.

Instruktionen

Nehmen Sie sich fünf bis sieben stille Minuten Zeit. Sie können die Übung vor jeder Therapiesitzung wiederholen oder sie zu Beginn Ihres Arbeitstages einmal ausführen, um sich vorzubereiten. Sorgen Sie dafür, daß Sie in dieser Zeit ungestört bleiben.

Die äußere Haltung: Setzen Sie sich entweder auf einen Sessel oder auf den Boden. Versetzen Sie sich in einen entspannten, aber wachen Zustand, richten Sie Ihre Schultern im Einklang mit den Hüften aus, und beziehen Sie Ihren Kopf in die Ausrichtung des Körpers ein, indem Sie das Kinn vortreten lassen und es leicht anziehen, was auf der Körperrückseite eine Streckung des Halses zur Folge hat.

Beeinflussen Sie Ihre Haltung so, daß Sie das Gefühl haben, aufgerichtet zu sein. Sie können sich vorstellen, daß Sie sich in einer majestätischen und gleichzeitig entspannten Haltung befinden. Schließen Sie die Augen, und prüfen Sie Ihre innere Haltung, indem Sie Ihre ruhige äußere Haltung überprüfen. Sie sollten sich aufgerichtet, aber in keiner Hinsicht steif fühlen.

Während der Arbeit in der Therapiesitzung

Sie können sich einfach die Haltung Ihres Rückens im Sitzen vergegenwärtigen und sich immer wieder in die entspannte, aber aufgerichtete Haltung versetzen. Indem Sie Ihren Körper daran erinnern, so zu sitzen, aktivieren Sie eine Körpererinnerung an einen entspannten und ruhigen Zustand. Üben Sie diese Haltung vor Beginn der therapeutischen Arbeit mehrmals, damit Sie später, wenn Sie sich hinsetzen, in den Genuß eines entspannteren Gewahrseinszustandes kommen. Dies ermöglicht Ihnen, sich das »große Bild« zu vergegenwärtigen, wenn Sie sich müde oder gelangweilt fühlen oder wenn Sie in Ihrer Therapiesitzung nicht weiterkommen. Dieses simple Körpergewahrsein sollten Sie möglichst in jeder Sitzung nutzen, damit es für Sie zu einer förderlichen Gewohnheit wird. Wenn Sie sich müde fühlen oder sich festgefahren haben, spiegelt Ihre Körperhaltung häufig Ihren Zustand.

Übung Therapeuten

TOOL 3

Erdung mit Hilfe des Körpers

Zweck der Übung

Wenn Sie sich mit Hilfe Ihres Körpers erden können, sind Sie jeder Herausforderung gewachsen, mit der Klienten Sie konfrontieren.

Die Erdung mit Hilfe des eigenen Körpers ist ein sehr wichtiges Werkzeug; benutzen Sie es möglichst oft, um es zu einer förderlichen Gewohnheit werden zu lassen. Sie können sich auch dann mit Ihrem Gewahrsein in den eigenen Körper begeben, wenn Sie sich von ihm abgetrennt, müde, aktiviert oder getriggert fühlen. Sich zu erden fördert Gesundheit und Wohlbefinden und wird Ihnen helfen, Ihre Arbeit adäquat zum Abschluß zu bringen. Außerdem können Sie sich mit Hilfe dieser Methode regelmäßig vergegenwärtigen, wie es Ihnen geht. Sie können diese Erdungstechnik jederzeit vor oder nach Therapiesitzungen anwenden, aber auch zu Hause, wenn Sie sich von im Laufe eines Tages erlebtem Streß lösen wollen. Ihr Sinn und Zweck ist, Ihre Verbindung zur Freude an der eigenen Arbeit, zum Wohlgefühl und zu einem ruhigen Geist und Herzen wiederherzustellen.

Instruktionen

Prüfen Sie zunächst Ihr inneres Befinden, und erden Sie sich dann mit Hilfe Ihres Körpers. Das können Sie im Stehen, Sitzen oder Liegen tun. Entscheiden Sie sich für die Haltung, die Ihnen als am besten geeignet erscheint.

Teil 1

Überprüfen und stellen Sie fest, ob Sie

- ☐ müde sind,
- ☐ gereizt sind,
- ☐ getrennt zu Empfindungen der Freude oder des Fließens sind,
- ☐ emotional getriggert worden sind,
- ☐ sensorisch überlastet sind,
- ☐ die letzte Sitzung widerkäuen,
- ☐ das Gefühl haben, nicht in Ihrem Körper zu sein,
- ☐ Widerstand verspüren angesichts der Aussicht, sich dem nächsten Klienten zuwenden zu müssen.

Kreuzen Sie an, was bei Ihnen zutrifft. Atmen Sie anschließend durch, und sagen Sie: »Es ist okay; das war ein schwieriger Tag. Es wird vorübergehen. Ich muß nun in meinen Körper zurückkommen.«

Teil 2

- Versetzen Sie sich in eine Haltung, die Ihnen angenehm ist. Nachdem Sie Ihr momentanes Gefühl oder Ihre aktuelle Körperempfindung benannt haben, sollten Sie atmen und anerkennen, wo Sie im Augenblick stehen.
- Richten Sie Ihre Aufmerksamkeit nach innen. Dabei können Ihre Augen geöffnet oder geschlossen sein.
- Stellen Sie fest, wie sich Ihr Körper jetzt fühlt. Falls Sie eine Irritation bemerken, sollten Sie herausfinden, »wo« im Körper Sie diese spüren.
- Legen Sie eine Hand auf den betreffenden Körperbereich. Atmen Sie langsam ein und wieder aus, um das Gefühl innerer Unruhe aufzulösen.
- Spüren Sie Ihre Füße auf dem Boden. (Falls Sie liegen, beugen Sie die Knie, und setzen die Füße fest auf den Boden. Das ist besser, als die Beine auszustrecken.)
- Üben Sie sanften Druck auf Ihre Füße aus, als ob Sie langsam auf der Stelle gehen würden.
- Stellen Sie sich vor, daß Sie den Boden unter Ihrem Körper wegstoßen. Dies erfordert nicht viel Anstrengung.
- Stellen Sie sich nun vor, Sie stehen barfuß im Gras oder auf dem Erdboden. Gehen Sie, indem Sie sich weiter abstoßen, und atmen Sie aktiv aus. Fahren Sie damit zwei bis drei Minuten lang fort.
- Halten Sie danach inne und achten auf Ihren Körper. Spüren Sie ihn, und sehen Sie in der Vorstellung den Erdboden unter sich, der Sie momentan trägt. Stimmen Sie sich in diese Gegebenheit ein. Es handelt sich nicht nur um eine Vorstellung, sondern ist tatsächlich so.
- Hat sich etwas geändert? Wie fühlt sich Ihr Körper jetzt an?

Ich fühle (mich) ______________________________ jetzt.

Ich fühle ______________________________ in meinem Körper.

Ich lasse ______________________________ los.

Ich erde mich in ______________________________ .

Übung Therapeuten

TOOL 4

Wegzittern (im Liegen)

Zweck der Übung

Zu zittern ist eine natürliche Reaktion des Körpers. Er versucht auf diese Weise, sich nach dem Erleben einer Angst oder eines Schocks zu regenerieren.

Die folgende Übung hilft, den Körper mit seiner wesenseigenen Selbstregenerationsfähigkeit in Kontakt zu bringen. Mit Hilfe dieses Werkzeugs können Sie lernen, Anspannungs- und Angstgefühle, die im Körper auftauchen, sicher aufzulösen. Es geht darum, das mentale Geplapper zu unterbinden und den Fokus wieder auf den Körper zu richten. Die Bewegung »ruft« das Körpergewahrsein in den Körper zurück. Diese Übung eignet sich gut für die Arbeit mit Klienten, die berichten, sie fühlten sich »aufgebracht«, »innerlich zittrig« oder nicht geerdet. Als Therapeut können Sie sich stellvertretend getriggert oder Ihrer Erdung beraubt fühlen, wenn Sie den Prozeß des Klienten miterleben oder ihn fördern. Nutzen Sie die Übung, um das Gleichgewicht wiederherzustellen. Es geht darum, das Schütteln zuzulassen und gleichzeitig die Verbindung zum Boden zu spüren.

Instruktionen

Die Ausführung dieser Übung dauert vier bis fünf Minuten, und sie zielt darauf ab, einen Zustand der Entspannung und Erdung zu erreichen. Sie können dabei die Bewegung zusätzlich durch rhythmische Musik fördern.

- Die Übung kann im Stehen oder Liegen ausgeführt werden. Falls Sie liegen, stellen Sie Ihre Füße flach auf den Boden, so daß Sie sich abstützen. Die Knie sind gebeugt, und die Fußsohlen berühren flach den Boden.
- Stellen Sie fest, wo in Ihrem Körper sich die »Zittrigkeit« befindet, indem Sie fragen: »Wo bemerke ich das zittrige Gefühl in diesem Moment?« Fragen Sie sich auch: »Welche Qualität oder welchen Rhythmus hat das zittrige Gefühl?«
- Der Boden soll Ihren Rücken abstützen. Fragen Sie sich: »Spürst du die Unterstützung des Bodens?« Lassen Sie sich vom Boden halten.
- Atmen Sie anschließend sanft aus, und lassen Sie zu, daß sich das zittrige Gefühl in die Beine verlagert oder daß es in den Boden fließt.
- Fördern Sie die natürliche Atmung. Bleiben Sie in Ihrem Körper und in Ihrer Atmung präsent, und lassen Sie den Atem allmählich langsamer werden. Sollten Sie merken, daß Sie abdriften, öffnen Sie bitte die Augen; Sie müssen sich dann möglicherweise aufrichten und Ihre Haltung ändern.

- Unterstützen Sie ein sanftes Drängen in die Füße, was im restlichen Körper eine Schaukelbewegung hervorruft. Dies ist eine beruhigende Aktivität, die das zittrige Gefühl verringern sollte. Möglicherweise müssen Sie eine Vor- und Rückbewegung beachten, ein »Zulassen der Zittrigkeit«, und die anschließende Rückkehr zur sanften Wiegebewegung. Es wird ein paar Minuten dauern, bis Sie einen Rhythmus gefunden haben. Ziel ist, die Zittrigkeit in eine Wiegebewegung des Körpers umzuwandeln, die selbststärkend und beruhigend wirkt.
- Die Atmung fördert die Bewegung; lassen Sie sie also natürlich fließen. Forcieren Sie Ihre Atmung nicht, sondern lassen Sie sie einfach sich im Einklang mit der Bewegung entfalten.
- Fokussieren Sie ausschließlich auf die rhythmische Bewegung, und achten Sie darauf, daß sie konsistent bleibt, während Sie ein sanftes Bewegungsmuster entwickeln.
- Halten Sie mit der Bewegung inne, und registrieren Sie ihre Nachwirkung. Wo fühlen und spüren Sie Ihren Körper? Welche Teile von ihm fühlen sich lebendig an? Spüren Sie eine innere Bewegung? Wie fühlt diese sich an? Wie würden Sie beschreiben, was Sie momentan in Ihrem Körper fühlen? Lassen Sie Ihren Körper ruhen, und genießen Sie die Rückkehr in einen Zustand körperlicher Balance. Sie können diese Übung nutzen, um sich darin zu üben, aus aktivierten Zuständen in einen beruhigend wirkenden Zustand zurückzukehren. Je länger Sie dies üben, um so besser wird es Ihnen gelingen. Machen Sie dies zu einer förderlichen Gewohnheit für Ihre Zeit auf dem Sessel des Therapeuten.

Anmerkung für Therapeuten

Sie können diese Übung auch benutzen, wenn Sie mit Klienten arbeiten. Sie müssen dann aber sehr sorgfältig auf jede Aktivierung achten. Verfolgen Sie genau, wie Ihr Klient auf die Übung reagiert. Wird er dadurch zu stark aktiviert, dann beenden Sie die Bewegung. Es geht hier um eine sanfte Übung, nicht um eine Eskalation. Möglicherweise müssen Sie mit dem Zittern sehr vorsichtig umgehen und den Klienten zwischendurch auffordern, sich bewußt zu machen, was er fühlt. Am besten läßt man Klienten kurz Zeit zum Zittern und läßt sie dann damit aufhören und ihre inneren Reaktionen beobachten.

Die Zitterbewegung sollte keinesfalls länger als fünf Minuten ausgeführt werden, damit sie keinen tranceartigen Zustand erzeugt. Das Zittern ist eine natürliche Bewegung, und Sie wollen den Körper erden, ihn also nicht dazu bringen, zu dissoziieren. Das Abwechseln zwischen dem Zulassen des Zitterns und einer absichtlich initiierten Schaukelbewegung führt zur Erdung des zittrigen Gefühls. Verfolgen Sie aufmerksam und sorgfältig die Veränderungen, und erhalten Sie einen guten Kontakt zu Ihrem Klienten aufrecht. Nehmen Sie eventuell erforderliche Anpassungen vor, wenn Sie merken, daß dies notwendig ist.

Übung Therapeuten

TOOL 5

Das innere Unterstützerteam herbeirufen

Zweck der Übung

Diese kurze Übung soll Ihnen helfen, sich auf Ihre Arbeit vorzubereiten. Es handelt sich um eine Visualisierung, die Körper und Geist zentriert und Sie an die Ressourcen erinnert, die Ihnen zur Verfügung stehen. Mit Ihren inneren Ressourcen verbunden können Sie stärker präsent und für Ihren Klienten besser verfügbar sein. Die Übung ist insbesondere von Nutzen, wenn Sie das Gefühl haben, für eine bestimmte Sitzung eine besonders gute Erdung zu brauchen, weil Sie befürchten, daß die Arbeit darin besonders schwierig wird. Sie können die Visualisation jederzeit ausführen, wenn Sie das Gefühl haben, mit Ihrer Arbeit nicht weiterzukommen, wenn Ihnen nicht klar ist, welche Intervention Sie als nächste benutzen sollen, oder wenn Sie einfach etwas dafür tun wollen, daß Sie sich besser fühlen.

Instruktionen

Die Übung erfordert drei bis fünf Minuten.

- Setzen Sie sich still und bequem hin.
- Sie schließen die Augen und beginnen mit zentrierender Atmung in den Körper hinein. Verlangsamen Sie Ihre Aktivität, und machen Sie sich bereit zum Reflektieren.
- Arbeiten Sie die folgenden Fragen durch, und lernen Sie alle kennen, die zu Ihrem Team gehören. (Siehe hierzu die Fragen weiter unten.)
- Stellen Sie sich diese Menschen, die Sie unterstützen, als physische Personen vor, die im Halbkreis hinter Ihnen sitzen.
- Stellen Sie sich vor, daß die Mitglieder dieses Teams Ihnen die Qualitäten bringen, die Sie bewundern. Dies ist Ihr persönliches Unterstützerteam, das Ihnen Erfolg und Wohlbefinden sichern soll.
- Achten Sie darauf, ob und wie sich Ihre Haltung verändert, während Ihr Team Ihnen seine Stärken schickt.
- Öffnen Sie die Augen, und stellen Sie fest, wie Sie momentan sitzen.

Fragen für die Zusammenstellung Ihres inneren Unterstützerteams

Wer hat Ihnen in Ihrem Leben bedingungslose Unterstützung zugesichert? Notieren Sie drei Eigenschaften bzw. besondere Stärken, die Sie an der betreffenden Person bewundern:

1. ____

2. ____

3. ____

Denken Sie an drei bis fünf weitere Personen, die Sie bewundern. Diese können noch leben oder zu einer anderen Zeit gelebt haben. Führen Sie im Folgenden jeweils drei Eigenschaften solcher Menschen, die Sie bewundern, auf.

1. ____

2. ____

3. ____

4. ____

5. ____

Notieren Sie nun, während Sie an diese Menschen denken, drei Eigenschaften, die Sie selbst anstreben (z. B. daß Sie die geerdete Ruhe eines anderen bewundern und daß Sie dem Betreffenden ähnlicher werden wollen).

1. ____

2. ____

3. ____

Stellen Sie sich vor, daß diese Menschen hinter Ihnen sind, um Sie zu unterstützen. Achten Sie darauf, wie es sich auf Ihre Atmung und Ihren Körper auswirkt, daß Sie sich die Betreffenden als hinter Ihnen stehend vorstellen. Vergegenwärtigen Sie sich dieses hinter Ihnen stehende Team, während Sie in einer Therapiesitzung mit einem Klienten arbeiten. Es hilft, einen physischen Marker in Ihrem Körper zu haben, beispielsweise daß Sie sich zurücklehnen oder daß Sie den Sessel, auf dem Sie sitzen, unter sich spüren, um sich somatisch an Ihr Team zu erinnern.

TOOL 6

Übung Therapeuten

Self-Ressourcing – Arbeit auf dem Boden

Zweck der Übung

Manchmal wird es in Sitzungen schwieriger. Oder Sie sind müde und benötigen rasch eine Energieauffrischung, bevor Sie sich dem nächsten Klienten zuwenden. Die schnellste Möglichkeit der Auffrischung besteht darin, mit Hilfe des eigenen Körpers eine Verbindung zum Boden und zur Bewegung herzustellen. Die hier beschriebene Übung kann fünf und fünfzehn Minuten in Anspruch nehmen. Verlangsamen Sie Ihre Aktivitäten, synchronisieren Sie die Atmung mit Ihren Bewegungen, und führen Sie die folgenden Instruktionen aus.

Instruktionen

- Suchen Sie sich einen Platz auf dem Boden, wo Sie angenehm liegen, und legen Sie sich zunächst auf die rechte Körperseite, so daß sich Ihr Herz oben befindet.
- Lassen Sie sich ein wenig Zeit, um den Boden unter Ihrem Körper zu spüren, und lassen Sie Ihr Körpergewicht »in den Boden« einsinken.
- Lassen Sie mit dem Ausatmen jede Anspannung, die Sie empfinden, von sich abgleiten.
- Bewegen Sie dann langsam den linken Arm an der Körperseite entlang in Richtung Boden, als zögen Sie den Arm sanft über den Boden; bewegen Sie ihn anschließend über den Kopf, und drehen Sie sanft den Oberkörper. Führen Sie auf diese Weise eine ununterbrochene, fließende Bewegung aus. Es geht darum, den Oberkörper in einer Drehung zu bewegen, während die untere Körperhälfte an ihrem Platz bleibt. Nur der Oberkörper bewegt sich, weil sich der Arm über den Kopf erhebt.
- Wenn Ihr Arm nicht mehr weiterkommt, beginnen Sie mit der Rückbewegung. Dazu ziehen Sie den Arm erneut über den Kopf und dann auf dem Boden am Körper entlang, bis Sie wieder die vollständige Seitenlage erreicht haben.
- Wiederholen Sie diese Bewegung drei bis vier Mal oder so oft, wie die verfügbare Zeit es erlaubt. Lassen Sie den Atem im Einklang mit der Bewegung langsamer werden. Wenn Sie in Ihrem Körper angespannte Bereiche entdecken, können Sie kurz innehalten und in diese Bereiche hineinatmen.
- Dann wechseln Sie die Körperseite. Legen Sie sich auf die linke Seite, und bewegen Sie den rechten Arm zunächst langsam zum Boden, dann auf dem Boden in Richtung Kopf und schließlich über den Kopf, bis sich Ihr Oberkörper in gedrehter Haltung befindet.
- Wichtig ist, sich bei diesem Vorgang fließend zu bewegen und darauf zu achten, daß eventuelle Dehnungen in die Bewegung eingebettet sind.
- Ruhen Sie sich nach Abschluß der Übung auf der Seite aus, und stellen Sie fest, ob Ihr Körper ruhiger ist und ob sich Ihre Stimmung verändert hat.

Übung Therapeuten

TOOL 7

Somatische Anzeichen für Burnout

»Zu helfen erschöpft die Seele. Diese Erschöpfung entsteht durch die tägliche Beschäftigung mit der Angst. Manchmal lauert sie in den Randbereichen unseres Lebens, schmälert die Hoffnung und gibt sich kaum zu erkennen. Zu anderen Zeiten überfällt sie uns mit ihren lebhaften Bildern des Entsetzens eines anderen Menschen, Albträumen, merkwürdigen Ängsten und einem allgemeinen Gefühl der Hoffnungslosigkeit.«

— B. Hudnall Stamm, PhD,
in *Sekundäre Traumastörungen*, dt. S. 16

Zweck der Übung

Burnout oder Mitgefühlserschöpfung ist eine Folge enger Zusammenarbeit mit traumatisierten und stark gestreßten Klienten. Abgesehen von den wohlbekannten Anzeichen für Burnout ermöglicht diese Übung Ihnen, auch die Stärke Ihres Burnouts aus Ihrer Innensicht einzuschätzen.

Burnout wird gewöhnlich als Zustand bezeichnet, in dem Kliniker infolge ihrer Arbeit emotional und körperlich erschöpft sind. Diese Anzeichen kann man entdecken, indem man auf die Reaktionen des eigenen Körpers achtet. Konkretere Hinweise liefern das *Burnout/Compassion Fatigue Inventory*, *ProQol* und der *Life Stress Test*.

Nehmen Sie sich 20–30 Minuten Zeit, um diesen Symptomkatalog durchzuarbeiten. Es handelt sich dabei nicht einfach nur um eine Liste zum Abhaken, sondern um eine Übung, die Ihnen hilft, auf somatischer Ebene Ihre Burnout-Belastung festzustellen.

Potentielle Symptome von Burnout und Mitgefühlserschöpfung

- ☐ Neigung zur Isolation von anderen Menschen
- ☐ starke Neigung zum Beschuldigen anderer, Groll
- ☐ fühlt sich schnell überfordert
- ☐ hält an Emotionen fest, ohne sie ausdrücken zu können
- ☐ Reizbarkeit, Neigung zu Aggressionsausbrüchen
- ☐ häufig Schwierigkeiten mit anderen Menschen und Mißverständnisse
- ☐ zwanghaftes Verhalten
- ☐ unzureichende Selbstfürsorge
- ☐ Albträume; Flashbacks, die sich auf Geschichten von Klienten oder auf selbst erlebte Traumata beziehen
- ☐ chronische körperliche Beschwerden (die inneren Organe betreffend)
- ☐ Apathie gegenüber aktuellen Ereignissen im eigenen Leben, im Leben von Freunden oder im Beruf

- ☐ Konzentrationsschwierigkeiten
- ☐ mentale und physische Erschöpfung
- ☐ Zerstreutheit oder Drang, sich abzulenken (starker Medienkonsum)
- ☐ Leugnen der aktuellen Probleme
- ☐ Widerwillen gegen Veränderung
- ☐ mangelnde Flexibilität
- ☐ Mangel an einer Zukunftsvision
- ☐ juristische Probleme und Verschuldung
- ☐ allgemeine Negativität und Depression
- ☐ Unfähigkeit, Arbeiten zum Abschluß zu bringen; Gefühl, uneffektiv zu sein
- ☐ unerklärliche somatische Beschwerden (Kopf- und Bauchschmerzen, Verdauungsprobleme)
- ☐ Mangel an physischem Antrieb und an Energie

Möglichkeiten, Burnout/Mitgefühlserschöpfung zu heilen

- Güte sich selbst gegenüber
- Eingeständnis des Burnout-Problems und Initiieren kleiner Schritte in Richtung Gesundheit
- mitfühlendes Körpergewahrsein
- Achtsamkeitsaugenblicke und -übungen
- des Problems gewahr sein – sich die eigene Situation eingestehen
- Schlaf/Selbstfürsorge
- akzeptieren, daß man auf dem Weg zur Genesung ist
- anderen Leidenden zuhören
- sich darüber klar werden, was hilft und was nicht
- die eigenen Bedürfnisse zunächst sich selbst und später anderen eingestehen
- die Hilfe eines Therapeuten in Anspruch nehmen oder mit Menschen reden, die das Problem selbst kennen
- mit somatischen Techniken und Aktivitäten am physischen Körper arbeiten
- im eigenen Leben positive Aktivitäten initiieren
- einen realistischen Plan entwickeln und kleine Schritte in Richtung einer Veränderung initiieren, die man längerfristig umzusetzen in der Lage ist

Instruktionen

Schauen Sie sich nun die obige Symptomliste noch einmal an. Erkennen Sie sich darin wieder? Markieren Sie die bei Ihnen vorliegenden Symptome. Machen Sie sich bewußt, wie Sie auf die Liste reagieren: Überwältigt? Unsicher, wo Sie beginnen sollen? Beginnen wir mit dem Körper.

- Setzen oder legen Sie sich. Fühlen Sie sich in Ihren Körper ein. Schließen Sie die Augen, spüren Ihren Atem, und nehmen sich zunächst ein wenig Zeit, um zur Ruhe zu kommen. Es ist wichtig, einen Schritt nach dem anderen zu tun.

- Visualisieren Sie eine Situation, in der Ihr Burnout oder Ihre Mitgefühlserschöpfung zum Ausdruck kommt. Sie können sich einen Klienten vorstellen, der Sie erschöpft, eine Sitzung, in der Sie sich nicht mit dem Klienten verbunden fühlten oder in der Sie ungeduldig waren, und fühlen Sie sich auf diese Weise in das somatische Erlebnis des Burnout ein. Was taucht bei Ihnen auf?
- Stimmen Sie sich nun in Ihren Körper ein. Spüren Sie Ihren Körper? Was genau spüren Sie darin?
- Stellen Sie fest, wo auf physischer Ebene der Ursprung Ihrer Unruhe liegt. Lösen Sie sich von der damit verbundenen Geschichte oder vom Grund Ihrer Unruhe. Konzentrieren Sie sich ausschließlich auf Ihren Körper. Wo befindet sich der Ort der Unruhe in diesem Moment?
- Zeichnen Sie nun rasch Ihren Körper, um den Ort der Unruhe zu lokalisieren.

- Stellen Sie sich nun vor, was die Unruhe beinhaltet und was Ihr Körper in diesem Moment braucht. Notieren Sie drei Eigenschaften, die Ihrem Körper helfen würden, die Aufgebrachtheit zu überwinden:

1. ______________________________

2. ______________________________

3. ______________________________

- Werden Sie dann still, und sehen Sie sich diese Eigenschaften anwenden. Sie können dies visualisieren oder Ihren Körper entsprechend bewegen, während Sie Ihres Atems gewahr sind. Achten Sie darauf, was sich verändert. Notieren Sie eine positive Aussage über Veränderungen, die Ihnen aufgefallen sind, oder zeichnen Sie erneut Ihren Körper.

6
Therapeutische Grundhaltung bei der Körperarbeit

Sich eine erlebensbasierte Sicht zu eigen machen

Eine erlebensbasierte Geisteshaltung ist auch entwicklungsorientiert. Der somatisch arbeitende Psychotherapeut zielt darauf ab, seine eigene Arbeit und den Prozeß des Klienten als offenen, veränderlichen und dynamischen Prozeß zu verstehen. Wenn Ihrer Arbeit diese erlebensorientierte Geisteshaltung zugrunde liegt, lassen Sie sich von der Erzählung des Klienten und von seinem engen Verständnis des Problems nicht einfangen, sondern machen sich die Sicht zu eigen, daß es viele Lösungsmöglichkeiten und Wege zur Heilung gibt.

Voreingenommenheiten und vorgefaßte Meinungen sind bei Menschen normal, aber wenn wir am dynamisch agierenden Körper arbeiten, müssen wir für Überraschungen offen sein und dementsprechend Gedanken, die wir vorher hatten, verändern. Mit einer erlebensorientierten Geisteshaltung können Sie ein wenig tiefer in einen Menschen hineinschauen, Sie können Mitgefühl entwickeln, und Sie können neue Möglichkeiten erproben.

Therapeut mit erlebensorientierter Geisteshaltung zu sein bedeutet, daß man neugierig, offen und experimentierfreudig ist. Möchte der Klient beispielsweise eine Handbewegung erforschen, und Sie machen ihm einen Vorschlag, wie er dies in Angriff nehmen kann, doch der Klient möchte die Bewegung anders erforschen, sind Sie dann in der Lage, diese Modifikation in das Experiment einzubeziehen? Wenn Sie ein bestimmtes Körperexperiment vorgeschlagen haben, brauchen Sie nicht zwingend dabei zu bleiben. Nach Beginn der Arbeit verändert und entwickelt sich das Experiment weiter. Und auch der Körper verändert sich.

Es folgen einige Hinweise darauf, was mit einer erlebensorientierten Geisteshaltung gemeint ist:

- Seien Sie offen.
- Seien Sie neugierig.
- Lassen Sie sich vom Erleben des Klienten leiten.

- Fürchten Sie sich nicht davor, Dinge auszuprobieren.
- Beruhigen Sie sich – und gehen Sie die Dinge wirklich ruhig an.
- Seien Sie in Ihrem Körper; und seien Sie achtsam.
- Lassen Sie Nicht-Wissen zu – das verfeinert das Experiment.
- Seien Sie gütig sich selbst gegenüber, insbesondere wenn Sie etwas vorschlagen und Ihr Klient »nein« dazu sagt oder wenn ihm der Vorschlag nicht gefällt.
- Lernen Sie aus Ihren »Mißerfolgen« – verwandeln Sie diese in Lehrstücke über den Prozeß (es ist in Ordnung, keinen Erfolg gehabt zu haben).
- Lassen Sie Kreativität und Zusammenarbeit zu.
- Orientieren Sie sich an dem, was für den Klienten sinnvoll ist und ihm als attraktiv erscheint.
- Werden Sie zum empirischen Wissenschaftler, der in Realzeit Experimente durchführt und beobachtet, wohin sie ihn führen.
- Seien Sie offen für Überraschungen und Dinge, an die Sie noch nicht gedacht haben.
- Respektieren Sie Grenzen, und sorgen Sie für Sicherheit.
- Es ist in Ordnung, diese Phase der Arbeit zu genießen! Viel Freude dabei!

TOOL 8

Übung Klienten

Offene Aufmerksamkeit

Zweck der Übung

Offene Aufmerksamkeit ist das nichturteilende Gewahrsein des »Sehens, was ist«. Es ist mit einer Neugier auf das verbunden, was im gegenwärtigen Augenblick ist – wobei Sie Ihr Gewahrsein dessen nutzen, was im Umkreis von 360 Grad geschieht. Dabei »tut« man nichts, sondern spürt einfach, um festzustellen, was ist.

Man kann diese Technik nutzen, um eine Übung zu initiieren oder zu beenden. Dieser Schritt ist bei somatischer Arbeit sehr wichtig, weil er eine angemessene Intention für das, was Sie erforschen wollen, festlegt und weil zum Abschluß das, was tatsächlich erreicht wurde, »geerntet« wird. (Das »Ernten« ermöglicht dem Klienten, das Erreichte nach dem Erlebnis zu genießen und dabei zu verweilen.) Dabei können die Augen offen oder geschlossen sein. Durch diese Instruktion können Sie Klienten helfen, zur Ruhe zu kommen und sich entweder auf das Bevorstehende vorzubereiten oder sich anschließend zu erden. Es geht um neue Einsichten oder darum, wie sich der Klient vorbereitet. Offene Aufmerksamkeit trainiert Geist und Körper darin, bei dem zu sein, was ist, und emotionale Standfestigkeit zu entwickeln. Dies schafft die Grundlage für das Akzeptieren der Muster von Geist und Körper und weckt Neugierde darauf, diese Muster zu erforschen.

Wann bei der Arbeit mit Klienten die offene Aufmerksamkeit von Nutzen sein kann

- Wenn Sie vorhaben, eine Übung zu nutzen, und dann merken, daß der Klient beklommen oder nervös ist oder sich zunächst beruhigen muß.
- Wenn Sie eine Übung durchgeführt haben und sich über deren Wirkung klar werden wollen. (Dies ist der Aspekt des »Erntens« der Übung.)
- Wenn Klienten etwas Neues ausprobiert haben, etwa ein neues Atemmuster oder eine neue Bewegung, und Sie verhindern wollen, daß Sie die Auswirkungen übersehen.
- Wird der Fokus zu eng, kann offene Aufmerksamkeit die Fähigkeit zur Wahrnehmung erweitern. (Dies ist wichtig, wenn Klienten sich angespannt fühlen, wenn bei ihnen Angst aufkommt usw., weil diese Übung das Vertrauen zum eigenen Körper wiederherstellt.)
- Wenn Sie auf einen somatischen Aspekt der Arbeit fokussieren und Sie den Aufmerksamkeitsfokus des Klienten zu einem Gewahrsein des ganzen Körpers erweitern wollen: »Beachten Sie, wie momentan Ihr ganzer Körper teilnimmt; was ist in diesem Augenblick sonst noch da?«

- Nach Abschluß einer Sitzung kann man diese Übung als Integrationstechnik nutzen. Dies versetzt den Klienten in die Lage, das Erlebte zu würdigen, mit Güte zu betrachten und zu akzeptieren.

Therapeutische Gründe

- Die Übung fördert die Aufmerksamkeit von Klienten und verhindert so, daß sie sich auf ihren Schmerz versteifen oder sich auf einen engen Fokus und eine entsprechende Bedeutung ihres Erlebens fixieren.
- Sie ermöglicht Ihnen, Klienten zu intensivem Erleben zu animieren, ohne daß sie sich überwältigt fühlen.
- Sie hilft Empfindungen und Emotionen, sich zu manifestieren und nicht beurteilt zu werden.
- Sie hilft Klienten, sich auf den Beginn einer Übung vorzubereiten.
- Sie bringt den Wert einer sinnesbasierten Fokussierung im Körper nahe – Klienten lernen, dem zu vertrauen, was da ist, und als okay zu empfinden, was auftaucht.
- Wenn das, was auftaucht, einen Klienten überrascht, können Sie ihn in der offenen Aufmerksamkeit verwurzeln, um ihm Zeit zu geben, bei dem Erlebten zu verweilen.
- Die Übung lehrt Klienten zu verweilen, statt sich zu schnell wieder von ihrem Erlebnis zu lösen. (Die Übung wirkt der Neigung entgegen, etwas »hinter sich zu bringen«.)
- Sie erfüllt am Ende einer Sitzung eine integrierende Funktion, die würdigt, was geschehen ist.

Instruktionen

Die Übung beansprucht drei bis fünf Minuten.

- Lassen Sie Ihre Aufmerksamkeit ein Panorama von 360 Grad erfassen. Wenn Sie innerlich in einem Radius von 360 Grad schauen könnten, was würden Sie dann sehen?
- Lassen Sie diese schweifende Aufmerksamkeit offen und sanft sein und alles einschließen.
- Was fällt Ihnen jetzt sonst noch auf? Können Sie Ihre Aufmerksamkeit so ausweiten, daß sie auch alles andere einschließt, was Ihnen auffällt?
- Versuchen Sie, Ihren ganzen Körper zu spüren, nicht nur den Bereich, auf den Sie fokussiert haben.
- Wenn Sie nun »aus-zoomen« könnten, so daß Ihre Wahrnehmung alles erfassen würde, was Sie erleben, was würde Ihnen dann auffallen?
- Einfach nur sein. Versuchen Sie, sich von jedem Fokus zu lösen. Nur für einen Augenblick. Ruhen Sie in der Offenheit. *(Als Therapeut sollten Sie an diesem Punkt eventuell ein wenig innehalten, bevor Sie die nächste Frage stellen.)*
- Was weckt nun Ihr Interesse? Was macht Sie neugierig?
- Kommen Ihnen neue Einsichten oder Aspekte in den Sinn?

TOOL 9

Übung Klienten

Fokussierte Aufmerksamkeit

Zweck der Übung

Fokussierte Aufmerksamkeit nutzt die Fähigkeit, aufmerksam zu sein, um zu spüren, zu fühlen und zu bezeugen, was man erlebt, richtet den Scheinwerfer aber auf einen begrenzten Untersuchungsbereich. Fokussierte Aufmerksamkeit fördert die Achtsamkeit und die Stabilität des Gewahrseins. Sie hilft Klienten, bei dem, was sie erleben, zu bleiben und sich darin zu vertiefen. Dies ist beim Erforschen von Empfindungen und Emotionen nützlich und ermöglicht die Einleitung eines Prozesses. Auf die Aufmerksamkeit zu fokussieren aktiviert den medialen Präfrontalkortex. Dies erhöht die Produktivität und läßt neuronale Pfade entstehen, die zur Verringerung emotionaler Aktivierungen beitragen. Das Fokussieren zu erlernen ist eine Möglichkeit, die Linderung von Streß und traumabedingten Aktivierungen sowie die Emotionsregulation zu unterstützen. Fokussierte Aufmerksamkeit hilft in der Meditationsübung, einen ruhigen Fokus zu entwickeln. Sie trainiert den Geist darin, stetig zu bleiben und nicht zu schweifen.

Wann und warum es sich bei der Arbeit mit Klienten empfiehlt, fokussierte Aufmerksamkeit zu nutzen

- Nutzen Sie diese Technik, wenn ein Klient abgelenkt ist, nicht gut fokussieren kann und zuviel und chaotisch redet.
- Klagt ein Klient, er komme mit dem, was unter der Oberfläche liegt, nicht in Kontakt, hilft ihm fokussierte Aufmerksamkeit, sich wieder zu fokussieren.
- Diese Aktivität fördert die Fähigkeit, im Prozeß zu bleiben und darauf zu vertrauen, daß es möglich ist, sich aus schwierigen Situationen zu befreien oder diese aufzulösen.
- Die Übung lehrt den Wert des Hier und Jetzt zu schätzen.
- Außerdem lehrt sie, den Wert des sich aus eigener Kraft entfaltenden Prozesses zu schätzen.

Therapeutische Gründe für die Nutzung dieser Übung

Für Klienten kann es schwierig sein, »bei« ihrem Erleben zu bleiben, wenn eine Emotion bei ihnen stärker wird oder sie etwas Unangenehmes erleben. Der Therapeut muß den Fokus der Aufmerksamkeit so »einhegen«, daß dieser am Ort bleibt. Bringen Sie den Klienten in solch einem Fall sanft dazu, seinen Fokus aufrechtzuerhalten, ohne sich vom Geschehen überwältigen zu lassen, aber auch den Mut zu haben, Unbekanntes zu erforschen, um etwas Neues entdecken zu können.

Instruktionen

Diese Übung dauert drei bis fünf Minuten.

- Lassen Sie Ihren Körper wach und offen sein.
- Versetzen Sie sich in eine aufrechte und entspannte Haltung, die aber eine gewisse Anstrengung erfordert.
- Richten Sie die Aufmerksamkeit innerlich auf den Körper.
- Schauen Sie nach unten, oder schließen Sie die Augen. Sorgen Sie dafür, daß Sie wach bleiben und nicht schläfrig werden.
- Treten Sie zu Ihrer Aufmerksamkeit in Kontakt. Wenn Sie wegdriften, dann kommen Sie zurück. (Dies kann viele Male passieren.)
- Lassen Sie nun das Fokussieren Ihrer Aufmerksamkeit geschehen. Sie können den Atem zu Ihrem Fokus machen, aber auch eine Empfindung im Körper, ein Gefühl, ein inneres Bild oder einen Gedanken. Wählen Sie eine dieser Möglichkeiten. *(Falls Sie als Therapeut schon einmal mit einer der genannten Kategorien gearbeitet und Erfahrungen damit gesammelt haben, können Sie diese vorschlagen.)*
- Konzentrieren Sie sich auf diesen einen Aspekt. Richten Sie Ihre Aufmerksamkeit nun darauf, und sorgen Sie dafür, daß sie dort bleibt.
- »Bleiben Sie dabei.«
- Lassen Sie das Erlebnis tiefer werden, und fokussieren Sie weiter darauf. Was Sie erleben, kann sich ein wenig verändern.
- Halten Sie die Aufmerksamkeit, bis eine Veränderung eintritt oder sie sich etwas anderem zuwenden will.
- Achten Sie darauf, daß Sie keine Weiterbewegung der Aufmerksamkeit zulassen, weil Sie etwas vermeiden wollen oder sich langweilen – dies sind eher Gründe, zum bisherigen Fokus zurückzukommen.
- Sobald sich der Fokus vollständig entfaltet hat, verspüren Sie natürlicherweise das Bedürfnis, sich zu öffnen und zu schauen, was sonst noch vor sich geht. Was führt Sie in den Zustand offener Aufmerksamkeit?

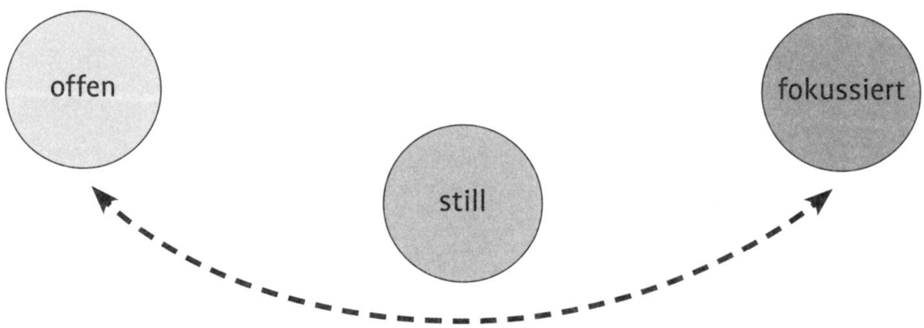

TOOL 10

Übung Klienten

Pendeln zwischen offener und fokussierter Aufmerksamkeit

Zweck der Übung

Sich zwischen den beiden Arten von Aufmerksamkeit zu bewegen kann helfen, den natürlichen Rhythmus der Aufmerksamkeit zu verbessern. Offene Aufmerksamkeit beinhaltet die Fähigkeit, offen zu bleiben, fokussierte Aufmerksamkeit die Fähigkeit, bei einem Erlebnis zu verweilen. Der Punkt der Stille liegt zwischen den beiden Arten von Aufmerksamkeit und fungiert als neutrales Gewahrsein.

Wann und warum man diese Übung bei der Arbeit mit Klienten nutzen sollte

- Wenn Klienten nicht in der Lage sind, sich fokussierter Aufmerksamkeit zu widmen, und wenn sie sich leicht ablenken lassen.
- Wenn Klienten im Zustand offener Aufmerksamkeit verweilen können.
- Wenn Klienten infolge von Streß oder aufgrund eines Traumas eine Aktivierung erleben, hilft ihnen die Bewegung zwischen offener und fokussierter Aufmerksamkeit, ihre Erregung unter Kontrolle zu bringen.
- Wenn Klienten eine Emotionsregulation brauchen.

Instruktionen

Diese Übung erfordert fünf Minuten. Sie unterscheidet sich von den beiden Übungen, die jeweils separat an der offenen und der fokussierten Aufmerksamkeit arbeiten, insofern die Klienten in diesem Fall gebeten werden, rasch zwischen den beiden Arten von Aufmerksamkeit zu wechseln. Es ist wichtig, an einem geschmeidigen und schnellen Übergang zwischen den verschiedenen Arten von Aufmerksamkeit zu arbeiten; dabei geht es um die »Bewegung« des Gewahrseins.

- Beginnen Sie mit einer der beiden Arten von Aufmerksamkeit. Lassen Sie Ihre Aufmerksamkeit so weit wie möglich werden.
- Richten Sie Ihre Aufmerksamkeit nach innen. Die Augen können Sie dabei geöffnet halten oder schließen.
- Fokussieren Sie die Aufmerksamkeit nun auf einen Ort im Körper, ein Bild oder ein Gefühl, das Sie erforschen wollen. Atmen Sie, und bleiben Sie eine Weile bei Ihrem Fokuspunkt (einen vollständigen Atemzyklus lang, also während Sie einmal ein- und wieder ausatmen; atmen Sie anschließend noch einmal, bevor Sie sich weiterbewegen).

- Wechseln Sie mit Ihrer Aufmerksamkeit nun erneut zu einer offenen, diffusen Aufmerksamkeit, als würden Sie über Ihren gesamten inneren Körper blicken. Atmen Sie an diesem Punkt einmal durch.
- Kehren Sie dann zum Ort fokussierten Atmens zurück. Dieser könnte sich verändert oder vertieft haben. Atmen Sie auch an diesem Punkt einmal durch.
- Lassen Sie während eines vollständigen Atemzyklus eine Bewegung zwischen den beiden Polen zu.
- Nach einigen Atemzügen registrieren Sie möglicherweise einen Punkt der Stille in der Mitte – fast als gäbe es zwischen den beiden anderen Punkten einen weiteren Atemzug. Nehmen Sie diesen Moment so, wie er ist. Seien Sie einfach. Dies ist ein Augenblick der Ruhe.
- Danach können Sie die Bewegung zwischen den beiden Polen wieder aufnehmen; sie wird langsamer sein, als würden Sie von einem fokussierten Ort in Ihrem Körper zu einem Augenblick der Ruhe wechseln und von dort in einen Zustand offener Aufmerksamkeit zurückkehren, der überall im Körper lokalisiert ist. Wählen Sie einen Rhythmus, der für Sie seinen Zweck erfüllt. (Die meisten Klienten möchten an jedem der Punkte ein- oder zweimal durchatmen.)
- Nach einigen Minuten wird Ihnen auffallen, daß Sie länger rasten wollen; geben Sie diesem Bedürfnis nach. Es gibt einen natürlichen Punkt, an dem die Aufmerksamkeit nicht mehr hin- und herwechseln will. Folgen Sie der Weisheit Ihrer Aufmerksamkeit / Ihres Körpers.
- Stellen Sie fest, was sich verändert hat!

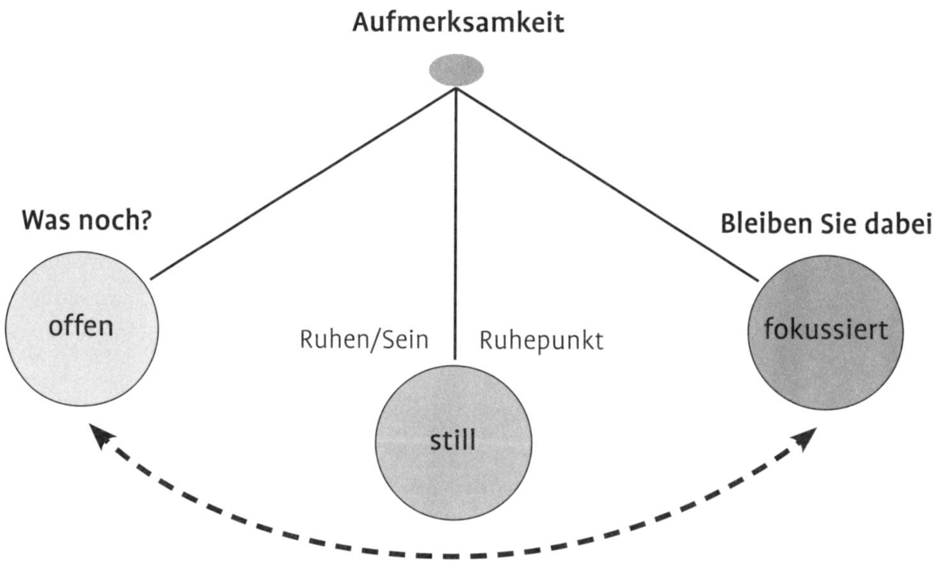

Die Bewegung der Aufmerksamkeit

7
Wie man den somatischen Prozeß fördern kann

Die Frage, die wir nie stellen

Warum-Fragen sind insofern sehr problematisch, als ihnen intellektualisierende, vorgefertigte, habituelle Antworten folgen. Diese Antworten sind kein Ergebnis sorgfältiger Überlegung und resultieren auch nicht aus direktem Erleben im gegenwärtigen Augenblick. Warum-Fragen fördern eine »Haltung des Wissens«, keine des Untersuchens.

Bei somatischer Arbeit geht es darum, daß Untersuchung, Neugier und offene Selbstentdeckung zu bemächtigtem Wissen führen. Der Körper ist ein geheimnisvolles, sich ständig entfaltendes Erlebnis – er gibt keine »richtigen Antworten«. Entdeckung in einer Atmosphäre der Sicherheit führt zu Einsicht und der Fähigkeit zu guten Entscheidungen, die auf real erlebtem Wissen beruhen.

Fragen Sie nicht »warum«, sondern: Wie, wo und was ist das für Sie?

Bitten Sie nicht um Antworten, sondern bitten Sie Ihre Klienten darum zu untersuchen.

TOOL 11

Übung Klienten

»Experimentieren wir!
Würden Sie gern etwas ausprobieren?«

Zweck der Übung

Direktes Erleben im Gegensatz zum Darüber-Denken

Inspirieren Sie Ihre Klienten zu einer erlebensorientierten Haltung beim Erforschen ihres somatischen Erlebens. Dies wirkt sich in zweifacher Hinsicht aus: Die Offenheit des Therapeuten für neuartige Experimente erfordert einen offenen und unvoreingenommenen Geist. Um das Soma zu erforschen, muß man offen und neugierig gegenüber dem, was auftauchen will, und dem, was geschehen mag, sein.

Instruktionen

Die folgenden Fragen könnten bei der Erforschung von Nutzen sein

- **Welche Qualität hat das Erlebnis?** Welche Art von Freude, Wut, Traurigkeit usw. verspüren Sie ihm/ihr (Klient) gegenüber?
- **Welche Struktur hat das Erlebnis?** Woran erkennen Sie die Veränderung momentan?
- **Wo befindet sich der Ort?** Wo in Ihrem Körper spüren Sie die Anspannung?
- **Wie verhält es sich? Vergleichen Sie:** Versucht es, etwas zurückzuhalten oder etwas auszudrücken? Ist es auf der rechten oder auf der linken Seite stärker? *(Die Antwort auf diese zweite Frage ist wahrscheinlich unwichtig; sie soll den Klienten nur tiefer nach innen geleiten.)*
- **Um welche Art von Bewegung handelt es sich?** Welche Art von Bewegung ist mit dem Gefühl verbunden?
- **Wo ist der Impuls?** Welche Impulse begleiten diese Wut, Traurigkeit usw.?
- **Achten Sie darauf, um was für eine Art von Erinnerung es sich handelt:** Welche Erinnerung weckt dieses Gefühl in Ihrem Körper (Freude, Wut, Traurigkeit usw.)?
- **Welche Art von Worten?** Welche Worte sind für Sie jetzt mit diesem Erlebnis verbunden?
- **Welche Art von Bedeutung?** Was würden Ihre Finger möglicherweise auszudrücken versuchen, wenn sie in diesem Augenblick reden könnten?

TOOL 12

Übung Klienten

Verwenden empathischer Äußerungen

Zweck der Übung

Der Therapeut muß das Erleben des Klienten auf eine Weise aufnehmen, die dem Klienten zeigt, daß er vom Therapeuten anerkannt und gehört wird. Unsere grundlegende Art, zu anderen Menschen in Verbindung zu treten, nutzt empathisches Verstehen. Um Klienten in ihrem Wert zu bestätigen und sie für ihr eigenes inneres Erleben und die Untersuchung ihres Körpers empfänglicher zu machen, müssen wir sie »da abholen, wo sie sich befinden.«

Die weiter unten aufgeführten Äußerungen sind als Beispiele zu verstehen, die helfen sollen, eine empathische Verbindung herzustellen, Klienten in ihre eigene Neugier zu geleiten und ihnen so zu ermöglichen, ihr körperliches Erleben zu erforschen. Die Äußerungen müssen gegenwartszentriert sein und auf das Erlebnis zielen, an dem gearbeitet werden soll. Äußerungen in Vergangenheitsform versetzen Klienten in ihre Erinnerung oder ihren Denkprozeß.

Um den somatischen Prozeß zu fördern, müssen Sie dem Körper und dem gegenwärtigen Augenblick nahe bleiben; andernfalls finden Ihre Klienten keinen Zugang zu ihren körperlichen Erlebnissen.

Instruktionen

- Formulieren Sie Ihre Äußerungen auf den gegenwärtigen Augenblick bezogen.
- Formulieren Sie Ihre Äußerungen kurz und knapp.
- Die Äußerungen sollten dem Erleben des Klienten entsprechen.

Üben Sie, die unten angegebenen Beispieläußerungen zu benutzen, und reflektieren Sie dann darüber, wie Sie über das Erleben des Klienten sprechen. Stellen Sie Fragen? Übertreiben Sie? Nimmt das Schweigen zuviel Raum ein? Kommentieren Sie? Geben Sie Ratschläge?

Um den somatischen Prozeß einzuleiten, müssen Sie ehrlich über Ihren Stil reflektieren und eventuell bereit sein, ihn zu ändern. Die Sprache des Körpers läßt sich nicht durch Fragen ergründen, sondern durch ein von Offenheit, Wärme und Neugier geprägtes Vorgehen. Diese empathischen Äußerungen spiegeln den Klienten und laden ihn ein, sich seinem eigenen Erleben zu öffnen. Ziel ist, verständnisvoll zu sein und Verständnis zu zeigen!

Beispiele für empathische Äußerungen

- »Sie wirken ________________________________ (traurig, wütend, ängstlich usw.).«
- »Bei Ihnen ist wohl momentan eine Menge los …«

- »Mit ______________________________ scheinen für Sie ziemlich viele (Emotionen, Empfindungen, Gedanken, Gefühle) verbunden zu sein.«
- »Da ist also ziemlich viel ______________________ (Energie, Bewegung usw.).«
- »Es kann schwer sein, ____________________________ herauszufinden.«
- »An dieser Sache ist im Moment etwas merkwürdig ...«
- »Das klingt, als wären mit __________________________ ziemlich viele __________________________ (Emotionen, Gedanken usw.) verbunden.«
- »Ich spüre, daß sich etwas Schwieriges ankündigt.«
- »Das wäre sehr erschütternd.«
- »Die Empfindung verändert sich also im Augenblick.«
- »Sie bemerken ____________________________________.«
- »Das ist wohl sehr schmerzhaft für Sie.«
- »Ah, das macht Sie wütend.«

TOOL 13

Übung Klienten

Die richtigen Fragen stellen

Zweck der Übung

Sie können das Fragenstellen benutzen, wenn Sie zu einer tieferen Bedeutung in Verbindung treten und das körperliche Erleben beobachten wollen. Oft zielen Fragen darauf, etwas zu verstehen, oder sie dienen der Suche nach einer Lösung. Im somatischen Kontext jedoch fördern Fragen eine weiter reichende Erforschung und das innere Wissen darüber, was vor sich geht und was im Laufe des Prozesses untersucht werden kann. Vermeiden Sie lösungsorientierte Fragen, und fragen Sie so, daß die Klienten in ihrem eigenen Körper nach der Antwort suchen müssen. Die »richtigen« Fragen sind diejenigen, die Klienten mit Antworten in Kontakt bringen, die sie noch nicht kennen, sondern entdecken müssen.

Instruktionen

Achten Sie auf den Unterschied zwischen den Formulierungen »Sind Sie traurig?« und »Um was für eine Art von Traurigkeit handelt es sich hier?«

Sind Sie traurig? ‒ ‒ ‒ ‒ ➔	*Ich werde aufgrund dessen antworten, was ich weiß, was Sie von mir hören möchten oder was ich glaube, das Sie von mir erwarten. Die Antwort kommt aus meinem Kopf, nicht aus meinem Körper.*
Um was für eine Art von Traurigkeit handelt es sich? ‒ ‒ ‒ ‒ ➔	*Ich muß fühlen, spüren und meinen Körper befragen, um es wirklich herauszufinden. Ich werde mir ein wenig Zeit nehmen, mich einstimmen, achtsam sein und durch meine Untersuchung die Antwort finden. Ich trete nun zu meinem Körper in Verbindung!*

Beispielfragen

- »Um was für eine Art von (Traurigkeit, Furcht, Verwirrung, Taubheitsempfindung) handelt es sich hier?«
- »Wie tief reicht diese Anspannung?«
- »Ist damit eine bestimmte Charakteristik verbunden (beispielsweise Leere, Müdigkeit, Einschränkung)?«

- »Kommt Ihnen daran etwas bekannt vor (beispielsweise ein Kribbeln, eine bestimmte Intensität, Müdigkeit)?«
- »Ist ein bestimmtes Bild damit verbunden?«
- »Wenn ______________________________ eine Farbe hätte, welche wäre es?«
- »Welches Geräusch würde ______________________________ erzeugen?«
- »Was befindet sich auf der anderen Seite (hinter, darum herum, darunter)?«
- »Was geht im Rest Ihres Körpers vor sich?«
- »Wie angenehm/unangenehm/lustvoll ist dies?«

TOOL 14

Übung Klienten

In das Soma geleiten

Zweck der Übung

Wenn Sie Ihren Klienten bitten, bei einem Erlebnis zu BLEIBEN, hilft ihm das zu erforschen, was er im gegenwärtigen Augenblick erlebt.

Eine einfache Möglichkeit, zum gegenwärtigen Erleben in Verbindung zu treten und es zu vertiefen

1. Einstimmung (in das gegenwärtige Erleben)
2. Bleiben (beim gegenwärtigen Augenblick)
3. Erforschen (was ist)
4. Registrieren (was sich verändert hat)
5. Reflektieren (über das, was neu oder anders ist oder eine Bedeutung hat)

Benutzen Sie die folgenden Direktiven (Ihre Stimme sollte dabei wißbegierig und offen klingen)

- »Entwickeln Sie Neugier bezüglich ...«
- »Lassen Sie zu, daß Sie sich jetzt Ihrem **Erlebnis** zuwenden.« *(Sie können an dieser Stelle »Schmerz«, »Angst«, »Schwere« usw. einfügen.)*
- »Was geht in Ihnen vor sich, wenn Sie das sagen?«
- »Wie erleben Sie das in Ihrem Körper?«
- »Fahren Sie fort, und bleiben Sie dabei ...«
- »Registrieren Sie einfach, was Sie momentan erleben...«
- »Bleiben Sie dabei.«
- »Bleiben Sie beim ______________________, und schauen Sie, wohin es Sie führt.«
- »Stellen Sie fest, was der/die/das __________________________ weiß.«

Beispiel für einen Prozeß, in dessen Verlauf der Klient in sein sensorisch-emotionales Erleben geleitet wird

Ausgangspunkt: Klient beschreibt Traurigkeit

- **Therapeut:** Lassen Sie sich jetzt darauf ein, sich in diese Traurigkeit einzustimmen.
  Klient: Es fühlt sich in meiner Brust schwer an.
- **Therapeut:** Bleiben Sie bei der Empfindung, die Sie jetzt in Ihrem Körper spüren.
  Klient: Es fühlt sich wirklich schwer und traurig an.

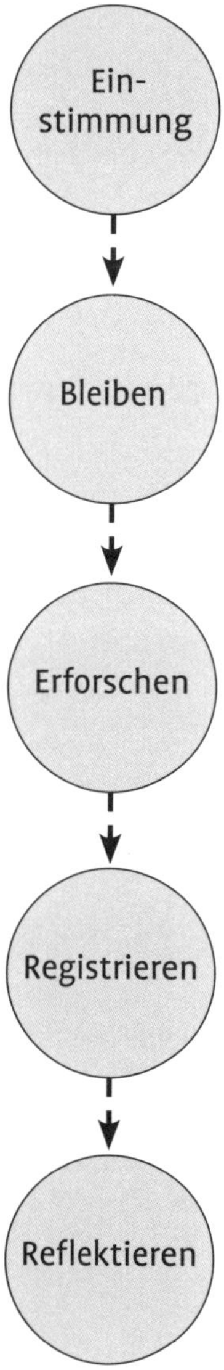

- **Therapeut:** Untersuchen Sie dieses Gemisch aus Schwere und Traurigkeit, und schauen Sie, wohin Sie das führt.
  Klient: Es wird stärker, und ich spüre, daß Tränen kommen.
- **Therapeut:** Stellen Sie fest, was geschehen will.
  Klient: Tränen wollen fließen.
- **Therapeut:** Das ist ein sehr sanftes Gefühl, hmm? Spüren Sie, wie es sich jetzt verändert.
  Klient: Ja, es fühlt sich so an, als würde ich die Schwere loslassen.
- **Therapeut:** Erscheint es Ihnen leichter, bei diesem Gefühl zu sein?
  Klient: Ja, die Schwere läßt nach. Die Traurigkeit ist zwar immer noch da, aber sie ist nicht mehr so bedrückend.

Den Klienten in sein somatisches Erleben geleiten

Führen Sie den Klienten mit Hilfe folgender einfacher Aufforderungen:

Stimmen Sie sich ein ...

Bleiben Sie bei ...

Erforschen Sie ...

Achten Sie auf ...

Reflektieren Sie über ...

Nachdem Sie einen Klienten durch diese Sequenz geleitet haben, können Sie wieder beginnen mit: »Stimmen Sie sich ein in ... – das, was sich jetzt verändert hat.« »Bleiben Sie bei dieser Veränderung ...« usw.

Übung Klienten

TOOL 15

»Was sonst noch?«

Zweck der Übung

Wenn wir eine somatische Entwicklung fördern wollen, müssen wir dem organischen Prozeß folgen. Nachdem Sie sich achtsam und Ihres Körpers gewahr in Ihr Erleben im gegenwärtigen Augenblick eingefühlt haben, können Sie fragen: »Was sonst noch?« Dabei geht es NICHT um eine Antwort, sondern um die Förderung einer Öffnung in das somatische Erleben im gegenwärtigen Augenblick hinein. Stellen Sie die Frage und schauen dann, was passiert; fragen Sie anschließend noch einmal und schauen erneut. Registrieren Sie, was auftaucht. Worauf ist Ihre Aufmerksamkeit gerichtet? Was fällt Ihnen auf? Bilder? Gefühle? Einsichten?

Instruktionen

- Entwickeln Sie Achtsamkeit.
- Schließen oder öffnen Sie die Augen; atmen Sie, um Ihren Körper zu spüren.
- Stellen Sie sich folgende Fragen:

1. **Was sonst noch?**
   Was fällt Ihnen auf?

2. **Was sonst noch?**
   Wie spüren Sie es in Ihrem Körper?

3. **Was sonst noch?**
   Was bemerken Sie an Ihrem allgemeinen Erleben?

4. **Was sonst noch?**
   Als Therapeut sollte Ihnen bewußt sein, daß die »Was sonst noch«-Fragen einer erlebensorientierten Geisteshaltung entsprechen. Sie können diese Frage zu verschiedenen Zeitpunkten im Laufe einer Sitzung stellen, aber sie ist insbesondere von Nutzen, wenn ein Klient eine ihm nicht vertraute Körperempfindung und ein entsprechendes Gefühl erforscht.

Die Benutzung des Ausdrucks »Was sonst noch?«, ruft ein sich entfaltendes Erlebnis hervor. Sie sollten die Frage aber nicht zu häufig benutzen, vielleicht drei- bis viermal, bis der Klient in der Lage ist, sich mehr Informationen über den Körper zu verschaffen, denen gegenüber er Neugierde entwickeln kann. Reflektieren Sie nun über das, was aufgetaucht ist. Was haben Sie entdeckt? Was hat Ihr Körper Ihnen mitgeteilt?

TOOL 16

Übung Klienten

Dem Körper zuhören

Zweck der Übung

Dem Körper zuhören zu können ist eine wichtige Fähigkeit. Die folgende Übung kann in vielen unterschiedlichen Zusammenhängen von Nutzen sein:

1. in der Therapiesitzung als Recherchewerkzeug;
2. als Hausaufgabe, um sich darin zu üben, die innere Landschaft des eigenen Körpers kennenzulernen;
3. bei allen starken Erlebnissen als Werkzeug der Selbstregulation.

Wenn Sie sich darin üben wollen, in den eigenen Körper hineinzuhorchen, können Sie eine Bestandsaufnahme all dessen machen, was Ihnen auffällt und was Sie dazu nötigt, sich nach innen zu wenden. Üben Sie in solchen Situationen diese Zuhörtechnik. Stellen Sie anschließend noch einmal eine Liste zusammen, und schauen Sie, was Sie neu entdeckt haben. Weil unser inneres Erleben flüchtig und schwer zu fixieren ist, kann ein über einen längeren Zeitraum geführtes Protokoll sehr nützlich sein.

Ich will meinem Körper zuhören, weil mir folgendes auffällt:

____

____

____

____

Instruktionen

- Nehmen Sie eine angenehme Haltung ein, entweder im Sitzen oder im Liegen.
- Treten Sie zu dem Stuhl, auf dem Sie sitzen, oder zum Boden, auf dem Sie liegen, in Verbindung. Erden Sie Ihren Körper zunächst durch Ihre Atmung.
- Führen Sie einen kurzen Body-Scan durch, und beachten Sie dabei offensichtliche Dinge wie Anspannung, Temperatur und andere augenfällige Erscheinungen.
- Weiten Sie nun den Fokus Ihrer Aufmerksamkeit so aus, daß Ihre Wahrnehmung den ganzen Körper erfaßt.

- Nehmen Sie Ihren Körper umfassend und gleichzeitig sanft wahr. Verweilen Sie mit Ihrer Aufmerksamkeit in Bereichen, die Ihr Interesse wecken. Fällt Ihnen beispielsweise auf, daß sich der Bereich Ihres Herzens taub oder verschlossen anfühlt, können Sie mit Ihrer Aufmerksamkeit dort verweilen. Beobachten Sie, wie sich Dinge einfach dadurch verändern, daß Sie ihnen Aufmerksamkeit schenken.
- Auf diese Weise können Sie an verschiedenen Bereichen des Körpers arbeiten. In einer Sitzung sollten es aber nicht mehr als drei Bereiche sein.
- Falls Sie in Ihrem Leben momentan mit einer Frage oder Untersuchung befaßt sind, können Sie sich diese innerlich vergegenwärtigen. Vermeiden Sie aber, in das »Problemlösen« zu verfallen und sich in Details zu verlieren. Einfache Fragen zu stellen ist am besten.
- Achten Sie nun auf die Reaktion Ihres Körpers. Öffnet er sich, kontrahiert er, oder bleibt er neutral? Verweilen Sie bei dem, was auftaucht.
- Falls Sie während dieser Übung Emotionen verspüren, dann lassen Sie diese zu, und achten Sie darauf, daß schon bloßes Zuhören zu einer Veränderung führt.
- Wenn Sie zu Erkenntnissen gelangen, dann schreiben Sie diese in das Tagebuch Ihrer Erlebnisse (siehe nächste Seite).

Arbeitsblatt Klienten

Tagebuch meiner Erlebnisse

Notieren Sie, was Sie erleben, wenn Sie Ihrem Körper zuhören. Achten Sie darauf, wann und wie sich Veränderungen einstellen. Was ist jedes Mal anders? Was bleibt gleich? Gibt es Themen, die sich wiederholen?

Tag	Mein Körper fühlt	Mein Körper spürt	Die Geschichte meines Körpers ist	Notizen

8 Tracking – Werkzeuge für das Spurenlesen

Das Was und Wie des Körper-Trackings

»Spuren lesen [Tracking] heißt, all die kleinen Dinge bemerken (und ihnen folgen), die ablaufen, während jemand spricht; vor allem die Dinge, über die nicht geredet wird. Das heißt, wir wissen, wie wir diese Hinweise auf die augenblickliche Erfahrung des Sprechers und deren Bedeutung entschlüsseln können. … Der Therapeut hat folgende doppelte Aufgabe: Sich in der Welt des Klienten zu bewegen und zwar ganz auf die übliche Weise, und sich gleichzeitig außerhalb dieser Welt aufzuhalten, um sie aus einem größeren Blickwinkel heraus betrachten zu können.«

— Ron Kurtz, *Hakomi*, dt. S. 135 f.

Tracking ist eine Aktivität des Therapeuten. Das Äquivalent, das dem Klienten obliegt, besteht darin, die Aufmerksamkeit auf sein inneres Erleben zu richten. Tracking beinhaltet das Registrieren äußerer Anzeichen für inneres Erleben. Es besteht darin, Verhalten, Bewegungen und Ausdruck zu beobachten, und gibt Aufschluß darüber, was der Klient jeweils erlebt. Beim Tracking geht es nicht um Deutung, sondern um das Sammeln von Anhaltspunkten, die dem Kliniker ein zutreffenderes Verständnis der inneren Welt des Klienten ermöglichen. Dabei ist es sehr wichtig, ständig vor Augen zu haben, welche Spur man verfolgt, und in Realzeit zu überprüfen, ob die eigene Beobachtung zutrifft und dem Erleben des Klienten entspricht.

Der englische Begriff »Tracking« ist ebenso wie das deutsche »Spuren lesen« aus der Tierwelt entlehnt. Verfolgen wir die Spuren von Tieren, können wir aus ihnen vieles ableiten. Aus der Tiefe von Tierspuren beispielsweise leiten erfahrene Spurenleser das Gewicht eines Tiers ab und eventuell auch, ob es beispielsweise in Eile oder auf der Flucht ist. Aufgrund der Spuren, die ein Tier zurückläßt, kann sich ein Spurenleser ein ziemlich genaues Bild vom Befinden des Tieres machen.

Die Metapher des Spurenlesens können wir auf das Lesen von Körpersignalen übertragen. Ein ruhiger und stetiger Blickkontakt beispielsweise kann auf eine neugierige und offene Haltung hinweisen. Hingegen kann der wachsame Blick eines Menschen, der offensichtlich in Eile ist, auf einen inneren Zustand der Furcht deuten. Solche Anzeichen verhelfen einem Therapeuten zu Anhaltspunkten über die Vorgänge im Inneren des Klienten. Aufgrund dieser Informationen kann er dann effektiver und zielsicherer geeignete therapeutische Interventionen auswählen.

Wenn Therapeuten das Tracking beherrschen, wirkt sich das positiv auf ihre therapeutische Beziehung zu ihren Klienten aus, weil es sie dazu befähigt, sich besser auf den inneren Zustand ihrer Klienten einzustimmen, und weil Sicherheitsgefühl und Gewahrsein ihrer Klienten dadurch verstärkt werden. Je bewußter einem Therapeuten die körperlichen Signale von Klienten sind, um so sensibler verhält er sich beim Umgang mit somatischen Interventionen.

Tracking bedeutet

- Informationen aufzunehmen, ohne sie zu interpretieren,
- unsere Wahrnehmung zu entspannen, um festzustellen, was im gegenwärtigen Augenblick geschieht,
- auf subtile Ausdrucksnuancen zu achten,
- aufmerksam zu verfolgen, was einem auffällt, und bereit zu sein, sich einzugestehen, daß bestimmte Schlußfolgerungen unzutreffend waren.

Wer liest wessen Spuren?

- Der Therapeut liest die Signale des Klienten, um Informationen zu sammeln.
- Der Therapeut liest seine eigenen Signale, um präsent und seiner selbst gewahr zu bleiben.
- Der Therapeut liest die therapeutische Beziehung, um festzustellen, was sich in der Beziehung verändert und wie dies geschieht.

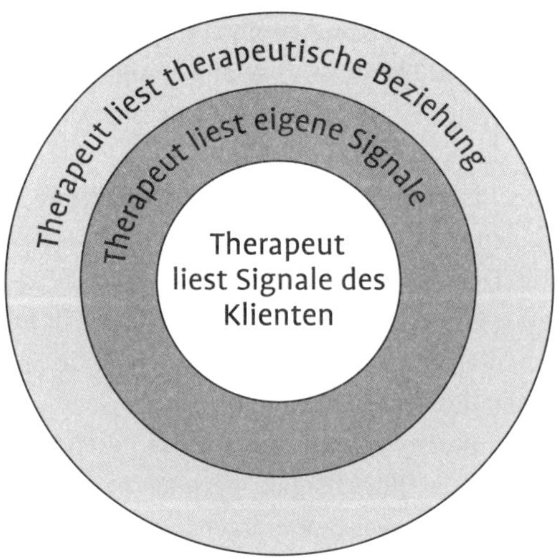

Übung Therapeuten

TOOL 17

Fünf Arten des Trackings

Zweck der Übung

Wenn wir das Erleben eines Klienten lesen, üben wir uns darin, hinter seine Selbstpräsentation zu schauen. Wir wollen Bedeutungen und verborgene Botschaften verstehen, die dem Klienten nicht völlig bewußt sind.

Beispielsweise könnte Ihnen auffallen, daß die Mundwinkel eines Klienten nach unten weisen, daß sein Blick trübe wirkt und daß seine Schultern leicht gerundet sind und nach vorn streben. Fehlender Blickkontakt könnte uns zu der Auffassung bringen, daß der Klient enttäuscht, traurig oder verärgert ist. Dies ist die erste Schicht im Prozeß des Spurenlesens und des Bemühens um eine fundierte Sicht der Befindlichkeit des Klienten. Danach wenden Sie sich dem Klang seiner Stimme zu, und Ihnen fällt beispielsweise auf, daß der Klient sich etwas schwerfällig ausdrückt, als falle ihm das Reden schwer. Welche Hypothesen entwickeln Sie aufgrund dieser Beobachtungen? Vielleicht spekulieren Sie, daß er traurig ist und daß ihn etwas bedrückt.

Aber Ihnen fällt auch auf, daß seine Stimme optimistisch klingt, daß er sogar fast manisch in einem Staccato-Rhythmus spricht. Und indem Sie diese Anzeichen registrieren, wird Ihnen klar, daß zwischen ihnen eine Diskrepanz zu bestehen scheint. Wie lassen sich diese widersprüchlichen Beobachtungen in Einklang bringen? Es handelt sich ja um Gegensätze: um eine optimistisch klingende Stimme und um einen traurig wirkenden Gesichtsausdruck. Welche Hypothese leiten Sie aus diesen gegensätzlichen Beobachtungen ab? Angesichts so widersprüchlicher Beobachtungen stelle ich mir die Frage: »Was will hier zum Ausdruck gelangen und schafft es nicht?«

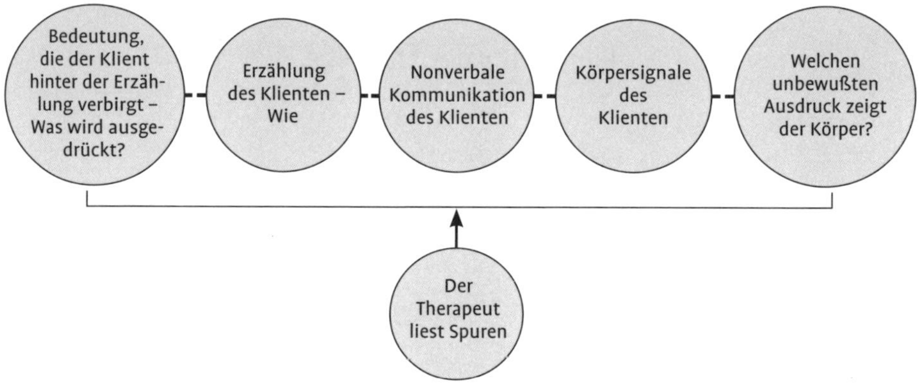

Es gibt fünf Arten von Tracking:

1. Tracking des Inhalts – dessen, wie die Geschichte erzählt wird.
2. Tracking des Ausdrucks und der Signale des Körpers.
3. Tracking der Signale des Autonomen Nervensystems.
4. Tracking der Bedeutung hinter der Erzählung.
5. Tracking des nicht Gesagten (der nonverbalen Erzählung).

Instruktionen

Fragen, die Sie sich stellen sollten

- Wie stellt der Klient sich Ihnen gegenüber dar?
- Wie lautet die »offizielle« Erzählung?
- Was wird nicht gesagt?
- Welche Bedeutung liegt hinter der Erzählung verborgen?
- Was ist kongruent?
- Was ist inkongruent?
- Was erzählt der Körper, WÄHREND der Klient seine Geschichte erzählt?
- Wie reagiert der Körper nonverbal? Atmung, Bewegung, Sprachmuster usw.?

Arbeitsblatt Therapeuten

TOOL 18

Checkliste für das Körper-Tracking

Haltung

- ☐ aufrecht
- ☐ kollabiert
- ☐ Schultern zurückgezogen oder vorgebeugt
- ☐ zusammengesackt
- ☐ angespannt und steif
- ☐ mit breitem und aufgeblähtem Brustkorb
- ☐ hält Arme und Beine angespannt
- ☐ übermäßig gekrümmte Wirbelsäule
- ☐ Beine angezogen, übereinandergeschlagen
- ☐ expressiv, bewegt sich viel
- ☐ eingezogen, kontrahiert

Spannungen

- ☐ Kiefer
- ☐ Schultern
- ☐ Augenumgebung
- ☐ Nacken
- ☐ Bauch
- ☐ Rücken
- ☐ Arme und Beine

Augen

- ☐ direkter Blickkontakt
- ☐ Vermeiden von Blickkontakt
- ☐ Blinzeln
- ☐ ausdrucksloser Blick
- ☐ Schläfrigkeit
- ☐ beobachtender Blick
- ☐ wachsames Scannen
- ☐ ängstliches Scannen
- ☐ geweitete Pupillen
- ☐ neugierig und offen
- ☐ Tränen
- ☐ funkelnd
- ☐ warm und herzlich
- ☐ Anspannung in den Augenwinkeln
- ☐ fixiertes Starren
- ☐ einladender Blick

Gesichtsausdruck

- ☐ Tonus des Gesichts – entspannt
- ☐ kurz auf dem ganzen Gesicht aufblitzende Emotionen
- ☐ sehr emotionaler Gesichtsausdruck
- ☐ Mikro-Ausdruck (kurzes Aufblitzen von Angst, Wut, Traurigkeit, echter Trauer)
- ☐ unterdrückter Ausdruck (Lächeln in Verbindung mit einer Grimasse)
- ☐ in Richtung Kinn gekippt
- ☐ angespannter Gesichtsausdruck
- ☐ starrer Gesichtsausdruck
- ☐ Hang zum Nicken
- ☐ Lächeln, authentisch und nicht
- ☐ Emotionen (Wut, Trauer, Traurigkeit, Verachtung, Begeisterung, Freude, Leid, Furcht, Überraschtheit)

Gestik

- ☐ zappelnde Hände
- ☐ auf den Händen sitzen
- ☐ lebhaftes Gestikulieren beim Reden
- ☐ unterstreichende Gesten beim Geschichtenerzählen
- ☐ Zusammenfalten der Hände
- ☐ auf etwas deuten
- ☐ Selbstberührungen
- ☐ Kontaktaufnahme zwecks Berührung
- ☐ Halten von Gegenständen

Bewegung

- ☐ aktiv
- ☐ still
- ☐ rastlos
- ☐ Bewegung des Oberkörpers
- ☐ Bewegung des Unterkörpers
- ☐ repetitive Bewegungen
- ☐ kontrolliert
- ☐ spontan
- ☐ Zappeln mit Füßen oder Beinen
- ☐ ruckartig, abrupt
- ☐ starke Energie
- ☐ schwache Energie

Stimme

- ☐ laut, stark
- ☐ schwach, leise
- ☐ wenig Emotionsausdruck
- ☐ starker Emotionsausdruck
- ☐ schwacher Emotionsausdruck
- ☐ schnelles Sprechen
- ☐ mühsam
- ☐ Staccato-Rhythmus
- ☐ singende, einschläfernde Qualität
- ☐ unwirsch
- ☐ gequetschter Klang der Stimme
- ☐ kindliche Stimme

Sprachcharakter

- ☐ langsames, bewußtes Sprechen
- ☐ schnelles Sprechen
- ☐ kurz
- ☐ redundant
- ☐ kläglich
- ☐ unterstreichende Betonungen
- ☐ Muster, Tics (»Weißt du …«)
- ☐ Pausen
- ☐ Schweift beim Erzählen von Geschichten mit den Gedanken ab.
- ☐ schnelles Reden, ohne Pausen zwischen den einzelnen Sätzen
- ☐ nachdenklich

Atem

- ☐ nur in den oberen Teil des Brustkorbs
- ☐ Ebbe und Flut auf der gesamten Vorderseite des Körpers
- ☐ in der Bauchregion gehalten
- ☐ starkes Einatmen
- ☐ starkes Ausatmen
- ☐ gepreßter Atem
- ☐ Japsen beim Reden

Präsenz

- ☐ wachsam
- ☐ schläfrig
- ☐ abgelenkt
- ☐ dissoziiert
- ☐ abwesend

Arbeitsblatt Therapeuten

TOOL 19

Tracking von Anzeichen für Traumata

Zweck der Übung

Wenn Sie den Körper auf Informationen oder Hinweise hin absuchen, sollten Sie insbesondere auf Anzeichen für ein eventuelles traumabedingtes Arousal achten. Hinweise auf ein bestehendes Trauma zeigen am deutlichsten, daß ein Klient sich emotional überwältigt fühlt, agitiert ist oder zu erstarren und dissoziieren beginnt.

Solche Anzeichen früh zu erkennen und zutreffend zu lesen ist wichtig, weil Sie sich für eine therapeutische Intervention entscheiden müssen. Wenn der Klient so stark überwältigt wird oder erstarrt, daß er nicht mehr in der Lage ist, im Erleben präsent zu sein, müssen Sie ihm helfen, in den Zustand der Sicherheit zurückzufinden und sich Ressourcen zu erschließen.

Hinweise auf ein bestehendes Trauma zeigen sich in Form von Hyper- und Hypoarousal, womit das Spektrum traumabasierten Arousals umrissen ist. Diese körperbasierten Anzeichen müssen genauer untersucht werden, wenn eine vollständige Diagnose erstellt werden soll. Die Hinweise, die aufgrund des Trackings gewonnen werden, sollten durch weitere Indikatoren für das Vorliegen eines Traumas ergänzt werden.

Halten Sie nach solchen Hinweisen Ausschau, und werden Sie sich darüber klar, was Ihr nächster Schritt bei der therapeutischen Arbeit ist. Prüfen Sie alle Möglichkeiten, die in Frage kommen.

Hinweise auf Hyperarousal

Augen

- ☐ Augen weiten sich (wie bei einem Schock).
- ☐ Augen schweifen suchend und scannend (Wachsamkeit).
- ☐ Blickkontakt ist direkt und wirkt bedrohlich.
- ☐ Blickkontakt wird ungeachtet widersprüchlicher Emotionen aufrechterhalten (Starren).
- ☐ Blickkontakt in Verbindung mit verwirrtem Blick

Haut

- ☐ Haut ist gerötet.
- ☐ Schweißperlen auf der Stirn
- ☐ Kribbeln auf der Haut (Klient berichtet über »Brennessel«-Gefühl)
- ☐ Haut wirkt fleckig (rote Flecken am Hals, auf der Brust und in Bereichen des Gesichts).
- ☐ Klient berichtet über Hitzeempfindungen und Jucken auf der Haut.

Emotionen

- ☐ Wutausbrüche und Gereiztheit
- ☐ Weint schnell.
- ☐ Emotionaler Affekt flammt stark und schnell auf.
- ☐ Schreckhaft und zittrig, wirkt nervös.
- ☐ Schreckt bei jedem Geräusch im Raum hoch.
- ☐ Erschrickt bei jeder Bewegung im Raum.

Körper

- ☐ Klient berichtet über Hitzewallungen im Körper.
- ☐ feuchtkalte Hände und Schwitzen
- ☐ erratische oder abrupte Körperbewegungen (motorische Funktionsfähigkeit ist beeinträchtigt)
- ☐ Berichtet über »Grummeln« im Bauch.
- ☐ Berichtet über Veränderungen der Geschmackswahrnehmung (beispielsweise metallischer Geschmack).
- ☐ Ohrenklingeln (oder Verstärkung eines schon bestehenden Tinnitus)
- ☐ verschiedene Muskelanspannungen (Schultern, Bauch, Arme, Hände, Beine)
- ☐ Körper windet sich in unwillkürlichen geneigten und verdrehten Haltungen.

Geist

- ☐ Gedächtnisverlust/-störungen
- ☐ Geist »rast« und berichtet über Mengen von Details.
- ☐ Aufmerksamkeit ist hyperfokussiert.
- ☐ Klient berichtet über intrusive Erinnerungen oder Bilder.

Anzeichen für Hypoarousal

Augen

- ☐ Blick ist stumpf und wirkt abwesend.
- ☐ leeres, fixiertes Starren
- ☐ Augen rollen nach oben und zurück in den Kopf.
- ☐ Blick deutet auf insgeheime Wachsamkeit hin (verstohlenes und ängstliches Schauen).
- ☐ Qualität des Blickkontakts wird unterbrochen, kann nicht aufrechterhalten werden oder wird über lange Zeit aufrechterhalten.

Haut

- ☐ Haut wird bleich (wirkt leblos).
- ☐ Klient berichtet über Kälteempfindungen auf der Haut.
- ☐ kalter Schweiß
- ☐ Klient berichtet über Angespanntheit.

Emotionen

- ☐ Gefühls-/Empfindungstaubheit
- ☐ schwacher Affekt
- ☐ Gefühle sind nicht mit dem Körper verbunden (Klient berichtet über das Gefühl, vom eigenen Körper abgeschnitten zu sein).
- ☐ Klient kann nicht über Empfindungen berichten, stürzt sich auf das Ersinnen von Bedeutungen und das Analysieren.
- ☐ Klient berichtet, sich »leer« oder »wie nichts« zu fühlen.

Körper

- ☐ Qualität des Körpertonus ist verhalten oder leblos.
- ☐ eingeschränkte Körperbewegungen
- ☐ Weinen, kollabierter Körper (Brust, Bauch)
- ☐ allgemeine Muskelanspannung (tiefe innere Muskeln und Sehnen, Festhalten von Angespanntheit).
- ☐ Auf die Bitte, über Erlebtes zu berichten, kann Klient den eigenen Körper nicht spüren.
- ☐ Berichtet über Taubheitsempfindungen im Körper.
- ☐ Fühlt sich überwältigt oder zu verwirrt, um den eigenen Körper zu spüren.
- ☐ Spricht apathisch, repetitiv und ausdruckslos.

Geist

- ☐ Gedächtnisverlust, erhebliche zeitliche Erinnerungslücken
- ☐ verwirrt (zeitliche Abfolge von Ereignissen ist nicht präsent – extreme Fugue-Zustände)
- ☐ Beeinträchtigung der Aufmerksamkeit, verzögerte Reaktionen
- ☐ verzögerte, langsame Reaktionen im Dialog
- ☐ vermeidet schmerzhafte Erinnerungen

TOOL 20

Arbeitsblatt Klienten

Tracking meines Körpers – Diagramm

Instruktionen

Wählen Sie einen Körperteil, über den Sie mehr herausfinden wollen. Beispielsweise könnten Sie Anspannung in den Schultern empfinden, oder Ihnen ist aufgefallen, daß Ihr Bauch ziemlich verkrampft ist.

Der Teil meines Körpers, an dem ich arbeiten möchte, ist:

____

Heute sehe ich meinen Körper wie folgt:

____

Nach fünf Tagen fassen Sie zusammen, was Sie herausgefunden haben. Die dadurch entstehende Tabelle liefert Ihnen eine visuelle Hilfe und gebündelte Informationen darüber, was geschehen ist, weil Ihr Gewahrsein über längere Zeit auf Ihren Körper gerichtet war.

Wie fühlen Sie sich jetzt bezüglich dieses Körperteils?

____

Was hat sich verändert?

____

Welche Veränderungen Ihres Gewahrseins waren entscheidend?

____

Formulieren Sie eine neue Aussage darüber, wie Sie sich bezüglich dieses Körperteils heute fühlen.

____

Arbeitsblatt Klienten

Tracking meines Körpers

	Tag 1	Tag 2	Tag 3	Tag 4	Tag 5	Anmerkungen
Wie **denke** ich über den Körperteil?						
Was **fühle** ich bezüglich des Körperteils?						
Was mich heute getriggert hat:						
Was mir heute geholfen hat:						

	Tag 1	Tag 2	Tag 3	Tag 4	Tag 5	Anmerkungen
Ich habe meinen Körper heute in folgender Hinsicht vernachlässigt:						
Ich habe heute etwas verändert:						
Ich habe beim Anschauen meines Körpers gesehen, daß …						
Wenn ich die Augen schließe und meinen Körper spüre, fällt mir auf, daß …						

TEIL III

Integrieren der Werkzeuge Somatischer Therapie in die Praxis

9
Achtsamkeit und Körper

»Entspanne deinen urteilenden Geist, und spüre deinen Körper. Die gute Nachricht lautet, daß du präsent bist – die schlechte könnte lauten, daß du nun spürst, was wirklich vor sich geht. Noch besser ist, daß du nun selbst wählen kannst, was du sein willst.«

— Manuela Mischke-Reeds

Was ist verkörperte Achtsamkeit?

Achtsamkeit orientiert den Klienten innerlich auf Ebbe und Flut des Erlebens im gegenwärtigen Augenblick. Das nichturteilende Wesen des Beobachtens ist für das Verständnis des eigenen inneren Erlebens entscheidend und stärkt die emotionale Fähigkeit zu fühlen und zu spüren, ohne reaktiv oder überwältigt zu werden.

Das Training des Verweilens im »Hier und Jetzt«, das durch Achtsamkeit ermöglicht wird, ist für die Arbeit an somatischen Erlebnissen entscheidend. Weil Emotionen und Empfindungen miteinander verflochten sind, kann man leicht in die Intensität von Emotionen oder in die manchmal mit starken Empfindungen verbundene Desorientierung hineingezogen werden. Man kann lernen, das Erleben im gegenwärtigen Augenblick im Körper zu beobachten und keine Traumaerinnerung zu reinszenieren, sondern das Geschehen zu bezeugen.

Achtsamkeit und insbesondere verkörperte Achtsamkeit bereichern den Therapieprozeß um eine Ressourcen vermittelnde und stabilisierende Komponente. Jedesmal wenn der Klient seine Aktivitäten verlangsamt und dem eigenen Körper im gegenwärtigen Augenblick seine Aufmerksamkeit zuwendet, werden Gehirn und Körper darin geschult zu beobachten. Dieser Beobachtungsprozeß hemmt die emotionale Aktivierung. Er wird ermöglicht, indem der Präfrontalkortex jeden Ansatz von Überwältigtsein oder Verwirrung und jede Art von emotionalen Triggern neutralisiert.

Schwierigkeiten bei der Arbeit mit Achtsamkeit

Es gibt Situationen, in denen es nicht ratsam ist, mit Achtsamkeit zu arbeiten, weil sie Klienten noch stärker aktivieren kann. Wie bei jeder anderen Art von Intervention oder Technik muß der Therapeut auch bei der Arbeit mit Achtsamkeit beobachten und einschätzen, ob sie dem betreffenden Klienten nützlich ist. Es folgen einige Hinweise auf Dinge, die ein Therapeut bei dieser Arbeit im Auge behalten sollte und wann er von der Nutzung von Achtsamkeit grundsätzlich absehen sollte.

Schwierigkeiten, die den Klienten betreffen

- Ist nicht in der Lage, im Zustand der Achtsamkeit zu verweilen: Kann das gegenwärtige Erleben nicht beobachten, sondern verfällt ins Denken. Beispielsweise könnte der betreffende Klient über ein Erlebnis nachdenken, statt einfach darin gegenwärtig zu sein.
- Ist nicht in der Lage, im Zustand der Achtsamkeit zu bleiben, und dissoziiert. Dies ist ein klares Anzeichen dafür, daß Achtsamkeit für diesen Klienten nicht von Nutzen ist.
- Wird von inneren Empfindungen überwältigt und überflutet; zu starke innere Stimulation.
- Fühlt sich unwohl dabei, den eigenen Körper zu spüren und zu fühlen. Ist nicht in der Lage, dieses Unbehagen als eine Chance, das eigene Erleben zu erforschen, zu begreifen, sondern will sich davon distanzieren.
- Achtsamkeit und Verlangsamung aller Aktivitäten wirken als Trigger. Nach-innen-Gehen weckt traumatische Erinnerungen, mit denen der Klient nicht fertig wird.
- Verliert sich für lange Zeit in Gedanken und verwechselt Achtsamkeit mit analysierendem Denken.
- Achtsamkeit verstärkt inneres Leiden: Eventuell bereits bestehende Angst wird stärker.

Schwierigkeiten des Therapeuten mit der Achtsamkeit

- Der Therapeut kann sich überwältigt fühlen, getriggert werden und bei der Instruktion des Klienten ungeduldig werden, mit Dissoziation nicht fertig werden oder unfähig sein, sich zu beruhigen.
- Therapeut versucht, die Achtsamkeit zu retten, indem er zu stark und sehr »mechanisch« führt.
- Zu viele Techniken – die Anleitung ist zu »technisch« und läßt zu wenig Raum.
- Der Therapeut verfolgt die Körpersignale nicht korrekt, indem er beispielsweise annimmt, daß der Klient sich beruhigt, obwohl dieser in Wahrheit abdriftet oder sich überwältigt fühlt.
- Der Therapeut ist nicht in der Lage, die eigene achtsame Präsenz aufrecht zu erhalten – er dissoziiert gemeinsam mit dem Klienten.

Überwindung der Schwierigkeiten

- Wenn die Achtsamkeitsinstruktionen weder das Gewahrsein des Klienten vertiefen, noch seine Neugier zu wecken vermögen, dann STOPPEN Sie Ihre Bemühungen.
- Wenn der Klient überwältigt wird oder nur über unzureichende Ressourcen verfügt, dann unterbrechen Sie Ihre Bemühungen, reden Sie mit ihm über die Situation, und kreieren Sie zunächst eine Ressource (mehr über die Ausstattung mit Ressourcen in Kapitel 23).
- Vergewissern Sie sich, daß der Klient bereit ist, einen Versuch mit der Achtsamkeit zu wagen, und daß dies seine Neugierde weckt.
- Nehmen Sie sich die Zeit zu erklären, was es mit der Achtsamkeit auf sich hat, initiieren Sie den Zustand, und stellen Sie sicher, daß Sie auf einen Zweck hin orientiert sind. Wonach halten Sie Ausschau? Wie ist es für Sie, nicht zu denken und einfach ohne Gedanken zu sein? Wie ist es für Sie, Ihrem Körper Aufmerksamkeit zu schenken und nichts anderes tun zu müssen?
- Probieren Sie dies zunächst in kleinen Zeiträumen aus, beispielsweise eine oder drei Minuten lang, bevor Sie Klienten dazu bringen, es mit längeren Zeitspannen zu versuchen.
- Stellen Sie grundsätzlich offene Fragen: Wie fühlt sich dies für Sie an? Was erleben Sie? Was fällt Ihnen auf? Was taucht auf?
- Wenn der Klient nicht weiter kommt, dann üben Sie sich in Güte, und zügeln Sie Ihre Enttäuschung. Dem eigenen Körper und Geist gegenüber achtsam zu sein ist nicht leicht. Mönche unterwerfen sich ihr ganzes Leben lang der Disziplin und Hingabe und mühen sich so damit ab, einen Zustand des Gleichmuts und inneren Friedens zu erreichen. Seien Sie also geduldig und gütig.

TOOL 21

Übung Klienten

Wie man Achtsamkeit induziert

Instruktionen

Es gibt zwei Möglichkeiten, Achtsamkeit zu induzieren: Man kann Klienten mit Hilfe von Vorstellungsbildern geleiten oder die Achtsamkeit anhand von Körperempfindungen erforschen.

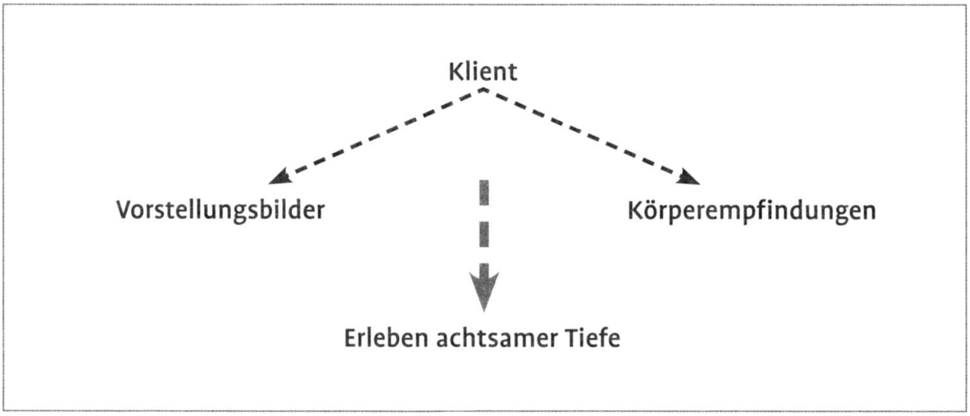

Vorstellung

Sprechen Sie mit beruhigender Stimme, und beschreiben Sie eine friedliche Szene, die dem Klienten gefällt. Fragen Sie ihn, was er bevorzugt: das Meer, einen Wald usw.

Skript

»Stellen Sie sich vor, Sie befinden sich auf einem friedlichen Spaziergang [durch den Wald, an einem Strand am Meer usw.]. Sie verlangsamen Ihr Tempo und nehmen die Umgebung in sich auf. Sie sind Ihrer Schritte gewahr und von der angenehmen Atmosphäre und dem Frieden der Natur, die Sie umgibt, erfüllt. Während Sie gehen, tauchen Sie tiefer in einen ruhigen Ort ein. Ihr Geist verlangsamt seine Aktivität, Ihre Gedanken werden langsamer, und Sie lösen sich von Ihrer üblichen Geschäftigkeit.«

Benutzen Sie Wörter/Formulierungen wie

- »Sehen Sie sich, wie Sie langsam und achtsam gehen ...«
- »Schauen Sie um sich, und nehmen Sie die friedliche Umgebung in sich auf ...«
- »Stellen Sie sich vor, Sie befinden sich in dieser Umgebung, die Sie besonders lieben ...«
- »Nehmen Sie jetzt die Schönheit und Ruhe dieses Ortes in sich auf ...«

Körperempfindungen

Geleiten Sie den Klienten mit beruhigender Stimme in seine körperlichen Empfindungen.

Skript

»Achten Sie nun auf Ihre Körperempfindungen. Spüren Sie sich auf dem Stuhl, auf dem Sie sitzen, und nehmen Sie wahr, wie Ihr Körper und sein Gewicht zum Stuhl in Kontakt treten. Lassen Sie Ihre Atmung langsamer werden. Versuchen Sie, die Aufmerksamkeit in Ihren Körper zu lenken, und seien Sie jetzt bei den Empfindungen. Lassen Sie jede Geschäftigkeit und Negativität schmelzen. Lassen Sie die Ausweitungen schmelzen, die Gedanken schmelzen, und fokussieren Sie auf die Körperempfindungen, die Sie im Moment als angenehm empfinden. Verlangsamen Sie Ihre Atmung, und spüren Sie in Ihren Körper hinein.«

Benutzen Sie Wörter/Formulierungen wie

- »Lassen Sie Ihren Körper fühlen ...«
- »Bleiben Sie bei den Empfindungen des Behagens, der Ruhe ...«
- »Verlangsamen Sie alle Aktivitäten, und fühlen Sie jetzt in Ihren Körper hinein ...«
- »Achten Sie darauf, wie Sie in diesem Augenblick ruhig atmen können ...«
- »Spüren Sie in Ihren Körper hinein ...«

Achtsamkeit induzieren zu können hängt ab von

- Klang und Charakter Ihrer Stimme: Sie sollte ruhig und gleichförmig wirken;
- Ihrem Tempo: langsam und geduldig;
- Ihrer Beschreibung: Sie sollte knapp und präzise sein;
- Ihrer Flexibilität: Stimmen Sie sich auf die speziellen Präferenzen des Klienten ein – lösen Sie sich von unpassenden Skripts;
- Ihrer Kreativität: Fügen Sie kleine Nuancen hinzu;
- Ihrem inneren Zustand: Seien Sie selbst achtsam!

TOOL 22

Übung Klienten

Entwickeln der Selbstbezeugung – den Augenblick erfassen

Zweck der Übung

Eine wichtige Fähigkeit für jede somatische Übung ist, selbst bezeugen (wahrnehmen) zu können, was im Augenblick und im eigenen Körper geschieht. Sie sind in der Lage, Ihre Gefühle, Gedanken, Empfindungen, Bewegungen und Verhaltensreaktionen auf andere Menschen und auf Situationen zu bezeugen. Die hier beschriebene Übung soll Ihnen helfen, die Fähigkeit zur Selbstregulation zu erlernen. Einen inneren Zeugen zu entwickeln ist sehr wichtig, wenn Sie etwas von Ihrem Körper lernen wollen. Versuchen Sie im Tagesverlauf immer wieder, den gegenwärtigen Augenblick auf diese Weise zu erfassen. Schauen Sie, was passiert, wenn Sie sich darin üben, Ihr eigenes Leben zu bezeugen.

Instruktionen

Üben Sie sich darin, den Augenblick zu erfassen, indem Sie Pausen entstehen lassen, bevor Sie etwas tun.

Schritte zur Umsetzung dieser Übung

1. Unterbrechen: Stoppen Sie alles, was Sie im Moment tun, indem Sie die Pausentaste drükken.
2. Registrieren: Was erleben Sie in diesem Moment?
3. Tracking: Wie spüren Sie in diesem Augenblick Ihren Körper?
4. Verweilen: Verändern Sie nichts, sondern bleiben Sie präsent.
5. Fahren Sie fort mit dem, was Sie vor dem Innehalten getan haben, und stellen Sie fest, ob Sie sich nun anders erleben.

Fragen, die zu stellen Ihnen nützlich sein könnte

- Wo befindet sich meine Aufmerksamkeit in diesem Augenblick?
- Wie erlebe ich meinen Körper jetzt?
- Was befindet sich momentan in meinem Gewahrsein?

Diese Übung sollte viele Male wiederholt werden. Versuchen Sie, dies in Ihrem Tagesablauf zu ermöglichen.

TOOL 23

Arbeitsblatt Klienten

Freundlicher Umgang mit dem eigenen Körper

Zweck der Übung

Die Übung dient der Entwicklung einer freundlichen Grundhaltung dem eigenen Körper gegenüber. Führen Sie die beschriebenen Schritte aus. Sie können jeden von diesen jederzeit wiederholen. Freundlichkeit dem eigenen Körper gegenüber zu entwickeln ist ein Prozeß. Seien Sie geduldig mit sich selbst.

Instruktionen

Teil 1: Vor der Übung

Vergegenwärtigen Sie sich jetzt Ihren Körper. Was fällt Ihnen auf? Was fühlen Sie diesbezüglich? Wenn ich Sie fragen würde: »Wie freundlich sind Sie Ihrem Körper gegenüber?«, was würden Sie dann antworten? Wie würden Sie Ihren Körper in drei Wörtern oder Ausdrücken beschreiben:

Mein Körper ist:

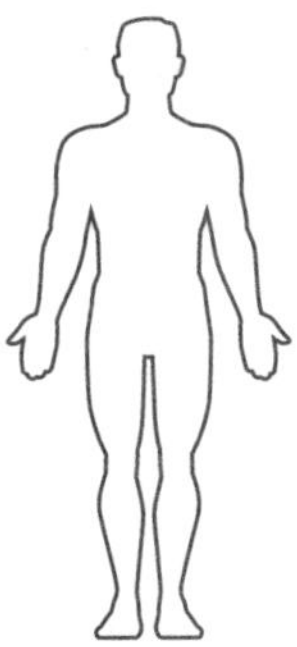

1. ____________________

2. ____________________

3. ____________________

- Legen Sie sich bequem auf eine Fläche, auf der Sie sich unterstützt fühlen.
- Entspannen Sie Ihren Körper, so gut Sie können.
- Spüren Sie die Schwere des Körpers, und vertrauen Sie sich der Unterstützung, die Sie spüren, an.
- Atmen Sie dreimal langsam und lange aus, und lassen Sie Ihr Gewahrsein in Ihren Körper und in den gegenwärtigen Augenblick einsinken.
- Lassen Sie nun alles los, und spüren und fühlen Sie nur Ihren Körper.
- Beginnen Sie mit der Körperrückseite: Lassen Sie den Rücken weich werden, als würden Sie in den Boden hinein schmelzen.
- Fahren Sie mit der Vorderseite des Körpers fort, und lösen Sie auch dort jede Anspannung auf.

- Atmen Sie erneut dreimal sanft und anhaltend aus, und stellen Sie fest, was schon leichter geworden ist.
- Bewegen Sie sich mit Ihrer Aufmerksamkeit nun durch Ihren Körper. Stellen Sie fest, welcher Bereich des Körpers Ihre Aufmerksamkeit am dringendsten braucht. Das kann ein Bereich sein, der angespannt ist, etwas, das Ihre Aufmerksamkeit auf sich zieht, ein Bereich in Ihrem Körper, mit dem Sie Schwierigkeiten haben, oder ein Bereich, der sich ganz einfach »nicht gut anfühlt«. Lassen Sie Ihre AUFMERKSAMKEIT, nicht Ihr Denken, den richtigen Ort finden.
- Verweilen Sie in den Bereichen, die Ihre Aufmerksamkeit auf sich ziehen, und gehen Sie zu sanftem Atmen über – als würden Sie ein geliebtes Tier oder eine Person, die Sie lieben, berühren. Fühlen Sie in diesen Bereich Ihres Körpers mit einem leichten, sanften Atem.
- Verweilen Sie mit Ihrer Aufmerksamkeit dort, bis Sie eine Veränderung bemerken. Das kann irgendeine Art von Öffnung sein, eine Veränderung wie die Auflösung einer Anspannung.
- Lösen Sie sich nach einer Weile wieder vom Fokussieren auf das sanfte Atmen, und stellen Sie fest, was da ist.
- JETZT! Senden Sie eine freundliche Botschaft in diesen Körperbereich. Beispielsweise: »Ich heiße dich willkommen. Und ich liebe/umarme dich. Danke.« Ihre Botschaft sollte kurz und freundlich sein.
- Stellen Sie erneut fest, was sich in diesem Moment verändert.
- Sie können Ihrer Aufmerksamkeit nun gestatten, sich einem anderen Bereich Ihres Körpers zuzuwenden. Sie können die soeben beschriebenen Schritte aber auch bezogen auf den gleichen Körperbereich noch einmal wiederholen, falls Sie weiterhin interessiert, was dort geschieht.
- Seien Sie offen und neugierig, und lassen Sie Veränderung zu.

Teil 2: Nach der Übung

Setzen Sie sich nun aufrecht hin, oder berichten Sie im Liegen, was Sie fühlen und spüren. Wenn ich Ihren Körper jetzt fragen würde, wie freundlich Sie ihm gegenüber sind, was würde er dann antworten? Beschreiben Sie Ihren Körper in drei Wörtern oder Ausdrücken.

Reflexion über die Veränderung

Mein Körper zeigt sich freundlich,

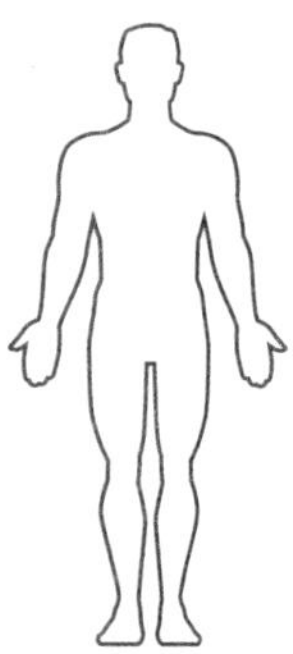

1. ____________________

2. ____________________

3. ____________________

Nehmen Sie sich ein wenig Zeit, um darüber zu reflektieren, was Sie nach diesem Erlebnis verändern können. Versuchen Sie es mit einer kleinen Veränderung, die Sie während dieser Woche aufrechterhalten können.

Ich will meinen Körper ______________________________ behandeln.

Ich will ______________________________ verändern.

Ich verpflichte mich meinem Körper gegenüber in dieser Woche, ______________________________

______________________________ .

Heben Sie die Erinnerungsnotiz für diese Woche besonders hervor: ______________________________

____

Ich werde mich meinem Körper gegenüber freundlich verhalten, indem ich ______________ .

____

TOOL 24

Übung Klienten

Entspannende Ruhe

Zweck der Übung

Diese Übung fördert die Öffnung Ihres Körpers für eine tiefe Entspannung, indem Sie »nicht irgend etwas tun«. Völlig im eigenen Körper zu ruhen ist nicht besonders leicht. Gewöhnlich meinen wir, wir müßten »etwas tun« und »produktiv sein«, und wir lernen nicht, unserem Körper zu vertrauen. Der Körper braucht Raum und Zeit, um mit uns zu »reden«. Wenn wir lernen wollen, uns wirklich zu entspannen und auszuruhen, müssen wir uns in unseren Körper einstimmen, statt auf der Ebene des Denkens zu bleiben.

Instruktionen

- Legen Sie sich auf den Rücken. Wählen Sie eine bequeme, Sie unterstützende Fläche aus.
- Beugen Sie leicht die Knie, so daß Ihre Füße flach auf dem Boden stehen.
- Lassen Sie Ihren Körper völlig in den Boden einsinken und sich so ausruhen. Zur besseren Abstützung Ihrer Beine können Sie ein Kissen unter die Knie legen. Das gleiche gilt auch für den restlichen Körper: Wenn Sie irgendwo Unterstützung brauchen, können Sie Kissen benutzen.
- Lassen Sie Ihre Arme entweder an den Körperseiten auf dem Boden ruhen, oder führen Sie sie auf dem Unterbauch zusammen.
- Treten Sie zu Ihrem Atem in Kontakt, und verlangsamen Sie das Ausatmen.
- Lassen Sie den Körper in den Boden schmelzen. Achten Sie auf eventuelle Anspannungen, und versuchen Sie, diese aufzulösen, indem Sie den Atem dorthin lenken, wo Sie arbeiten.
- Lassen Sie zu, daß Gewicht und Anspannungen sich auflösen.
- Versuchen Sie, die problematischen Bereiche Ihres Körpers zu entspannen, beispielsweise den Kiefer, die Schultern, den Bauch, die Brust und die Beine.
- Lassen Sie das »Schmelzen« zu, und beobachten Sie, wie die Ruhe ihre Wirkung entfaltet.
- Stellen Sie sich ein »faules« Tier vor, beispielsweise einen Löwen oder einen Hund, der sich entspannt, und sehen Sie sich ebenso schmelzen wie dieses Tier.
- Lösen Sie sich von allen Sorgen und allen Gedanken. Wenn Sie merken, daß Sie wieder zu denken beginnen, dann kehren Sie zum Atem zurück.
- Untersuchen Sie das »Tun«, das sich regt. Reagieren Sie, wenn Sie es bemerken, indem Sie den Körper erneut schmelzen lassen.
- Lassen Sie Wachsamkeit zu, während Sie sich entspannen. Sollten Sie schläfrig werden, können Sie dies registrieren und anschließend erneut auf die Rückseite Ihres Körpers fokussieren und den Körper in den Boden hinein schmelzen lassen.
- Achten Sie darauf, wie Ihr Körper losläßt und sich auf natürliche Weise ausrichtet. Lassen Sie einfach zu, daß Sie ohne jedes Ziel hier in Ihrem Körper sind.

TOOL 25

Übung Klienten

Body-Scan in Bewegung

Zweck der Übung

Der Body-Scan in Bewegung ist ein wichtiges Werkzeug, das Sie viele Male benutzen können. Die Übung verhilft Ihnen zu einer wundervollen Möglichkeit, Ihr somatisches Befinden zu erkunden und sich in Achtsamkeit hinsichtlich des eigenen Körpers zu üben. Sie bewegen sich in dieser Übung sehr langsam, indem sie »Mikrobewegungen« ausführen, die äußerlich kaum erkennbar sind. Es geht darum, Empfindungen hervorzurufen, indem Sie verschiedene Teile des Körpers sehr leicht bewegen.

Sie können diese Übung entweder im Sitzen oder im Stehen ausführen. Beginnen Sie mit dem Kopf, und bewegen Sie sich von dort am Körper entlang abwärts, bis Sie bei den Zehen angelangt sind. Ihre Bewegungen sollten grundsätzlich langsam und sanft sein und wiegenden Charakter haben. Achten Sie während der Übung auf die Vorgänge in Ihrem Körper. Wenn Sie dem Geschehen in Ihrem Inneren eine Temperatur zuordnen sollten, welche würden Sie dann wählen?

Instruktionen

- Stellen Sie sich vor, Sie sind ein sanft schaukelnder Baum oder Seetang, der sich unter Wasser bewegt.
- Setzen Sie nun Ihren Kopf vorsichtig auf den Halswirbeln in Bewegung. Lassen Sie ihn sich von Seite zu Seite wiegen.
- Lassen Sie den Atem in die Bereiche vordringen, an denen Sie arbeiten. Gehen Sie dabei sehr bedächtig vor.
- Reisen Sie nun zum Hals. In diesem Bereich lassen sich die Bewegungen von Seite zu Seite leicht verfolgen. Führen Sie kleine Bewegungen aufwärts und abwärts aus.
- Lassen Sie völlige Entspannung zu.
- Verfolgen Sie, wie sich Ihre Atmung verändert, während Sie sich so bewegen.
- Verlagern Sie Ihr Gewahrsein auf die Schultern und den Brustkorb. Initiieren Sie kleine Bewegungen in Brusthöhe.
- Verfolgen Sie Ihr Ausatmen und wie sich Ihre Schultern dabei senken.
- Verweilen Sie ein wenig bei der Ausdehnung und der aufkommenden Entspannung.
- Wechseln Sie nun zuerst zum Bauch und dann zur Rückseite der Wirbelsäule.
- Reisen Sie entlang der Wirbelsäule auf- und abwärts. Jeder Wirbel läßt sich ganz leicht bewegen, indem man im Rücken eine minimale Bewegung initiiert. Experimentieren Sie, um herauszufinden, was für Sie seinen Zweck erfüllt. Möglicherweise müssen Sie erkunden, wie klein oder groß die Bewegung sein muß, damit sie sich für Sie gut anfühlt.

- Beenden Sie Ihre Bemühungen an diesem Punkt, entspannen Sie sich in Ihren Körper hinein, und arbeiten Sie an dem, was da ist.
- Lassen Sie Ihr Gewahrsein in den Bereich des Beckens und der Beine wechseln. Verfolgen Sie, wohin die Bewegungen streben. Und lassen Sie die Atmung langsam werden.
- Beziehen Sie alle anderen Körperteile ein: Füße, Hände und Arme. Möglicherweise werden Sie das Gefühl haben, daß sich Ihr ganzer Körper bewegt.
- Fahren Sie mit den Bewegungen noch eine Weile fort. Und lassen Sie das sanfte Wiegen einfach zu.
- Wo und wie nehmen Sie die Empfindungen wahr?
- Atmen Sie, entspannen Sie sich, und lösen Sie sich von allem Bemühen. Falls Sie eine Anspannung bemerken, sollten Sie versuchen, sie loszulassen.
- Lassen Sie die Bewegung nach einigen Minuten enden, und verfolgen Sie, was in Ihrem Körper geschieht.
- Fühlen Sie sich besser in Kontakt, lebendiger? Können Sie bestimmte Muster in Ihren Empfindungen erkennen? Lassen Sie einfach alles zu, was Sie empfinden.
- Bleiben Sie bei dem, was Sie erleben, ohne zu urteilen. Sie sitzen da und nehmen wahr, was ist.
- Hören Sie Ihrem Körper mit offenem Herzen zu.

Reflexion

Vor dem Body-Scan in Bewegung empfinde ich meinen Körper wie: ______________________

____

Nach dem Body-Scan in Bewegung empfinde ich meinen Körper wie: ____________________

____

TOOL 26

Übung Klienten

Meditation im Gehen

Zweck der Übung

Eine Meditation im Gehen ist eine angenehme Abwechslung von der Meditation im Sitzen. Sie ermöglicht, den Körper einmal auf eine etwas andere Weise in Bewegung zu erleben und sich gleichzeitig in Achtsamkeit zu üben. Dies kann man im Alltag praktizieren, beispielsweise auf dem Weg zum Auto oder wenn man ein anderes Ziel anstrebt. Im Rahmen therapeutischer Arbeit können Sie die Gehmeditation in Ihrer Praxis nutzen, um starke Emotionen zu regulieren, starke Erregungszustände eines Klienten zu erden und ihm zu helfen, sein Körpergewahrsein zu stärken.

Instruktionen

Zu gehen zentriert den Geist durch die bloße Aktivität des Gehens. Die Augen sind dabei abwärts gerichtet und fokussieren auf nichts. Sie suchen weder, noch sind sie auf die Umgebung fixiert – es handelt sich um einen sehr sanften Fokus. Die Füße vollführen langsam und achtsam Schritt für Schritt. Nehmen Sie sich für diese Art zu gehen 10 bis 15 Minuten Zeit. Stellen Sie eine Stoppuhr entsprechend ein, damit Sie nicht durch ständiges Kontrollieren einer Uhr abgelenkt werden.

- Beginnen Sie im Stehen.
- Achten Sie auf Ihren Rücken – er sollte aufgerichtet sein, aber entspannt bleiben.
- Spüren Sie Ihre Füße auf dem Boden, mit der Erde verbunden. Atmen Sie zunächst tief ein, und zentrieren Sie sich.
- Sie gehen, aber es geht nicht darum, »irgendwo anzukommen«. Ist der Raum, in dem Sie sich befinden, sehr klein, können Sie hin und her gehen. Passen Sie Ihren Schritt den Gegebenheiten an.
- Richten Sie den Blick vor sich auf den Boden, und schauen Sie sanft und offen. Sorgen Sie dafür, daß Ihre Haltung aufrecht und erhaben bleibt, obwohl Ihr Blick abwärts gerichtet ist.
- Führen Sie einen Schritt nach dem anderen aus, und machen Sie sich bewußt, wie Sie Ihren Fuß jeweils aufsetzen.
- Jeder Schritt, jede Berührung der Erde mit einem Fuß, ist Ausdruck Ihrer Achtsamkeitsübung.
- Atmen Sie normal fließend. Sie können den Atem mit Ihrem Schritt synchronisieren; aber am besten lassen Sie den Atem frei fließen.
- Achten Sie auf Ihre Gedanken, und lassen Sie sie, wenn sie auftauchen, vorüberziehen; Sie können sie leichtherzig bezeichnen, etwa so: »Hallo Gedanke!« oder »Hallo, mein Freund«. Richten Sie Ihr Gewahrsein danach wieder auf ihren Atem und auf Ihr Gehen.

- Vollführen Sie langsame, bewußte Gehbewegungen. Und sorgen Sie dafür, daß Ihre Aufmerksamkeit voll und ganz auf Ihren Körper gerichtet ist. Wenn Sie dies nicht beachten, gehen Sie möglicherweise zu schnell oder zu langsam.
- Entwickeln Sie einen Rhythmus, etwa: den Fuß anheben, einen Schritt vorwärts tun, das Gewicht verlagern. Wiederholen Sie diese Folge: anheben, gehen, das Gewicht verlagern.
- Bleiben Sie Ihrem Körper in Bewegung nahe – entledigen Sie sich Ihrer Gedanken, und bleiben Sie bei Ihrem gehenden Körper.
- Nach der vorher festgelegten Zeitspanne bleiben Sie einen Moment stehen. Schließen Sie dann die Augen, und vergegenwärtigen Sie sich Ihren Körper.

Reflexion

Vor der Gehmeditation ist mir in meinem Körper aufgefallen, ______________________

____

Nach der Gehmeditation ist mir in meinem Körper aufgefallen, ______________________

____

TOOL 27

Übung Klienten

Eine Verbindung zur Erde herstellen

Zweck der Übung

Diese Übung habe ich nach der Arbeit mit einer Klientin entwickelt, die sagte, sie sei innerlich gefesselt und fühle sich gefangen. Sie konnte niemandem vertrauen und sich niemandem öffnen. Sie war gern in der Natur, liebte die Erde, aber fühlte sich nicht in der Lage, anderen Menschen zu vertrauen. Wenn es jemandem schwerfällt, anderen Menschen zu vertrauen, kann das Vertrauen des Betreffenden zur Natur von Nutzen sein. Die hier beschriebene Meditation soll Sie daran erinnern, der Erde zu vertrauen, und stellt Ihre Verbindung zu Ihrer eigenen angeborenen Güte wieder her.

Instruktionen

- Sie liegen auf dem Boden. (Man kann diese Übung auch im zurückgelehnten Zustand im Sitzen ausführen.)
- Spüren Sie den Boden unter Ihrem Körper.
- Vergegenwärtigen Sie sich, wie der Boden Sie hält. Denken Sie: »Die Erde ist immer für mich da«, oder stellen Sie sich eine andere Ihnen genehme positive Äußerung vor.
- Die Schwere, die Sie spüren, ist die Schwerkraft, die Sie zur Erde zieht und Sie auf der Erde festhält.
- Konzentrieren Sie Ihre Wahrnehmung auf den rückwärtigen Teil Ihrer Lunge.
- Lassen Sie zu, daß Ihr Atem in den rückwärtigen Teil Ihrer Lunge fließt.
- Stellen Sie sich vor, die Erde begegnet Ihnen hier.
- Lassen Sie die Erde mit Ihnen zusammen atmen. Stellen Sie sich die Erde wie eine gigantische Lunge vor, die in Ihre Lunge hineinatmet und Sie verjüngt.
- Die Erde ist gütig, sanft und nimmt sich Zeit, um mit Ihnen und in Sie hinein zu atmen.
- Lassen Sie den Austausch zwischen Ihnen und der Erde zu – lassen Sie Ihre Atmung mit dem Atem der Erde interagieren.
- Achten Sie darauf, daß Sie langsamer werden, daß Ihr Atmen sich ausdehnt und Ihr Bauch weicher wird.
- Achten Sie darauf, daß Ihr Geist langsamer wird und Ihr Wohlgefühl zurückkehrt.
- Verfolgen Sie, was Sie erleben.

Reflexion

Ich vertraue darauf, daß die Erde ______________________________.

Ich vertraue darauf, daß mein Körper ______________________________.

10
Körperwahrnehmung und Körperlesen

Körperwahrnehmung ist für die somatische Praxis generell sehr wichtig. Um am Körper arbeiten und aus unserem Erleben lernen zu können, müssen wir ein fundamentales Gewahrsein entwickeln – einen Ausgangs- und Rückkehrpunkt –, mit dessen Hilfe wir verfolgen können, was sich verändert hat. Dies ist die Grundlage praxisbasierter Evidenz.

Weil unsere Erlebnisse sehr individuell und persönlich sind, müssen wir einen Ausgangspunkt festlegen, von dem ausgehend wir messen können, was wir erleben. Andernfalls vergessen wir unser gegenwärtiges erlebensbasiertes Verständnis oder verunreinigen wir unser gegenwärtiges erlebensbasiertes Verständnis durch frühere Erlebnisse. Wie können wir unsere Aufmerksamkeit frisch und fesselnd halten? Wie schaffen wir das? Wo beginnen wir? Wonach halten wir Ausschau?

Die Selbstkenntnis des Körpers ist angeboren. Vor Beginn der Übung müssen wir zunächst erkennen, daß der Körper schon seiner selbst gewahr ist. Weil wir ständig mit Sorgen, Ideen, Ängsten und allem möglichen anderen beschäftigt sind, verringern wir unsere Empfänglichkeit für die Selbstwahrnehmung durch einen Wust von Gedanken.

Es folgen wichtige Tipps für die Arbeit an der Entwicklung der Körperwahrnehmung

- Werden Sie sich darüber klar, wo Sie »jetzt« sind – dies ist Ihr Ausgangspunkt. Wenn Sie wollen, können Sie sich diesen notieren.
- Achten Sie auf Grobes ebenso wie auf Subtiles. Beispielsweise könnten Sie registrieren: »Heute bin ich müde«, was der Ebene des »Groben« zuzurechnen ist; Sie können aber auch registrieren: »Meine Augen sind schwer und von der Welt abgewandt«, was eher der Ebene des Subtilen entspricht.
- Bleiben Sie präsent, und achten Sie auf Ablenkungen. Registrieren Sie, wenn Ihre Aufmerksamkeit abnimmt und was es bewirkt. Sind Sie dann gelangweilt? Oder haben Sie Angst? Oder sind Sie etwas zu nahe gekommen, das Ihnen unangenehm ist?
- Nachdem Sie sich mit Körperwahrnehmung und Körperlesen befaßt haben, können Sie eine neue Grundlinie festlegen. Prüfen Sie, was anders ist, was sich verändert hat, und stellen Sie erneut fest, was auf der groben und der subtilen Ebene geschehen ist. Kennzeichnen Sie diese Veränderungen, so gering sie auch sein mögen. Durch kleine, allmählich zunehmende Veränderungen entstehen letztlich große Veränderungen. Bleiben Sie auf die subtile Ebene der Körperwahrnehmung eingestimmt.

TOOL 28

Übung Klienten

Umfassende Wahrnehmung des Körpers

Zweck der Übung

Körpergewahrsein ist die Grundlage für die Praxis jedes Therapeuten. Um am Körper zu arbeiten und aus unseren Erlebnissen zu lernen, müssen wir ein grundlegendes Gewahrsein entwickeln – einen Ausgangs- und Rückkehrpunkt –, denn nur so können wir feststellen, was sich verändert hat. Dies ist die Grundlage praxisbasierter Evidenz.

Wir üben uns zunächst in der umfassenden Wahrnehmung unseres Körpers. Wir tun »nichts« und sind uns mit Hilfe unserer Sinne dessen bewußt, wie der Körper in diesem und im nächsten Augenblick ist. Der Trick ist, wach zu bleiben und nicht einzuschlafen. Falls Ihnen dieses Konzept neu ist, können Sie es zunächst mit drei Minuten fokussiertem Gewahrsein versuchen und sich dann allmählich bis zu fünfzehn Minuten vorarbeiten. Es ist wichtig, nicht wegzudämmern, sich nicht ablenken zu lassen und sich nicht wieder im Gedankengewirr zu verstricken.

Indem Sie diese Übung umfassenden Körpergewahrseins immer wieder ausführen und sich dabei an den im folgenden beschriebenen Instruktionen orientieren, stärken Sie Ihren »Gewahrseinsmuskel«. Dies schafft eine Grundlage für jede andere somatische Körperübung, von der Sie starten und zu der Sie zurückkehren können.

Instruktionen

Diese Instruktionen werden Ihnen helfen, Ihr Gewahrsein darin zu schulen, die Vorgänge in Ihrem Körper zu verfolgen und Ihrem Körper zu vertrauen.

- Stellen Sie eine Stoppuhr zunächst auf drei bis fünf Minuten, und vergrößern Sie die Zeitspanne allmählich, bis Sie die Übung schließlich fünfzehn Minuten lang ausführen können. Sie mag Ihnen als sehr unaufwendig und mit wenig Anspannung verbunden erscheinen, aber sie erfordert Konzentration und Training. Mit ihrer Hilfe werden Sie lernen, Ihre Fähigkeit, aufmerksam zu sein, zu verbessern.
- Machen Sie es sich bequem. Am besten legen Sie sich und stützen den Körper mit Kissen ab, so daß Sie völlig entspannt liegen können. Es ist wichtig, daß Sie keinerlei Unbehagen verspüren. Nehmen Sie sich einen Augenblick Zeit, um sich in eine entsprechende Position zu versetzen.
- Sorgen Sie dafür, daß Sie wach genug sind, um entspannt sein zu können, ohne einzuschlafen. Wenn Sie merken, daß Sie müde sind, sollten Sie die Übung besser auf drei bis fünf

Minuten beschränken und dies mit Hilfe einer Stoppuhr sicherstellen, damit Sie möglichst viel von Ihrer Übung haben. Schließlich soll die Übung Ihnen nicht helfen, effizienter einzuschlafen!

- Sagen Sie sich: »Ich werde nichts tun, nur beobachten, was in meinem Körper vor sich geht.«
- Schließen Sie die Augen, und atmen Sie ein paarmal aus.
- Lassen Sie die Aufmerksamkeit durch den Körper schweifen. Gehen Sie dabei nicht systematisch vor – fokussieren Sie die Aufmerksamkeit beispielsweise nicht nacheinander vom Kopf abwärts bis zu den Zehen. Hier geht es um eine Gewahrseinsübung, die Ihnen ermöglichen soll, ohne jede Vorgabe zu beobachten, was in Ihrem Körper geschieht, und die darin zum Ausdruck kommenden Muster intelligenten Verhaltens zu erkennen. Wenn Sie Ihre Aufmerksamkeit bewußt auf bestimmte Ziele richten, wird aus der Übung etwas völlig anderes. Hier geht es darum, »nichts zu tun« und zu lernen zu beobachten, was der Körper ohnehin tut. Beobachten und lernen Sie!
- Achten Sie darauf, welche Teile Ihres Körpers reagieren. Beispielsweise könnte Ihnen auffallen, daß sich eine Schulter entspannt oder daß Ihr Bauch sehr verkrampft war; oder Ihnen wird die Charakteristik Ihrer Atmung bewußt.
- Lassen Sie Ihre Aufmerksamkeit schweifen – dabei brauchen Sie sich nicht an einem System zu orientieren. Werden Sie immer stiller, damit Sie Ihren Körper besser von innen beobachten können.
- Sobald das Signal der Stoppuhr ertönt, dehnen Sie Ihren Körper und setzen sich aufrecht hin. Lassen Sie nicht zu, daß Sie einschlummern. Und stellen Sie fest, wie Sie sich in Ihrem Körper fühlen.
- Lassen Sie sich ein wenig Zeit, um über das Erlebte zu reflektieren und sich eventuell Notizen zu machen. Fällt Ihnen auf, daß Ihr Körper sensibler geworden ist?

Wie Sie diese Übung in einer Therapie nutzen können

Geleiten Sie Ihren Klienten durch die beschriebenen Schritte. Sehen Sie zunächst eine oder zwei Minuten für eine Nachbesprechung vor. Sofern Klienten berichten, es sei ihnen nicht möglich, in ihrem Körper zu bleiben, oder falls sie abgelenkt werden, können Sie die Betroffenen sanft in den Zustand des Gewahrseins zurückgeleiten. Diese Übung eignet sich sehr gut dafür, sie zu Beginn jeder Sitzung zu wiederholen. Dies wird Ihre Klienten beruhigen und ihnen helfen zu lernen, ihren Körper zu lesen. Benutzen Sie die Übung als Ausgangspunkt für die Erforschung von Themen und Orten, mit denen sie nicht weiterkommen oder an denen sie sich fürchten weiterzugehen.

TOOL 29

Arbeitsblatt Klienten

Vokabular des Körpergewahrseins

Instruktionen

Markieren Sie die Wörter, die Ihren Körperempfindungen entsprechen, oder fügen Sie eigene Wörter hinzu, die Ihr gegenwärtiges Erleben erfassen.

pulsierend	in Bewegung	Druck	stechend
ruhig	still	wach	gähnend
brennend	strömend	wogend	schwach
stark	Kontraktion	fließend	angespannt
(sich) drehend	rotierend	ruhelos	gereizt
vibrierend	zitternd	bebend	Schmerz
flüssig	schläfrig	ziehend	heiß
kalt	taub	kribbelnd	entspannt
erschöpft	behaglich	bebend	leicht atmend
kräftig atmend	gehalten	würgend	gestoßen
eingepackt	leicht	schwer	direkt (gerade)
gekrümmt	locker	quirlig	elektrisiert
aufgewühlt	lebhaft	rasend	glückselig

Fügen Sie eigene Beschreibungen in Form eines Satzes oder eines Bildes hinzu:

TOOL 30

Arbeitsblatt Klienten

Benennen Sie, was Sie im gegenwärtigen Augenblick im eigenen Körper erleben

Zweck der Übung

Dieses Arbeitsblatt soll Ihnen helfen, Ihr Körpergewahrsein zu entwickeln. Die Übung kann bei der Arbeit in Therapiesitzungen und als Hausaufgabe genutzt werden.

Instruktionen

Lesen Sie die folgenden Aussagen, und fügen Sie die fehlenden Passagen ein.

Im Moment fühle ich (mich) ______________________ *(Emotion)*, **und ich spüre in meinem Körper** ______________________, ______________________, ______________________ *(mindestens drei Empfindungen)*.

Ich wundere mich, warum mein Körper ______________________ *(benennen Sie eine Empfindung)*.

Ich trete in Kontakt zu ______________________ **in meinem Körper** *(benennen Sie einen merkwürdigen Aspekt; etwas, das Sie als angenehm empfinden)*, **und ich stelle fest, daß mein Körper mir** ______________________ *(beschreiben Sie ein kleines Detail)* **zeigt.**

Außerdem fällt mir an meinem Atem auf, daß ______________________ *(beschreiben Sie, was den Atem charakterisiert und wo hinein Sie atmen)*.

Während ich meinen ganzen Körper spüre, fühle ich ______________________ *(Was fällt Ihnen auf, während Sie Ihren Körper fühlen und spüren?)*.

Ich kann sagen, daß ich jetzt ______________________ *(Beschreibung des Erlebens im gegenwärtigen Augenblick)*.

TOOL 31

Arbeitsblatt Klienten

Identifizieren von Themen, die sich auf den Körper beziehen

Zweck der Übung

Wenn Ihr Körper reden könnte, was würde er dann sagen?
Diese Übung geleitet Sie systematisch durch verschiedene Körperbereiche und zeigt Ihnen die Antworten, die Sie dort bekommen. Sie hilft Ihnen, Probleme zu identifizieren, um deren Existenz Sie bereits wissen, und macht Sie außerdem auf Themen im Verborgenen aufmerksam. Indem Sie sich achtsam in Ihren Körper einstimmen, können Sie die Antworten und Einsichten, die Sie auf diese Weise erhalten, vertiefen.

Instruktionen

Gehen Sie die Fragen jeweils zunächst in Ihrem gewohnten mentalen Zustand durch, und versetzen Sie sich dann in einen Zustand der Achtsamkeit: Verlangsamen Sie Ihre Aktivitäten, schließen Sie die Augen, und stellen Sie sich die Fragen noch einmal. Dabei kann Ihnen ein Ausdruck, ein Bild oder ein Wort in den Sinn kommen.

Körperbereich	*Wenn Ihr Körper reden könnte, was würde er dann sagen?* *Gewöhnlicher mentaler Zustand: Was ich jetzt weiß*	*Wenn Ihr Körper reden könnte, was würde er dann sagen?* *Zustand der Achtsamkeit: Was ich von innen betrachtet weiß*
Vorderseite des Körpers		
Rückseite des Körpers		
Kopf		
Hals		
Schultern – Rückseite der Schultern		
Schultern – Oberseite, Gelenke		
Vorderseite des Brustkorbs		
Herzbereich oder Zentrum		
Mittelrücken		
Unterrücken		
Solarplexus		
Bauch		
Unterbauch		
Becken		
Oberschenkel		
Unterschenkel		
Knie		
Fußknöchel		

Körperbereich	*Wenn Ihr Körper reden könnte, was würde er dann sagen?* *Gewöhnlicher mentaler Zustand: Was ich jetzt weiß*	*Wenn Ihr Körper reden könnte, was würde er dann sagen?* *Zustand der Achtsamkeit: Was ich von innen betrachtet weiß*
Füße		
Fußsohlen		
Oberarme		
Ellbogen		
Unterarme		
Handgelenke		
Hände		
Handinnenflächen		
Finger		
Vorderseite des Halses		
Gesicht als Ganzes		
Mund		
Augenumgebung		
Ohren		
Vorderseite des Schädels		
Rückseite des Schädels		
Oberkopf		

Arbeitsblatt Klienten

TOOL 32

Somatische Auswirkungen von Überzeugungen, die uns selbst betreffen

Zweck der Übung

Wir haben verschiedene »Körper«. Dazu zählen der Skelettkörper, der muskuläre Körper, der Faszienkörper sowie unser emotionaler, unser denkender und unser spiritueller Körper. Wie wir uns bewegen, wie wir in bestimmten Haltungen verharren, wie wir unsere Muskeln und unser Gesicht benutzen – all dies spiegelt unsere emotionale und kognitive Existenz. Es besteht eine Verbindung zwischen unserem Fühlen und Denken und unserem Sein; dies alles gelangt in unseren verschiedenen Körpern zum Ausdruck. Das folgende Diagramm soll Ihnen helfen, diese Überzeugungen zu identifizieren und zu erkennen, wie sie sich im Körper manifestieren.

Instruktionen

Benutzen Sie die Darstellung des Körpers, um die verschiedenen Körperbereiche und die mit ihnen verbundenen Überzeugungen zu erfassen.

- Beginnen Sie mit dem physischen Körper, und stellen Sie fest, was Sie in ihm spüren. Sie können entweder in die Abbildung hineinschreiben oder die Bereiche, in denen Sie etwas fühlen und spüren, markieren.
- Wenden Sie sich nun den emotionalen Überzeugungen zu, die auf dem physischen Erleben des Körpers basieren, beispielsweise: »Meine angespannten Schultern fühlen sich an, als würde ich für meine Familie schwere Steine und andere Lasten tragen.«
- Wenden Sie sich nun dem denkenden Körper zu. Dies sind Überzeugungen, die Ihr physisches und emotionales Erleben betreffen. Beispielsweise: »Ich trage diese Steine, weil ich mich für das, was mit meiner Familie geschehen ist, verantwortlich fühle. Es ist meine Schuld.«
- Wählen Sie zwei oder drei wichtige Überzeugungen aus, die Ihnen besonders vertraut sind und die Ihr alltägliches Erleben prägen. Reflektieren Sie über diese, und finden Sie heraus, wie Ihr Körper und Geist miteinander verbunden sind.

Denkender Körper – Was glauben Sie?

Beispiel: Ich muß alles selbst erledigen.
Ich kann nicht genug schaffen.
Es ist meine Schuld.

Emotionaler Körper – Was fühlen Sie?

Beispiel: Ich fühle eine schwere Last auf meinen Schultern.

Physischer Körper –
Was spüren Sie, und wie arbeitet er?

Beispiel: Schultern sind angespannt.

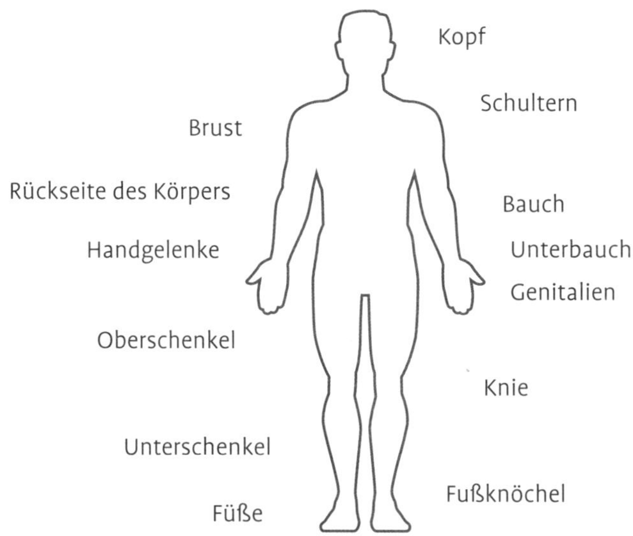

Meine zentralen Überzeugungen sind:

1. ______________________________

____

2. ______________________________

____

3. ______________________________

____

Arbeitsblatt Klienten

TOOL 33

Körper-Mapping

Instruktionen

In dieser kurzen Übung sollen Sie auf der Körperskizze alle Bereiche von Interesse entweder mit einer Farbe oder mit einem Stift markieren. Projizieren Sie durch Ihre Einzeichnungen Ihre innere Landschaft auf die Skizze. Nutzen Sie Ihre Imagination und Kreativität.

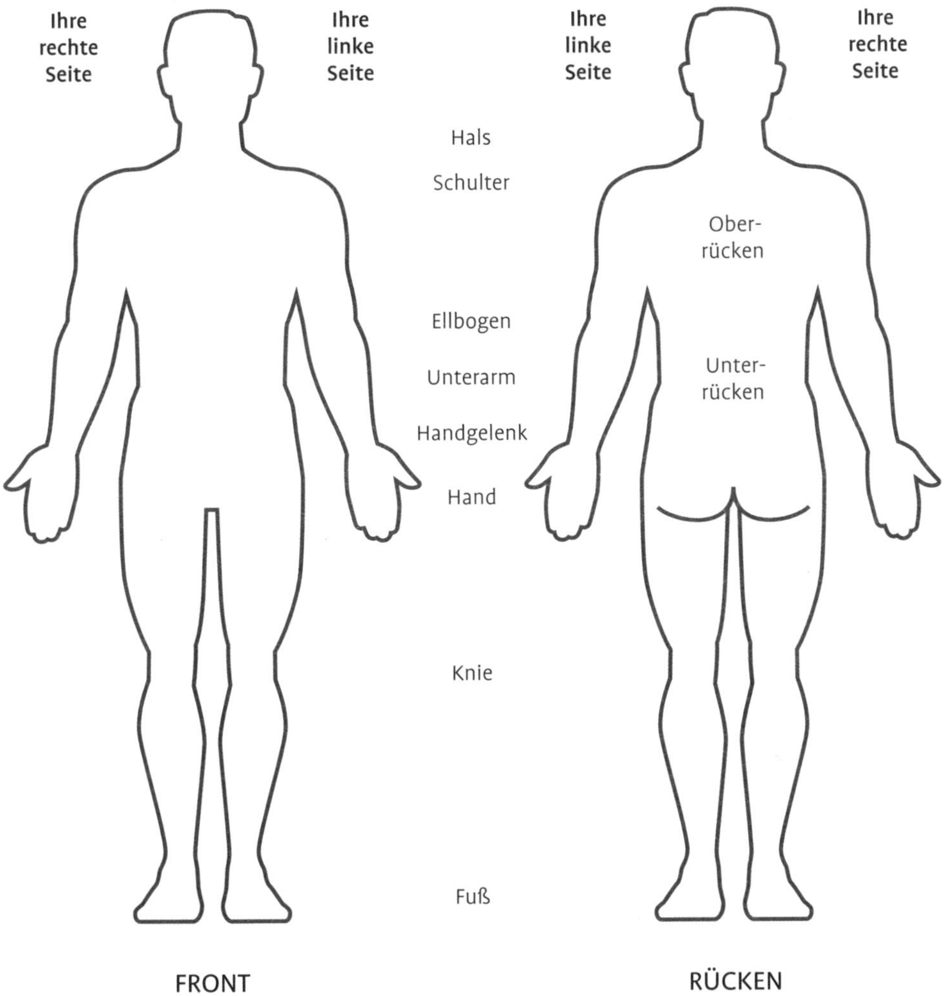

Arbeitsblatt Therapeuten

TOOL 34

Körperlesen für den Therapeuten

Zweck der Übung

- Denken Sie daran, daß Sie unter dem Einfluß Ihrer eigenen Wahrnehmungsfilter und Voreingenommenheiten stehen. Versuchen Sie, so klar und präzise wie möglich zu erfassen, was Sie sehen und was Sie lesen und deuten!
- Lassen Sie zu, daß Sie die Person mit sanftem Blick sehen. Dabei nehmen Sie gelegentlich Schnappschüsse auf und »lesen« diese.
- Entwickeln Sie so ein Gefühl dessen, wie es ist, in diesem Körper zu leben. Mit welchen Themen ist die Person konfrontiert? Was meinen Sie, was es sein könnte? Wie hat die einzigartige Geschichte dieses Menschen seinen Körper geformt?

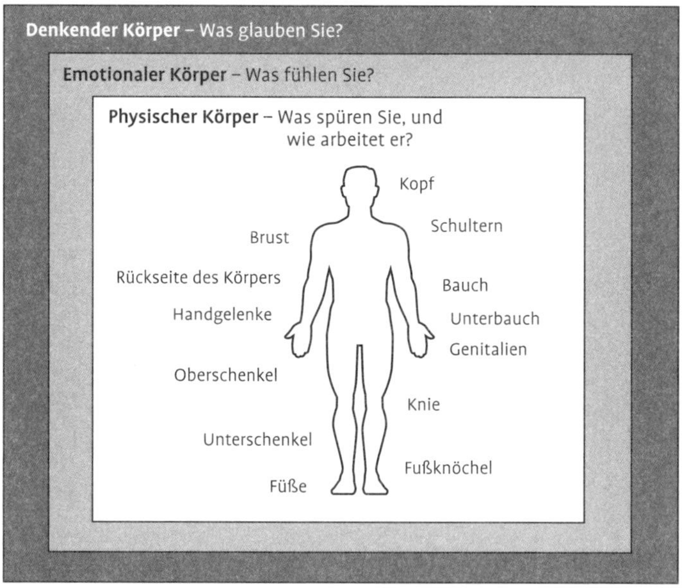

Instruktionen

- Die Einstellung beim Körperlesen sollte von Mitgefühl, Offenheit, Neugier, einem Gefühl der Sicherheit und einer spielerischen Haltung geprägt sein. Es ist wichtig, den Körper gütig und neugierig zu betrachten. Lassen Sie zu, daß die Informationen zu Ihnen kommen. Es geht nicht darum, den Körper zu beurteilen oder zu kategorisieren, sondern Sie werden darin unterstützt, Themen, Gefühle und Muster im Körper zu sehen, die Ihnen helfen können, die innere Welt Ihres Klienten zu verstehen.

Schauen Sie sich die körperlichen Fakten – Form, Farbe und Größe des Körpers – an, ohne ein Urteil damit zu verknüpfen.

- Größe
- Form (Birne, Apfel, rund, eckig usw.)
- Farbe der Haut, Veränderlichkeit
- Links-/Rechts-Balance
- Oben-/Unten-Balance

Denken Sie spielerisch über folgende Punkte nach

- Welcher Körperteil weckt Ihre Aufmerksamkeit und warum?
- Wenn Sie einen Aufkleber beschriften müßten, was würden Sie dann daraufschreiben?
- Würde eine Art Wind wehen, aus welcher Richtung käme er?
- Welche Art von Kindheit können Sie sich vorstellen?
- Wenn die Person ein Tier wäre, welches wäre es?
- Welche Rolle in einem Theaterstück würde die Person spielen?
- Welche Art von Kind sehen Sie?
- Wie schätzen Sie die Balance von Körper/Geist/Seele ein, die sich in der Zeichnung spiegelt?
- Welcher Teil des Körpers wirkt, als wäre er am stärksten?
- Welche Körperteile sind verborgen?
- Was halten Sie für die wichtigste Ressource dieses Körpers?
- Wo befindet sich bei dieser Person die Körpergrenze?

Einschätzung

Ich sehe: ______________________________

Ich stelle mir vor: ______________________________

Ich entwickle eine Geschichte über: ______________________________

Wie helfen Ihnen diese Informationen, jetzt die ganze Person zu sehen? ______________

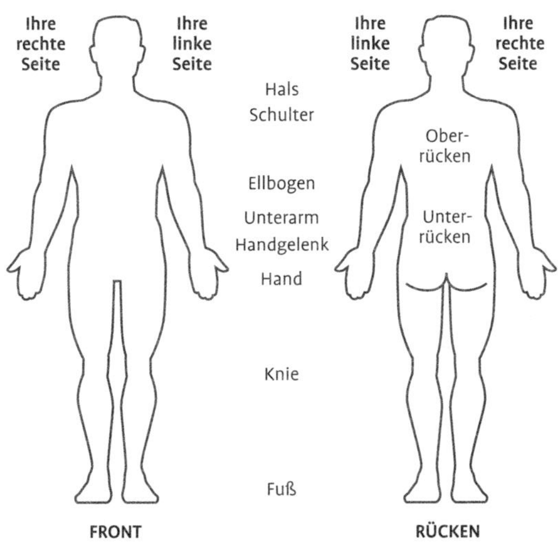

11

Das Somagramm und die Körperteile

Den Körper mit Hilfe der Techniken von *Das Somagramm und die Körperteile* zu erforschen ist eine Art, das Erleben von innen zu kartieren und eine Externalisierung anzustreben. Dieser Prozeß hilft Ihnen, Muster und Erlebnisse zu »sehen«, die wir spüren und die in Worte zu fassen uns schwerfällt. Indem wir die emotionalen Spaltungen aufzeichnen, die wir im Körper spüren, lernen wir allmählich, diese zu sehen, die psychoemotionalen Klüfte zu verstehen und sie konkreter zu benennen. Orientieren Sie sich zunächst daran, wie sich das Erleben anfühlt, und reflektieren Sie, nachdem Sie das Erlebte gezeichnet und dadurch externalisiert haben, über das, was Sie sehen. Dies wird Ihnen zu vielen überraschenden Erkenntnissen, einem tiefen Verständnis und hoffentlich auch zu mehr Mitgefühl Ihrem eigenen Erleben gegenüber verhelfen.

TOOL 35

Arbeitsblatt Klienten

Somagramm 1

Das Somagramm ist ein visuelles Feedback für den Klienten und den Therapeuten. Der Klient zeichnet die Empfindungen und Gefühle, die er in seinem Körper spürt, in das durch das Somagramm vorgegebene Schema ein. Er wird vom Therapeuten aufgefordert, darauf zu achten, was in seinem Körper vor sich geht, und er wird instruiert, wie er dazu in Beziehung treten soll.

Sie können das Somagramm täglich erstellen, um sich über Ihren aktuellen Zustand klar zu werden – Sie können es aber auch einmalig als Übung benutzen. Das Somagramm soll Klienten visuell zu erkennen helfen, wie sie sich in ihrem Körper fühlen. Außerdem dient es Therapeuten als Diagnosewerkzeug, das ihnen Aufschluß darüber gibt, welchen Körperbereichen sie besondere Aufmerksamkeit widmen sollten.

Instruktionen

Legen Sie vor Beginn der Übung Marker und Stifte bereit – verwenden Sie unterschiedliche Farben.

1. Legen Sie die Somagramm-Skizze vor sich hin, und wählen Sie ein paar Farben.
2. Atmen Sie ein und wieder aus, kommen Sie zur Ruhe, und fokussieren Sie Ihre Aufmerksamkeit.
3. Fühlen Sie sich in Ihren Körper ein, und fragen Sie sich: »Wie fühle ich mich in diesem Augenblick?«
4. Fragen Sie: »Wo spüre ich meinen Körper?«
5. Zeichnen Sie ohne nachzudenken die Bereiche in Ihrem Körper, die sich bemerkbar machen. Beispielsweise können Sie bestimmte Bereiche schraffieren, einkreisen oder mit einem Symbol oder einer Farbe markieren, wie es Ihnen gefällt. Versuchen Sie, so genau wie möglich auszudrücken, was Sie erleben.
6. Wenn Sie mit der Übung fertig sind, nehmen Sie sich einen Moment Zeit, um sich das Resultat, Ihre Zeichnung, noch einmal genau anzuschauen.
7. Notieren Sie zu dem, was Sie sehen, den ersten »Titel«, der Ihnen in den Sinn kommt.
8. Besprechen Sie das Resultat mit Ihrem Therapeuten.

Anmerkung für Therapeuten

Nachdem der Klient die Übung ausgeführt hat, sollten Sie sich die Zeit nehmen, mit ihm über das Ergebnis zu sprechen. Befragen Sie ihn über seine Zeichnung. Verzichten Sie auf deutende Kommentare – dieses Werkzeug ist für die Selbstentdeckung, nicht für die Analyse gedacht.

Somagramm

VORDERSEITE DES KÖRPERS | RÜCKSEITE DES KÖRPERS

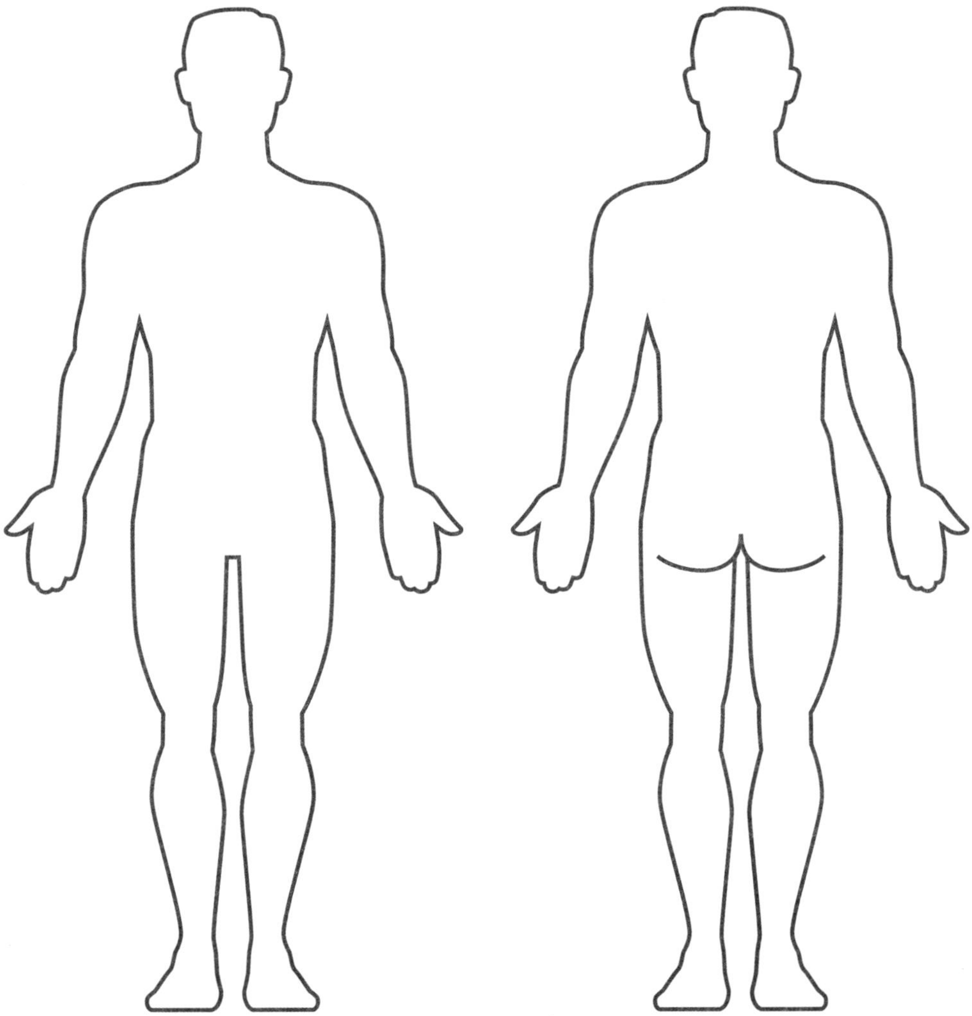

TOOL 36

Arbeitsblatt Klienten

Somagramm 2 – Freie Darstellung

Stellen Sie frei die Gefühle und Empfindungen, die Sie bezüglich Ihres Körpers haben, dar.

1. Wie fühlen Sie sich in Ihrem Körper?	2. Wie sehen Sie Ihren äußeren Körper?

Arbeit mit Körperaufteilungen

Körperaufteilungen spielen in der Somatischen Psychotherapie sehr häufig eine wichtige Rolle. Meist liegen solche Aufteilungen vor, wenn Klienten sich wie folgt äußern: »Auf der einen Seite fühle ich etwas, auf der anderen nicht. Meine linke Seite fühlt sich X an, die rechte Y. Ich bin mit meiner oberen Körperhälfte in Kontakt; die untere hingegen ist taub.«

Es gibt viele Arten von Körperaufteilungen: zwischen oberer und unterer Körperhälfte, zwischen rechter und linker Körperseite, zwischen einem Körperteil und einem anderen, usw. Es kommt häufig vor, daß Menschen innerlich unterschiedliche Dinge erleben. Entscheidend ist, daß man neugierig wird und sich entschließt, die unterschiedlichen Teile zu untersuchen, um herauszufinden, was einer solchen Spaltung zugrunde liegt und was erforderlich ist, um die Aufteilung zu beheben. Bemühen Sie sich, solche Körperaufteilungen nicht zu deuten und Ihre Klienten selbst entdecken zu lassen, welche Bedeutung damit verbunden ist. Körperaufteilungen können temporäre Zustände oder langfristig bestehende Körpermuster sein. Entscheidend sind Entdeckergeist und unverhohlene Neugier, weil nur sie Klienten ermöglichen, eine neue Bedeutung zu finden.

An Körperaufteilungen zu arbeiten bedeutet

- die Teilungen zu identifizieren;
- das Erlebte nicht abzulehnen, sondern sich intensiver darauf einzustimmen;
- zu untersuchen, was der eine Teil dem anderen zu sagen hat, und umgekehrt;
- ein ungefährliches Experiment zu entwickeln, im Rahmen dessen die beiden allem Anschein nach unterschiedlichen Seiten miteinander kommunizieren können;
- zu schauen, was zur Realisation drängt, und darauf vertrauen, daß eine dritte, neue Möglichkeit auftauchen wird.

TOOL 37

Arbeitsblatt Klienten

Links-Rechts-Körperaufteilung

Stellen Sie dar, wie Sie die beiden Seiten Ihres Körpers und dessen Aufteilung erleben.

Meine linke Körperseite ist:

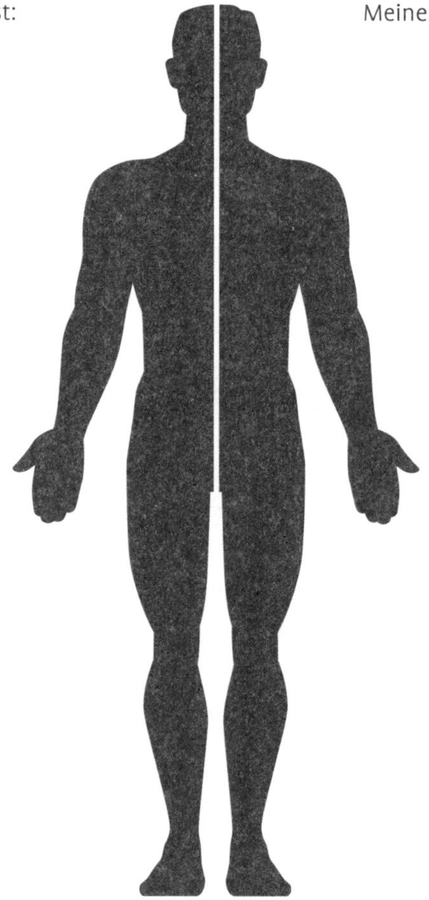

Meine rechte Körperseite ist:

Reflexionen über meine Links-Rechts-Aufteilung:

Arbeitsblatt Klienten

TOOL 38

Oben-Unten-Körperaufteilung

Stellen Sie dar, wie Sie die beiden Teile Ihres Körpers und dessen Aufteilung erleben.

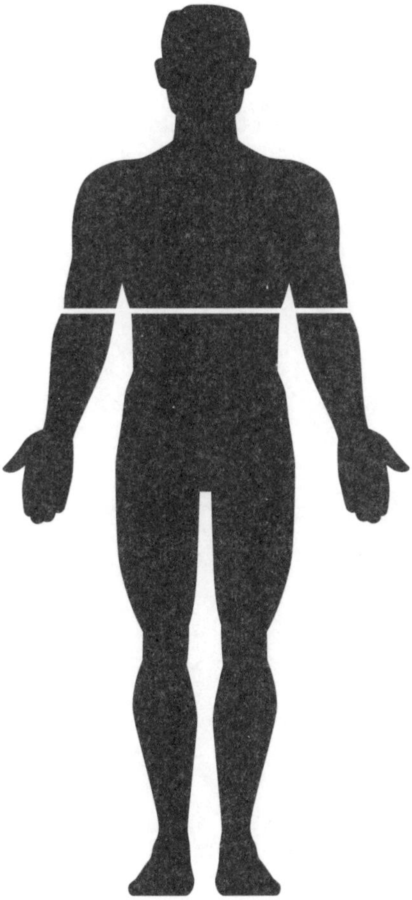

Mein Oberkörper ist:

Mein Unterkörper ist:

Reflexionen über meine Oben-Unten-Aufteilung:

TOOL 39

Arbeitsblatt Klienten

Vorderseite-Rückseite-Körperaufteilung

Stellen Sie dar, wie Sie Ihren Körper erleben. Stimmen Sie sich zunächst in die Vorderseite und dann in die Rückseite Ihres Körpers ein. Notieren Sie anschließend, wie Sie die Aufteilung erleben. Drücken Sie sich so präzise wie möglich aus, um alle Aspekte der Spaltung zu entdecken.

Meine Körperrückseite ist:

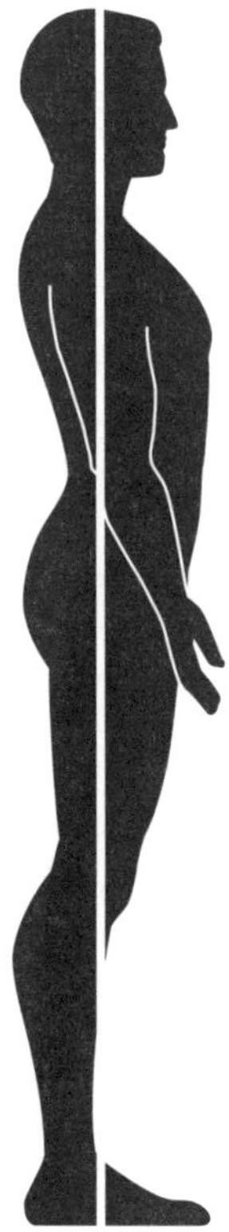

Meine Körpervorderseite ist:

Reflexionen über meine Vorderseite-Rückseite-Aufteilung

TOOL 40

Arbeitsblatt Klienten

Körperaufteilungen

Zweck der Übung

Körperaufteilungen oder Körperspaltungen können Menschen auf verschiedene Arten in Ihrem Körper erleben. Beispielsweise kann eine Spaltung bewirken, daß wir nur einen Teil eines Arms spüren, nicht den ganzen Arm. Wo würden Sie in einem solchen Fall die Spaltung verorten? Wo befindet sich die Grenzlinie zwischen dem Bereich, in dem Sie fühlen und spüren, und dem Bereich, wo dies nicht der Fall ist? Durch das Kartieren (Mapping) solcher Spaltungen werden Sie ihrer bewußt und können Ihren Körper zurück zur vollständigen Selbstwahrnehmung geleiten.

Instruktionen

Beruhigen Sie sich, und spüren Sie Ihren Körper. Achten Sie darauf, welche Teile Ihres Körpers sich verbunden anfühlen und welche nicht. Stellen Sie fest, wo sich die Spaltung befindet.

Listen Sie die Spaltungen auf:

1. ____________________

2. ____________________

3. ____________________

4. ____________________

Zeichnen Sie Ihre Körperaufteilungen

- Während Sie sich vergegenwärtigen, wo und wie Sie die Spaltung in Ihrem Körper erleben, kann Ihr Körper Informationen liefern, wenn Sie ihn danach fragen. Beruhigen Sie sich, und stimmen Sie sich in die Botschaften oder Überzeugungen ein, die Sie mit der Spaltung assoziieren. Bringen Sie Ihre Überzeugung bezüglich der Spaltung sprachlich zum Ausdruck. Wenn Ihre Körperspaltung Ihnen etwas zu sagen hätte, was wäre es?

___

___

- Denken Sie nun an eine positive und nährende Aussage, die sich auf Ihren Körper bezieht. Was würde die Körperaufteilung wohl gern hören?

___

___

- Welche Veränderungen fallen Ihnen auf? Wie sehen Sie Ihre identifizierten Spaltungen, während Sie sich in sie und in Ihren Körper einstimmen?

___

___

12 Präsenz, Wahrnehmung und Empfindungen

Präsenz, Wahrnehmung und Empfindungen sind wichtige Werkzeuge, wenn wir den nonverbalen Bereich unserer somatischen Erlebnisse verstehen wollen. Wie wir etwas wahrnehmen, entscheidet oft darüber, was wir glauben und welche Aktivitäten wir in Angriff nehmen. Wir müssen das »Wie« der Wahrnehmung kennen, wenn wir die tiefen emotionalen Überzeugungen und Muster wirklich begreifen wollen. Je stärker Sie sich öffnen können und je neugieriger Sie sind, um so präsenter sind Sie beim direkten Erleben Ihres Körpers ohne jeden Filter in Form eines inneren Dialogs oder von Erzählungen über die Vergangenheit. Die Selbstverurteilungen verblassen dann allmählich, und Sie spüren nur noch, was wirklich zählt. Es gibt eine Wahrheit, die auftaucht, wenn Sie in Ihrem Körper, in Ihrem sinnlichen Erleben präsent sind, und diese Wahrheit ermöglicht Ihnen auf eine umfassendere Art, sich selbst und die Welt, die Sie umgibt, wahrzunehmen.

Um es möglichst einfach darzustellen: Je besser Sie in der Lage sind, Ihren Empfindungen zuzuhören, um so stärker wird Ihre Wahrnehmung darin geschult, die Dinge ohne jede Verzerrung zu sehen. Die Empfindungen sind die Rohdaten.

Untersuchen Sie zunächst, wie Sie mit den Augen wahrnehmen. Machen Sie sich bewußt, wie Sie Ihre Umgebung wahrnehmen. Worauf richten Sie Ihre Aufmerksamkeit? Was zieht Ihren Blick und Ihre Aufmerksamkeit an? Je stärker Sie in Ihren Wahrnehmungen präsent sind, um so einfacher wird es für Sie, als nächstes Neugierde bezüglich dessen, wie Sie von innen wahrnehmen, zu entwickeln. Die Arbeit an Ihrer visuellen Wahrnehmung geleitet Sie zur nicht-urteilenden Wahrnehmung Ihrer eigenen inneren Welt. Je besser Sie in der Lage sind, bei dem präsent zu bleiben, was ist, um so intensiver »spricht« die somatische Landschaft zu Ihnen. Dies kann in Form eines Gewahrseins des realen Körpers, neuer Empfindungsbilder, von Traumbildern, der Verbindung von Bedeutungen, des Auftauchens neuartiger Gedanken oder Erkenntnisse sowie in Form intuitiver Einsichten geschehen. Es ist, als würden Sie eine neue und doch auch vertraute Sprache erlernen. Sich zu fragen, wie es Ihnen geht und was Ihr Körper Ihnen zu sagen hat, erfordert ein wenig Übung. Sie machen sich auf diese Weise damit vertraut, wie Sie Ihr inneres und äußeres Erleben wahrnehmen. Bleiben Sie präsent!

TOOL 41

Übung Klienten

Sanftes Schauen

Zweck der Übung

Wir schauen oft sehr direkt, fokussiert und schroff. Das überlastet die Augen und kann Spannungskopfschmerzen und eine Überanstrengung hervorrufen. Auch stundenlanges Schauen auf einen Bildschirm kann unseren Blick auf bestimmte Muster fixieren.

In der nun folgenden Übung geht es um sanftes Schauen. Wir trainieren durch sie, unseren Blick zu entfokussieren und zu entspannen, und verändern so unsere Wahrnehmung. Ein sanfter Blick entspannt die Sehnen in der Augenhöhle.

Mit der Veränderung unserer Wahrnehmung verändert sich auch unsere innere Wahrnehmung der Welt.

Instruktionen

- Richten Sie zunächst Ihr Gewahrsein auf Ihre Augen und Ihren Blick.
- Was fällt Ihnen auf?
- Fokussieren Sie auf ein Objekt im Raum.
- Lassen Sie den Blick nun sanft werden, während Sie weiter auf das Objekt schauen. Lösen Sie dann den Fokus auf, und lockern Sie die Augenringmuskeln und die Sehnen in diesem Bereich. Ihr Blick wird nun weicher und ein wenig verschwommen.
- Schließen Sie die Augen, und lassen Sie sie ausruhen. Atmen Sie tief, und entspannen Sie sich.
- Öffnen Sie die Augen wieder, und fokussieren Sie auf nichts. Versuchen Sie, Ihren Blick auf nichts zu richten. Schauen Sie sanft.
- Stimmen Sie sich in Ihren Atem ein, und atmen Sie aus, während Ihr Blick immer weicher wird.
- Fahren Sie so fort, bis Sie eine Entspannung spüren, eine innere Ruhe oder ein Loslassen im Körper.
- Benutzen Sie Ihre Augen nun zur Orientierung im Raum. Schauen Sie sanft und mit einem weichen Fokus.
- Was ist anders?
- Was nehmen Sie wahr?

Übung Klienten

TOOL 42

Sanftes Heben des Kopfes

Zweck der Übung

Der Kopf ist ein schwerer Teil unseres Körpers. Normalerweise wiegt er vier bis fünf Kilogramm. Kopfschmerzen, Muskelschmerzen und Müdigkeit sind verbreitete Stressoren, die wir im Kopf- und Halsbereich spüren. Mit unserem Gesicht, Kopf und Hals treten wir zur Welt in Kontakt. Bei der Arbeit am Kopf sollten Sie sehr kleine (und damit meine ich wirklich SEHR kleine) Bewegungen ausführen. Vermeiden Sie unbedingt jede Überlastung der Halsmuskeln.

Instruktionen

Bringen Sie Ihren Kopf in eine neutrale Position. Achten Sie auf jede eventuelle Anspannung im Kopf oder in Bereichen, die mit ihm direkt verbunden sind, etwa Hals, Kiefer und Gesicht.

Lokalisieren Sie, wo Sie eine Anspannung spüren

Mein Kopf fühlt sich jetzt ____ an.

- Heben Sie nun sehr langsam (als würden Sie sich im Schneckentempo bewegen) den Kopf, und stellen Sie sich gleichzeitig vor, daß Sie im Wasser treiben oder in der Luft schweben.
- Schließen Sie die Augen, und spüren Sie das Heben des Kopfes.
- Kehren Sie in die neutrale Ausgangsposition zurück.
- Neigen Sie den Kopf nun in Richtung Herz; und lassen Sie Ihr inneres Schauen in Richtung des Herzens schweifen.
- Kehren Sie in die neutrale Ausgangsposition zurück.
- Wiederholen Sie diesen ganzen Vorgang dreimal, und zwar SEHR LANGSAM. Dies ist das Entscheidende. Es geht hier nicht um eine Dehnung oder darum, Spannung abzubauen – es geht darum, den Kopf auf eine ungewohnt leichte oder fließende Weise zu bewegen.
- Achten Sie darauf, den Kopf nicht zu überdehnen und die Bewegung wirklich auf den Kopf zu beschränken. Bleiben Sie einfach strikt bei der Folge Heben – neutral – Beugen – neutral – Wiederholen.
- Halten Sie danach inne, und stellen Sie fest, was Sie empfinden.

Benennen Sie die Veränderung

Mein Kopf fühlt sich jetzt ____ an.

TOOL 43

Übung Klienten

Hände über den Augenhöhlen

Zweck der Übung

Diese schnell (in fünf Minuten) ausführbare und sehr effektive Entspannungstechnik fördert das Empfindungsvermögen und entlastet den Augenbereich sofort. Sie können sie benutzen, wenn sich Ihre Augen angespannt anfühlen, wenn Sie erschöpft sind oder wenn Sie sich in Ihre innere Welt einstimmen wollen. Die Augen mit beiden Händen zu bedecken und sie dadurch zu entlasten ist eine unkomplizierte Möglichkeit, zum eigenen inneren Erleben in Kontakt zu treten.

Instruktionen

- Setzen Sie sich.
- Lassen Sie die Ellbogen auf den Knien ruhen.
- Legen Sie Ihre Handflächen sanft über die Augenhöhlen. Wichtig ist, die Hände nur leicht daraufzulegen.
- Spüren Sie den Druck der Ränder Ihrer Handflächen auf die Randbereiche der Augenhöhlen.
- Erleben Sie die Dunkelheit und den physischen Druck, und nehmen Sie beides in sich auf.
- Atmen Sie dreimal tief ein und achtsam wieder aus.
- Was verändert sich dadurch?
- Was geschieht, wenn Sie Ihre Hände sanft von den Augen entfernen? Fühlen Sie sich zentrierter oder tiefer in sich selbst? Welche Art von Empfindungen nehmen Sie wahr?
- Wie steht es jetzt um Ihre Sicht oder Wahrnehmung?
- Mir fällt auf, daß meine Augen ______________________________ sind.

Arbeitsblatt Klienten

TOOL 44

Das fließende Gehirn spüren

Zweck der Übung

Die Zerebrospinalflüssigkeit (CSF) befindet sich im gesamten Nervensystem. Die Einstimmung in das System der Körperflüssigkeiten wird mit meditativen Zuständen, Mühelosigkeit, Stille und einem Gefühl des Fließens in der Wirbelsäule assoziiert. Die Zerebrospinalflüssigkeit entsteht in den Ventrikeln des Gehirns und fließt durch die Wirbelsäule und von dort weiter durch die Spinal- und Kranialnerven in die Faszien und das Bindegewebe des Körpers und in alle Zellen. Die Zerebrospinalflüssigkeit nährt den ganzen Körper. Sie fließt aus den Zellen über die Venen zurück zum Herzen und weiter zu den Lymphgefäßen. Die Bewegungen der Zerebrospinalflüssigkeit sind sehr langsam. Dies ist eine sehr langsame, permanente innere Bewegung, die einem eigenen Rhythmus folgt. Treten Sie zu diesem Rhythmus in Kontakt, verlangsamen Sie Ihre Aktivitäten und stimmen sich in subtile Bereiche Ihres Erlebens ein. Der Fluß der Zerebrospinalflüssigkeit folgt einem anderen Rhythmus als beispielsweise die Atmung und der Puls.

Die Verbindungen zwischen den Schädelknochen sind nicht völlig starr, sondern beweglich. Stellen Sie sich Ihren Schädel als flüssig und geschmeidig, nicht als hart vor.

Die im folgenden beschriebene Übung kann nützlich sein, wenn Sie unter Kopfschmerzen, Streß, Anspannung oder einem hyperaktiven Geist leiden.

Instruktionen

Zeichnen Sie Ihr Gehirn und Ihren Kopf VOR der Übung. Wie fühlt sich beides an?

Die Schritte

- Setzen Sie sich bequem und ruhig hin.
- Legen Sie die Hände seitlich auf Ihren Kopf.
- Drücken Sie mit den Händen bei jedem Ausatmen sanft gegen den Kopf. Lösen Sie den Druck der Hände beim Einatmen wieder.
- Synchronisieren Sie das Drücken gegen den Kopf mit dem Atem; und verlangsamen Sie die Bewegung bei jedem neuen Atemzyklus.
- Atmen Sie fünf bis sechs Mal langsam und fokussiert, und senken Sie anschließend die Hände.
- Achten Sie auf Ihren Kopf, und richten Sie die Aufmerksamkeit jetzt auf Ihren Schädel. Spüren Sie Ihr Atmen im Schädel?
- Vollführen Sie eine sehr, sehr kleine Bewegung im Kopf/Schädel. Diese soll man von außen kaum erkennen können. Sie wird in Ihrem ganzen Kopf initiiert; aber lassen Sie zu, daß Sie sie in Ihrem Schädel spüren.
- Führen Sie zwei oder drei Bewegungen aus, halten Sie danach inne, und vergegenwärtigen Sie sich erneut, was vor sich geht.
- Spüren Sie in Ihrem Körper ein Fließen? Wie fühlt sich Ihr Schädel an?

Zeichnen Sie Ihr Gehirn und Ihren Kopf NACH der Übung. Hat sich etwas verändert?

Übung Klienten

TOOL 45

Die Zwischenräume

Zweck der Übung

Die Übung verstärkt die propriozeptive Sensibilität und die Verbundenheit mit der Umgebung. Es geht dabei um die Beschaffenheit der inneren und äußeren Wahrnehmungen des Körpers und um die Möglichkeit, eine Wahrnehmung zu etablieren, die beide gleichermaßen erfaßt.

Entspannen Sie nun Ihre Hand, um die natürlichen Zwischenräume zwischen Ihren Fingern zu überprüfen.

Instruktion

- Versetzen Sie sich mit offenen Augen in einen Zustand der Achtsamkeit.
- Schauen Sie sich im Raum um, und achten Sie auf das, was sich zwischen Objekten befindet: den Raum zwischen Stuhlbeinen, die Wandfläche zwischen Bildern, den Raum zwischen Decke und Boden. Finden Sie heraus, wie viele Räume zwischen Objekten Sie durch bloßes Umsichschauen entdecken können.
- Konzentrieren Sie sich nun auf den Raum zwischen Ihren Fingern. Schauen Sie Ihre Hand an, und betrachten Sie den Raum. Beginnen Sie mit einer Faust oder mit aneinander liegenden Fingern, und entfernen Sie die Finger dann allmählich voneinander. Beginnen Sie mit Daumen und Zeigefinger usw. Achten Sie auf die Öffnung und den Raum zwischen den Fingern.
- Schließen Sie nun die Augen. Spüren Sie den Zwischenraum immer noch? Wie verändert sich das innere Empfinden Ihrer Hand dadurch?
- Achten Sie schließlich auf den Raum zwischen Gedanken, inneren Bildern und mentalen Vorstellungen. Lassen Sie den Raum zu, und ruhen Sie im Zwischenraum.

Sind Sie nun verlangsamter? Sind Sie nicht nur der Dichte Ihres Körpers gewahr, sondern auch des Körpers in Relation zu der Umgebung, mit der Sie verbunden sind?

Beschreiben Sie, wie Sie Ihren Körper in seiner Beziehung zur Umgebung empfinden:

____

____

____

Anmerkung für Therapeuten

Sie können den Klienten bitten, seine Erlebnisse zu beschreiben. Bringen Sie ihm bei, auf den Raum zwischen Phänomenen zu achten. Bemühen Sie sich, alle Aktivitäten zu verlangsamen und mehr mentalen Raum zu schaffen. Die Welt besteht aus mehr als Ideen und Konzepten.

TOOL 46

Übung Klienten

Duales Gewahrsein

Zweck der Übung

Diese Übung trainiert das Fokussieren der Aufmerksamkeit auf zwei Ziele gleichzeitig. Duales Gewahrsein kann nützlich sein, wenn Sie Wahrnehmung und Präsenz trainieren wollen. Wenn Sie »bei« Ihrer Körperempfindung sein können, trainieren Sie Ihr Gewahrsein. Durch duales Gewahrsein üben Sie sich in der Präsenz bei Körper, Geist und Gefühlen gleichzeitig. Dies ist in beruflichen Situationen und bei chaotischen Ereignissen im Leben von Nutzen. Außerdem kann es bei der Arbeit an Traumata sehr nützlich sein, weil Sie dann gleichzeitig bei dem, was Sie erleben, verweilen und Ihre Umgebung umfassender wahrnehmen können.

Instruktionen

- Werden Sie Ihrer Atmung gewahr, der Empfindungen, die das Ein- und Ausströmen der Luft aus den Nasenöffnungen hervorruft.
- Folgen Sie Ihren Empfindungen: dem Steigen und Fallen Ihres Brustkorbs, den Bewegungen Ihres Bauches usw. Bleiben Sie eine Weile bei diesen Beobachtungen, bis Sie eine Beruhigung wahrnehmen.
- Achten Sie auf den Atemrhythmus.
- Erweitern Sie Ihr Gewahrsein so, daß es Klänge, Stille, Umgebungsgeräusche usw. einschließt. *(Als Therapeut können Sie eine Glocke anschlagen oder ein anderes Geräusch erzeugen, das der Klient wahrnehmen kann.)*
- Bleiben Sie beim Gewahrsein akustischer Phänomene und gleichzeitig der Atmung/Empfindung. Sie können sich jetzt in der Aufrechterhaltung eines dualen Gewahrseins üben, indem Sie beides gleichzeitig registrieren.
- Lassen Sie jede Art von Empfindungen zu, die sich manifestiert: Verweilen Sie nicht bei diesen, sondern registrieren Sie sie, und lösen Sie sich wieder davon.
- Fassen Sie alle Arten von Aufmerksamkeit zu einer einzigen zusammen: Nehmen Sie in sich auf, was geschieht.
- Beenden Sie die Übung.

TOOL 47

Übung Klienten

Klebezettel – Erinnerungshilfen für den Körper

Zweck der Übung

Diese Post-it®-Zettel sollen Sie an die gegenwärtige Situation Ihres Körpers erinnern. Wenn Sie beispielsweise an Ihren körperlichen Empfindungen zweifeln, kann ein Zettel mit der Aufschrift »Vertraue der Weisheit deines Körpers« von Nutzen sein. Auch an Ihrem Computer können Sie einen solchen Zettel anbringen. Wenn Sie merken, daß das ständige Schauen auf den Computerbildschirm Ihre Augen ermüdet, können Sie kurz auf den Zettel schauen und sich so vom Blick auf den Bildschirm ein wenig erholen. Sie können dann beispielsweise Tool 43, »Hände über den Augenhöhlen«, anwenden. Der Klebezettel soll Sie täglich daran erinnern, sich darin zu üben, in Ihren Körper zurückzukehren.

Instruktionen

- Schreiben Sie eine Anzahl Merksätze auf Papier, Karteikarten, Klebezettel usw. Beispiele hierfür sind: »Vertraue der Weisheit deines Körpers«, »Sei gut zu deinem Körper« oder: »Sei in deinem Körper präsent.«
- Fragen Sie sich: »Woran soll mein Körper erinnert werden?« Seien Sie kreativ.
- Schneiden Sie diese Erinnerungshilfen (wenn nötig) aus.
- Bringen Sie sie an Orten an, wo Sie sie ständig sehen, und an Stellen, wo sie Ihnen besonders nützlich sind.

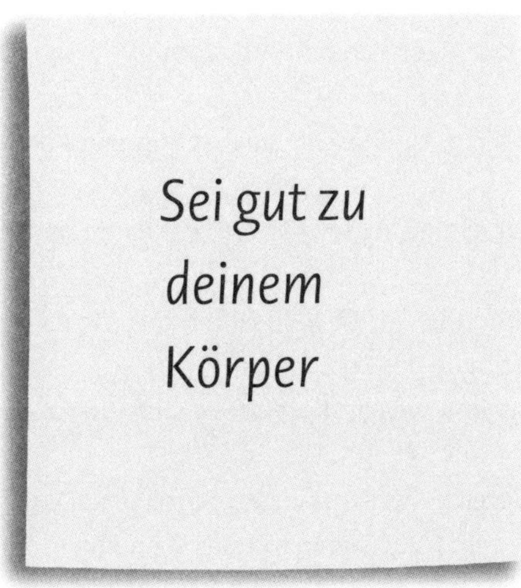

TOOL 48

Übung Klienten

Den Raum spüren

Zweck der Übung

Diese Übung leistet bei der Arbeit an emotionalem oder körperlichem Schmerz gute Dienste. Wenn wir im Körper Schmerz spüren, konzentrieren wir uns oft zu stark darauf, oder in unserem Körper entsteht eine Anspannung. Dadurch kann es zum Kollabieren kommen, und das Gefühl, daß der Raum eingeschränkt wird, kann entstehen. Kollabiert der Raum, werden die Möglichkeiten, an sich selbst zu arbeiten, eingeschränkt. Die Arbeit am »Raum« bei dieser Übung ist sowohl als Metapher als auch als buchstäbliche Qualität zu verstehen. Wenn es Ihnen gelingt, sich in den »Raum« einzustimmen, bevor Sie an einem schmerzenden oder aderweitig beeinträchtigten Bereich im Körper arbeiten, werden Sie feststellen, daß Ihr Körper eher bereit ist, sich Empfindungen zu öffnen und sich auszuruhen, oder daß er emotional eher zugänglich ist.

Instruktionen

Nehmen Sie sich für diese Übung fünf bis zehn Minuten Zeit.

- Setzen Sie sich mit offenen Augen bequem hin. Fokussieren Sie auf nichts, und nehmen Sie Ihre Umgebung wahr, ohne mit der Aufmerksamkeit an etwas zu haften.
- Entspannen Sie Körper und Geist so gut, wie es Ihnen in diesem Moment möglich ist.
- Wenn ein Bereich in Ihrem Körper schmerzt, dann versuchen Sie jetzt, Ihre Aufmerksamkeit von dort abzuziehen.
- Werden Sie in Ihrem Atem und Ihrem Körper so heimisch wie möglich.
- Stimmen Sie sich anschließend in den Raum vor Ihnen ein. Entscheidend ist, daß Sie entspannt schauen, nicht fokussiert, aber trotzdem den Raum und die »Geräumigkeit« in sich aufnehmen, die sich vor Ihnen befindet.
- Stimmen Sie sich danach in den Raum über Ihnen ein. Und lassen Sie Atmung und Körper noch mehr zur Ruhe kommen.
- Stimmen Sie sich nun in den Raum, der Sie umgibt, ein. Beachten Sie, daß der Raum um Sie offen, unermeßlich und neutral ist.
- Wenn Sie an körperlichem Schmerz arbeiten, können Sie Ihr Gewahrsein nun »um« diesen Schmerz einstimmen, als umschritten Sie die Peripherie des Schmerzes.
- Achten Sie darauf, wie sich Ihr Körper entspannt und welche Körperteile sich zuerst entspannen.
- Sie können auf den Raum oder auf den kleinen Bereich des Schmerzes fokussieren. Das ist ein wichtiger Entscheidungspunkt. Fahren Sie mit dem Fokussieren fort, bis Sie merken, daß der Schmerz schwächer wird. Wie nehmen Sie Ihren Schmerz nun wahr?

13 Bewegungsinterventionen

Bewegung kann in den verschiedensten Formen stattfinden

Wenn man Klienten empfiehlt, eine bestimmte Art von Bewegung zu erforschen oder eine Bewegungsübung auszuführen, erstarren einige und nehmen an, von ihnen werde erwartet, daß sie durch den Raum tanzen. Insbesondere wenn Menschen erlebt haben, daß sie wegen ihrer körperlichen Beschaffenheit, wegen verkümmerter Ausdrucksfähigkeit oder wegen einer körperlichen Traumatisierung beschämt wurden, kann die Aufforderung, sich zu »bewegen«, für sie eine Herausforderung sein. Deshalb empfiehlt es sich, Klienten zunächst zu erklären, daß sich ihr Körper ständig bewegt. Er bewegt sich in jedem Moment funktional im Raum. Der Körper IST Bewegung – in Form des Herzschlags, der Darmperistaltik, der Gelenkflüssigkeit und sogar der Atmung. Der Körper bewegt sich selbst dann, wenn wir still sitzen.

Im übrigen wirkt das Tanzen sehr heilend und ermöglicht ein tiefes somatisches Erlebnis. Im Kontext der in diesem Kapitel vorgestellten Übungen werden wir von Bewegungen statt vom »Tanzen« sprechen, um es Klienten zu erleichtern, die positiven Auswirkungen von Bewegungen zu erleben, ohne daß sie in Schwierigkeiten kommen, weil sie »tanzen« sollen. Ist ein Klient bereit, sich intensiver auf Bewegungsübungen einzulassen, können Sie diese natürlich entsprechend vertiefen. Es geht darum, Klienten die positive Wirkung von Bewegungen spüren und erleben zu lassen, ohne daß dies bei ihnen Scham oder negative Erlebnisse hervorruft.

Emotionale Muster im Körper – Furcht, Angst und Depression – schränken die physische Bewegungsfähigkeit ein. Augenblicke des Entsetzens lassen den Körper erstarren und verstummen und schränken aus Furcht vor Gefahr jeden Bewegungsspielraum ein.

Wenn die Erstarrung der Bewegungsfähigkeit im Körper die Herrschaft übernimmt, werden die Bewegungen auf die Grundfunktionen reduziert und lassen nicht mehr viel Ausdruck zu. Wir können lernen, unsere Bewegungen auf ein Minimum zu beschränken, und wenn wir das tun, werden auch unsere Gefühle entsprechend eingeschränkt – und damit werden ein voll entfaltetes Leben und grundlegendes Wohlgefühl unerreichbar.

Wenn wir uns fließend und mit freiem Ausdruck bewegen können, werden wir verkörpert.

Klienten Bewegungen vorzuschlagen dient dazu, sie sanft daran zu erinnern, daß sie sich ohnehin ständig bewegen und daß sie durch die Übungen ihr Bewegungsspektrum erweitern und einen Zustand des Wohlbefindens erreichen können.

Oft besteht der erste Schritt zur Bewegung darin, dem Klienten da zu begegnen, wo er ist – und das heißt auf dem Stuhl oder Sessel, auf dem er sitzt. Es bedeutet auch, daß wir Bewegungen langsam und in kleinen Schritten vorstellen, so, wie der betreffende Klient es am besten aufnehmen kann. Es geht hier nicht darum, jemanden zu einer Aufführung zu animieren oder ihn dazu anzutreiben, über die Grenzen seines Behagens und seiner Fähigkeiten hinauszugehen. Vielmehr wollen wir ihn zu Bewegungen ermutigen, zu denen er ohnehin in Verbindung zu treten beabsichtigt. Eine andere Tatsache ist, daß ein erstarrtes, ängstliches oder stark eingeschränktes Körpermuster lernen (oder besser, »sich daran erinnern«) kann, sich wieder zu bewegen. Es ist nicht für immer verloren. Allerdings muß der Therapeut, um dies erreichen zu können, die Geduld haben, den Klienten zu ermutigen, seine Bewegungsfähigkeit wiederzufinden.

Einige allgemeine Tipps für die Arbeit an Bewegungen

1. Gehen Sie nicht über das hinaus, wobei sich der betreffende Klient noch wohlfühlt. Und animieren Sie ihn gleichzeitig sanft, zu erforschen und zu entdecken. Offene Fragen im Stile von »Wie will sich diese Bewegung entfalten?« können sehr nützlich sein.
2. Kleine Bewegungen haben eine starke Wirkung. Es geht nicht darum, wie groß oder ausdrucksstark eine Bewegung ist, sondern darum, wie achtsam und engagiert der Klient bei seinem sich bewegenden Körper gegenwärtig ist.
3. Achtsamkeit und Gewahrsein sind bei Bewegungen wesentlich; weisen Sie immer wieder darauf hin.
4. Ermutigen Sie Klienten zum Erforschen – dazu, herauszufinden, was an einer Bewegung sich richtig und angenehm anfühlt.
5. Bewegen Sie sich mit Ihrem Klienten, indem Sie seine Bewegungen spiegeln, damit er sich nicht wie ein Fisch im Aquarium fühlt. (Wenn Sie mehr über das Spiegeln herausfinden wollen, dann schauen Sie sich Tool 54, »*Spieglein, Spieglein…*«, in diesem Kapitel an.)
6. Erklären Sie Ihrem Klienten, daß Bewegung etwas Natürliches ist und nicht unbedingt etwas mit Tanzen zu tun hat.
7. Verbinden Sie Bewegungsabläufe mit einer Bedeutung. Fragen Sie die Klienten, was sie erleben und welche Bedeutung sie dem Erlebten zuschreiben.
8. Beginnen Sie klein, und entwickeln Sie im Laufe der Zeit Mut und Zuversicht.
9. Verfolgen Sie das jeweilige Aktivierungsniveau. Wenn ein Klient zu überwältigt wird oder es ihm nicht möglich ist, bei dem, was er erlebt, zu bleiben, dann beenden Sie die Übung, und entwickeln Sie einen neuen Beurteilungsansatz.
10. Ermutigen Sie zum Spiel!

TOOL 49

Arbeitsblatt Klienten

Entrollen

Zweck der Übung

Diese Übung nutzt die Wahrnehmung der Wirbelsäule, um an Themen zu arbeiten, die um das Verlassen einer schützenden Schale, Schüchternheit und die Annäherung an etwas Ungewisses kreisen. Die Fähigkeit, langsam und sanft eine Bewegung, die durch die Wirbelsäule verläuft, zu finden, hilft, die eigene Wahrnehmung des Rumpfes und der Wirbelsäule zu wekken. Die langsame und bewußte Bewegung kann ermöglichen, den Ungewißheiten des Lebens zuversichtlicher entgegenzutreten.

Stellen Sie sich das Bild einer Farnpflanze vor. Der Farn entrollt in seiner Entwicklungszeit ein anfangs fest zusammengewickeltes Blatt. Es dauert eine ganze Weile, bis sich das Blatt ganz ausgebreitet hat. Stellen Sie sich vor, daß sich Ihr Körper wie ein Farnblatt entfaltet.

Instruktionen

- Beginnen Sie im Stehen oder Sitzen. Lehnen Sie sich gegen etwas. Falls Sie sitzen, setzen Sie sich an den vorderen Rand der Sitzfläche.
- Behalten Sie das Thema, an dem Sie arbeiten, im Sinn, beispielsweise daß Sie sich angespannt fühlen, sich davor fürchten, sich zu öffnen, oder sich unsicher sind, was es bedeutet, offen und verletzlich zu sein. Notieren Sie vor Beginn der Übung Ihre Antworten auf die Fragen auf der folgenden Seite.
- Beginnen Sie mit zum Brustkorb geneigtem Kopf. Rollen Sie sich zu einem Ball zusammen – wobei Sie sich vorstellen, daß Sie ein eng zusammengerolltes Farnblatt sind.
- Achten Sie in dieser Haltung auf Ihre Atmung.
- Erwarten Sie sanft einen Impuls, sich zu öffnen und zu entrollen.
- Bewegen Sie sich sehr langsam! Führen Sie die Bewegung des Entrollens aus, welche die Wirbelsäule streckt und den Kopf hebt. Genießen Sie diese langsame Bewegung.
- Stellen Sie sich vor, Sie sind das Farnblatt, das lange braucht, um sich ganz zu entrollen.
- Führen Sie diese Bewegung erneut aus. Dazu müssen Sie sich zunächst wieder völlig einrollen, als würde sich das Farnblatt wieder fest verschließen.
- Sie können diese Bewegung einige Male wiederholen. Gehen Sie vorsichtig und langsam vor, und spüren Sie die Bewegung der Wirbelsäule.
- Ruhen Sie sich danach in der offenen oder in der zusammengerollten Haltung aus (je nachdem, in welcher Position Sie sich wohler fühlen), und stellen Sie fest, was sich verändert hat.
- Schreiben Sie Ihre Gedanken und Antworten auf die nach der Übung zu beantwortenden Fragen auf der folgenden Seite auf.

Vor der Bewegung

Wie verschlossen fühle ich mich, gemessen auf einer Skala von 1–10? ____________

Was hält mich zurück? ____________

____

Was bringt mich dazu, mich wieder zusammenzurollen oder mich zu verschließen? ____________

____

Was fürchte ich, das passieren könnte, wenn ich mich öffne? ____________

____

Nach der Bewegung

Wie fühle ich mich nach der Bewegung im Körper? ____________

____

Wie bereit bin ich, mich dem aktuellen Problem zu öffnen, gemessen auf einer Skala von 1–10? ____________

Was weiß ich über die Gründe, die mich dazu bringen, mich jetzt zu verschließen? ____________

____

Was fällt mir nach der Bewegung in meinem Körper auf? ____________

____

Wie nehme ich mein Problem/Thema jetzt wahr? ____________

____

Beschreiben Sie Ihr Erleben mit einem Wort: ____________

TOOL 50

Übung Klienten

Nasser Sandsack

Zweck der Übung

Diese Übung zielt darauf, die Körpergrenzen zu spüren und die Fähigkeit wiederherzustellen, Anfang und Ende des Körpers zu empfinden. Die Schwerkraft verbindet ein Gefühl der Erdung und der Zugehörigkeit miteinander. Fördern Sie beim Klienten das langsame Ausführen von Bewegungen und das Wahrnehmen der eigenen Atmung. Der ganze Körper hat Kontakt zum Boden, was ein Gefühl der Verbundenheit zwischen Körper und Erde fördert. Die Übung eignet sich sehr gut für die Arbeit mit Kindern oder Erwachsenen, die ihr Gefühl der Sicherheit und die Grenzen ihres Körpers erforschen wollen.

Instruktionen

Weil der Körper bei dieser Übung gerollt wird, erfordert sie ausreichend Raum auf dem Boden. Legen Sie eine Decke oder Matte als weiche Unterlage auf den Boden.

Anmerkung für Therapeuten

Bringen Sie dem Klienten bei, wie ein »nasser Sandsack« zu rollen. Er soll das Gewicht seines Körpers so verlagern, daß dieser die Bewegung von nassem Sand nachahmt. Es ist wichtig, sich langsam zu bewegen, damit man die Verlagerung des Gewichts fühlt und spürt.

Was zu beachten ist

Wenn es einem Klienten schwindelig wird oder er sich unwohl fühlt, unterbrechen Sie die Übung und fordern ihn auf, die Aufmerksamkeit auf den eigenen Körper zu richten. Desorientieren Sie den Klienten nicht, sondern helfen Sie ihm, sich auf sein eigenes Empfinden der Schwere und der Erdung seines Körpers einzustimmen. Je langsamer Klienten diese Übung ausführen können, um so besser ist ihre Präsenz bei ihrem Körper.

Die Schritte

- Legen Sie sich auf eine Seite. Spüren Sie, wie Ihr Körper auf dem Boden lastet; spüren Sie die Unterstützung von unten. Nehmen Sie sich einen Moment Zeit, um zum Boden unter Ihnen in Verbindung zu treten.
- Lassen Sie zu, daß sich Ihr Körper leicht bewegt, und beobachten Sie, wie der Zug der Schwerkraft die Bewegung beeinflußt.
- Stellen Sie sich vor, Sie sind ein nasser Sandsack, der auf dem Boden rollt. Verlagern Sie den Sand im Sack sehr langsam, um die Bewegung in Gang zu setzen. Stellen Sie sich vor, wie

sich jedes Sandkorn bewegt, während die Schwerkraft es in eine neue Richtung zieht. Ihr Körper folgt einfach dem Zug der Schwerkraft.

- Beachten Sie, wie das Gewicht Sie auf Ihrem Rücken rollt. Lassen Sie sich einen Moment Zeit zum Ausruhen, und leiten Sie dann die Verlagerung des Sandgewichts auf die andere Seite ein.
- Erzwingen Sie die Bewegung nicht, sondern lassen Sie den nassen Sand die Arbeit tun.
- Setzen Sie die Rollbewegungen von einer Seite auf die andere so lange fort, wie Sie dazu motiviert sind und sich dabei wohlfühlen.
- Wenn dies abgeschlossen ist, können Sie sich langsam aufrecht setzen und feststellen, wie sich Ihr Körper anfühlt.
- Fühlen Sie sich verbunden? Haben Sie ein Gefühl, wo Ihr Körper sich in Relation zum Boden und zum Raum in der unmittelbaren Umgebung befindet?
- Was ist charakteristisch für die Wahrnehmung Ihres Körpers, die durch die Übung bei Ihnen entstanden ist?

Übung Klienten

TOOL 51

Mikrobewegungen im Halsbereich

Zweck der Übung

Mikrobewegungen sind sehr leicht auszuführen. Da sie im Körperinneren stattfinden, sind sie von außen kaum zu erkennen. Sie werden von innen ausgelöst und innen gespürt und können eine starke Wirkung auf das Nervensystem haben. Je kleiner die Bewegung, um so aufmerksamer verfolgen Sie sie und um so stärker spüren und fühlen Sie sie in Ihrem Körper.

Therapeutischer Fokus

1. Beruhigung des Nervensystems durch Anregung von Mikrobewegungen in einem kleinen, überschaubaren Körperbereich
2. Nutzung von Mikrobewegungen für die Arbeit am Hals und an Spannungskopfschmerzen
3. Unterrichten im Erzeugen von Mikrobewegungen, damit der Klient diese als Ressource nutzen kann
4. Verlagerung des Fokus vom angespannten Halsbereich weg und Lösung dieser Anspannung

Instruktionen

Guided Imagery

Stellen Sie sich vor, Sie stehen unter der Dusche und haben eine beschlagene Glaswand vor sich. Sie drücken Ihre Nasenspitze leicht gegen das Glas und zeichnen mit der Nasenspitze kleine Kreise auf das Glas. Führen Sie die Bewegung so klein wie möglich und ohne jede Mühe aus. Wiederholen Sie dies mehrmals, und wechseln Sie nach einer Weile die Bewegungsrichtung. Sie können auch eine Acht auf das beschlagene Glas zeichnen. Die Bewegung sollte fließend, kontinuierlich und ohne zu denken ausgeführt werden. Wichtig ist, die Bewegung sehr klein zu halten, damit die großen Halsmuskeln nicht zum Einsatz zu kommen brauchen.

Bewegungsfokus

Achten Sie nach einiger Zeit darauf, wie Sie Ihren Nacken bewegen. Die Bewegung findet im Bereich des ersten Wirbels statt und erzeugt ein fließendes Gefühl im Hals; das Fließen entsteht, indem Sie nicht darauf fokussieren. Wenn der Hals sich ohne Anspannung bewegen kann, kann er Spannungen auflösen. Die Übung wirkt sehr positiv bei Kopfschmerzen sowie Anspannung im Hals und an der Halsbasis. Fokussieren Sie strikt auf den Nasenrücken und auf die Bildvorstellung. Sobald Sie sich ein wenig entspannt haben, können Sie Ihre Aufmerksamkeit auf die Bewegung des Halses selbst richten.

TOOL 52

Übung Klienten

Den Horizont weiten

Zweck der Übung

Diese Übung synchronisiert Atmung und Bewegung. Eine Verbindung zum Horizont herzustellen wirkt zentrierend und erdet bei Streß. Wir neigen dazu, im Streßzustand unseren Fokus zu verengen, und die Weitung des Horizonts ist eine Möglichkeit, der »verengten Sicht der Welt«, in der wir uns verstricken können, entgegenzuwirken.

Dieses Werkzeug ist besonders dann von großem Nutzen, wenn umfangreichere somatische Arbeit nicht möglich ist. Sie können die Übung jederzeit ausführen, selbst wenn Sie nur fünf Minuten Zeit haben.

Instruktionen

- Sie stehen und konzentrieren sich auf Ihre Füße. Sichern Sie einen festen Stand. Entspannen Sie den Oberkörper.
- Schauen Sie zunächst auf den Boden; dabei befinden sich Ihre Arme an den Körperseiten.
- Erheben Sie beim Einatmen den Blick, und folgen Sie ihm mit den Bewegungen Ihrer Arme, so daß sich Augen, Armbewegungen und Atmung im Einklang befinden. Halten Sie die Innenflächen der Hände beim Einatmen nach oben.
- Dann atmen Sie aus und richten den Blick wieder auf den Boden; die Armbewegungen führen Sie ebenfalls nach unten, so daß sich Ihr Blick, Ihre Armbewegungen und Ihre Atmung im Einklang befinden. Halten Sie die Innenflächen der Hände beim Ausatmen nach unten gerichtet, als würden Sie eine imaginäre Luftblase nach unten drücken.
- Wiederholen Sie dies einige Male. Ihre Bewegungen sollten dabei langsam und achtsam bleiben, damit Ihr Blick, Ihre Atmung und die Bewegungen Ihrer Hände und Arme bei jedem Ein- und Ausatmen im Einklang bleiben.
- Beachten Sie, was in Ihrem Geist und Körper geschieht, wenn Sie innehalten.
- Wenn sich mein Horizont weitet, sehe ich ______________________________,

  fühle ich ______________________________

  und nehme ich mich als ______________________________ wahr.

TOOL 53

Übung Klienten

Mit einem Ziel gehen

Zweck der Übung

Diese Übung reguliert die emotionale und physiologische Aktivierung von Klienten. Indem sie mit einem Ziel gehen, wird ihre innere und äußere Welt in Einklang gebracht.

Therapeutischer Fokus

Bei der Übung geht es darum, dem Klienten die Kontrolle zu übergeben und ihn einen Fokus festlegen zu lassen. Das Gehen aktiviert die grobmotorische Bewegung und die größeren Muskelgruppen, wodurch die Bewegungen koordiniert werden. Es handelt sich um eine den gesamten Körper einbeziehende Orientierung. Achten Sie auf ein Tempo, das die innere Aktivierung bzw. die Gefühle des Klienten spiegelt. (Beispielsweise sollten Sie schnell gehen, wenn Ihre Bewegungen innerer Angst oder Gefühlen des Kontrollverlusts entsprechen sollten.) Manche Klienten gehen zunächst schnell und verlangsamen ihr Tempo dann allmählich, wenn sie merken, daß sie sich beruhigen. Andere beginnen langsam und werden später schneller. Experimentieren Sie, um herauszufinden, was für den Klienten, mit dem Sie arbeiten, in einem bestimmten Augenblick das Richtige ist.

Instruktionen

Anmerkung für Therapeuten

Während dieser Übung wollen Sie möglicherweise zusammen mit dem Klienten gehen und sich auf sein Tempo einstimmen. Dies wirkt ermutigend auf ihn und verringert seine Befangenheit. Das Gehen findet im Therapieraum statt, sofern der Raum dafür groß genug ist. Wenn Sie wegen der Gehübung den Therapieraum verlassen müssen, benötigen Sie einen Haftungsausschluß. Das Gehen in einem Raum muß nicht viel Platz erfordern; auch Hin- und Hergehen auf einer relativ kleinen Freifläche kann den Zweck erfüllen.

Die Schritte

- Fokussieren Sie auf ein beliebiges Objekt im Raum. Gehen Sie darauf zu.
- Wenn Sie dieses erste Objekt erreicht haben, wählen Sie ein neues und gehen auf dieses zu.
- Wiederholen Sie dies einige Male.
- Achten Sie darauf, wie Ihr Fokus und das Gehen Ihren Körper in einen Zustand kohärenter, »einspitziger« Aufmerksamkeit versetzen.

- Achten Sie darauf, welche Geschwindigkeit Sie benötigen. Manchmal müssen Sie das Tempo erhöhen, wenn Ihnen eine innere Angst auffällt; verändern Sie Ihr Gehtempo so lange, bis Sie das Gefühl haben, daß die Situation unter Kontrolle ist.
- Halten Sie inne, und reflektieren Sie über die eingetretenen Veränderungen.

Wenn ich mit einem Ziel gehe, bin ich ...

TOOL 54

Übung Klienten

Spieglein, Spieglein …

Zweck der Übung

Bei dieser Übung geht es um das Gesehenwerden in Beziehungen. Durch die Spiegelung der Bewegungen der Klienten können diese erforschen, wie sie es empfinden, gesehen und beobachtet zu werden. Das Spiegeln ist eine fundamentale Bewegung, die in jeder Mutter-Kind-Dyade stattfindet und die das Gefühl erzeugt, verstanden zu werden. Spiegeln erzeugt auch eine spielerische Atmosphäre und ein Gefühl der Verbundenheit. Achten Sie darauf, ob beim Klienten Befangenheit aufkommt. Fragen Sie, wenn Sie diesen Eindruck haben, was vor sich geht, und verlangsamen Sie die Arbeit so, daß der Klient spürt, was in ihm auftaucht.

Instruktionen

Die Übung kann im Sitzen und im Stehen ausgeführt werden. Am leichtesten ist es, die Spiegelung mittels der Hände einzuführen.

- Sie stehen oder sitzen einander gegenüber.
- Verlangsamen Sie Atmung und Aufmerksamkeit.
- Fragen Sie den Klienten: »Versuchen Sie einmal, sich der Qualität unserer Verbindung bewußt zu werden. Wie stark ist unsere Verbindung momentan, wenn Sie sie auf einer von eins bis zehn reichenden Skala messen?«
- Bringen Sie den Klienten dazu, sich achtsam in seine Hände einzustimmen.
- Fordern Sie ihn auf, die Hände zu heben und mit einer Bewegung zu beginnen, die er als angenehm empfindet. Beginnen sollte er mit einer Bewegung, die zum Ausdruck bringt, wo er momentan steht.
- Fordern Sie ihn auf, die Hände langsam zu bewegen, damit er der Bewegung folgen kann.
- Als Therapeut spiegeln Sie die Bewegungen genau, als stünde der Klient vor einem Spiegel.
- Lassen Sie den Klienten zunächst die Führung übernehmen, und folgen Sie seinen Bewegungen so genau wie möglich.
- Nach einer Weile übernehmen Sie selbst die Führung und fordern den Klienten auf, *Ihre* Bewegungen zu spiegeln: »Stellen Sie sich vor, Sie stehen vor einem Spiegel und verfolgen meine Bewegungen genau so, wie ich sie ausführe.«
- Als Therapeut können Sie die Bewegungen leicht variieren, um der Übung ein spielerisches Element hinzuzufügen.
- Übernehmen Sie als Therapeut nur kurz die Führung; der Schwerpunkt der Arbeit sollte darauf zielen, daß der Klient gesehen wird.

- Übergeben Sie dem Klienten wieder für eine Weile die Führung.
- Halten Sie anschließend inne, und lassen Sie Ihre Hände ausruhen.
- Fordern Sie den Klienten zur Reflexion auf: »Achten Sie auf Ihre Hände; und achten Sie auf die Qualität unserer momentanen Verbindung. Was erleben Sie in diesem Moment? Wie würden Sie die Stärke unserer Verbindung auf einer von eins bis zehn reichenden Skala einschätzen? Was geschieht in Ihrem Körper, während Sie sich verbunden fühlen?«

Übung Klienten

TOOL 55

Bewegungsspiel und Überzeugungen

Zweck der Übung

Diese Übung hilft Klienten, mittels Bewegungen spielerisch eine Körpergrenze zu erforschen.

Instruktionen

- Sie stehen oder sitzen einander gegenüber. Halten Sie Ihre Hände und Arme empor, als ob Sie einander mit einem »Hi« begrüßen würden.
- Einer der beiden Übungspartner führt eine kleine Bewegung aus.
- Der andere Partner kopiert die Bewegung exakt.
- Wechseln Sie einander mit dem Kopieren der Bewegung ab.
- Nun führt ein Partner eine kleine Variation ein und wartet.
- Achten Sie darauf, wie sich die Veränderung auf Sie auswirkt.
- Lassen Sie Spiel zu; fahren Sie so fort, und verfolgen Sie, was Sie erleben.
- Verfolgen Sie die Auswirkungen auf die Qualität Ihrer Verbindung.
- Sprechen Sie miteinander über das Erlebte.

Denken Sie über folgende Fragen nach:

- Was ist Spiel?
- Was hat Ihnen an dieser Exploration besondere Freude gemacht?
- Was war Ihnen daran unangenehm?
- Was glauben Sie bezüglich des Spiels?
- Wann war Ihnen das, was geschah, zu nah?
- Wann war Ihnen das, was geschah, zu fern?
- Wann war es genau richtig?
- Was hat das Spiel in Ihnen geöffnet?

Reflexion

Welche Überzeugungen haben Sie hinsichtlich des Spiels?

____

____

____

TOOL 56

Übung Klienten

Achtförmige, Ressourcen mobilisierende Bewegung

Zweck der Übung

Hier geht es um eine bilaterale, gleichförmige Bewegung, die das Gewahrsein des Klienten aktiviert. Sie wirkt beruhigend auf Aktivierungszustände und kann auch nach einem Verarbeitungserlebnis integrierend wirken. Es handelt sich um eine rhythmische und repetitive Bewegung, eine modulierende Bewegung mit integrativer Funktion.

Instruktionen

- Stellen Sie sich bequem hin, und treten Sie zu Ihren Füßen und zum Boden in Verbindung.
- Schließen Sie die Augen.
- Stellen Sie sich vor, daß sich an Ihren Gesäßknochen Farbpinsel befinden und daß Sie versuchen, mit diesen eine Acht auf den Boden zu malen. Formen Sie mit sanften Bewegungen eine liegende Acht, wobei Sie zunächst die Hüften langsam bewegen und sie einen beruhigend wirkenden Rhythmus finden lassen. Spielen Sie mit kleineren, größeren, langsameren und schnelleren Bewegungen, aber entscheiden Sie sich schließlich für einen bestimmten Rhythmus, bei dem Sie dann bleiben.
- Achten Sie auf die Rolle, die Ihre Atmung und insbesondere das Ausatmen spielt.
- Bewegen Sie sich auf diese Weise fünf Minuten lang, und verkleinern Sie die Bewegung dann allmählich, bis sie äußerlich nicht mehr zu erkennen ist.
- Beachten Sie, daß die achtförmige Bewegung auch nach dem Innehalten innerlich fortgesetzt wird. Verfolgen Sie die inneren Empfindungen. Und achten Sie auf eventuell auftauchende Gefühle der Ruhe und des Behagens.

Tipps für Therapeuten

- Wenn Klienten bei dieser Bewegung in einen Zustand der Desorientiertheit verfallen, sollten Sie die Betreffenden auffordern, mit der Bewegung aufzuhören, die Augen zu öffnen und sich im Raum zu orientieren. Befragen Sie sie anschließend über ihre Beziehung zum Grund.
- Verhindern Sie, daß Klienten mit dem Kopf irgendwelche Drehungen ausführen – dies verstärkt Desorientiertheit. Die achtförmige Bewegung wird auf einer Ebene ausgeführt – nur die Hüften bewegen sich dabei; Schultern und Kopf »reiten« auf der Bewegung und werden nicht aktiv in diese einbezogen. Um die Bewegung zu stabilisieren, kann der Klient seine Hände auf dem Bauch ruhen lassen.

TOOL 57

Übung Klienten

Nutzung der Arme zur Verteidigung

Zweck der Übung

Dieses Werkzeug ist sowohl für die Etablierung einer sicheren Körpergrenze von Nutzen als auch als Ausdruck eines »Nein« in Verbindung mit einer resoluten Geste. Die Nutzung der Arme zur Verteidigung erfolgt instinktiv, und diese Bewegung kann bewußt genutzt werden, um das Nein zu spüren, das der Geist ausdrücken will.

Instruktionen

Anmerkungen für Therapeuten

- Bringen Sie Ihren Klienten diese Sequenzen von Verteidigungsbewegungen mit den Armen bei, etwa Stoßen oder eine kurze haltgebietende Bewegung der Hände, und lassen Sie sie ihre Aktivitäten verlangsamen und zu diesen Impulsen in Kontakt treten. Achten Sie darauf, wo sie innehalten oder sich festfahren, und leiten Sie sie sanft dazu an, die Bewegung abzuschließen.
- Wenn Sie Impulse beobachten, bei denen die Arme eine Rolle spielen, wie Stoßen oder eine extrem kurze haltgebietende Geste der Hände, dann lassen Sie den Klienten sein Tempo verlangsamen und zu den Impulsen in Kontakt treten. Stellen Sie fest, wo der Klient steckengeblieben ist, und helfen Sie ihm dann vorsichtig, die Bewegung zum Abschluß zu bringen.
- Es ist wichtig, langsam vorzugehen und die Instruktionen zu wiederholen. Lassen Sie die Klienten dem Bewegungsverlauf folgen. Und beobachten Sie genau, ob ein Klient dissoziiert oder kollabiert – pausieren Sie in diesem Fall, und aktivieren Sie nützliche Ressourcen.

Verfolgen Sie

- die Sequenz der Bewegung: Gibt es einen Anfang, eine Mitte und ein Ende?
- ob ein Klient aufgibt, kollabiert, sich festfährt oder repetitive Bewegungen ausführt, und verlangsamen Sie die Aktivitäten dann sofort oder unterbrechen sie und wenden sich der Ressourcenmobilisierung zu;
- die Unterstützung der Bewegung durch den ganzen Körper;
- das Auftauchen von Vorstellungsbildern und Erinnerungen sowie Gefühle der Überwältigung. Denken Sie daran, daß es wichtig ist, sich langsam zu bewegen;
- wann schnelle Bewegungen erforderlich sind; lassen Sie den Klienten häufig ausruhen, und beobachten Sie, ob die Herzfrequenz steigt, die er zwar spüren soll, die aber nicht überwältigend wirken darf.

Verteidigungssequenz

1. Benutzen Sie die »Halt«-Stellung Ihrer Hände, um »Nein« oder »Stop!« zu signalisieren.
2. Halten Sie die Arme ausgestreckt, als wollten Sie sich gegen etwas zur Wehr setzen oder jemanden wegstoßen.
3. Stellen Sie fest, ob Sie in Ihrem Körper Stärke oder Macht verspüren. Versuchen Sie, diese physische Empfindung aufrechtzuerhalten. Was kann es unterstützen?
4. Wenn Sie ein Wort finden sollten, das dieser Haltung Ausdruck gibt, welches wäre es dann?

Schützende Sequenz

1. Verschränken Sie die Arme vor Ihrem Gesicht, während sich Ihr Körper weglehnt. Dies ist eine andere Art, »Nein« zu sagen oder eine Grenze zu setzen.
2. Stimmen Sie sich in die schützende Qualität Ihrer Arme ein.
3. Sie können Ihren Körper schützen.
4. Welche Wörter könnten Sie mit dieser Körperhaltung in Verbindung bringen?

Aktivierende Sequenz

1. Drücken Sie Ihre Hände mit einander zugewandten Handflächen gegeneinander. Dies hilft Ihnen, die Kraft der Hände zu spüren.
2. Stellen Sie sich vor, Sie stoßen Ihre Hände gegen eine andere Person, zu der Sie nein sagen oder der gegenüber Sie eine andere Art von Grenze setzen wollen. Sie können eine sich wiederholende Bewegung benutzen, Ihre Arme ausstrecken oder sie in ausgestreckter Haltung fixieren.
3. Beachten Sie, wie Sie diese starke Bewegung mit Ihrem übrigen Körper unterstützen können. Stehen Ihre Beine sicher unter Ihrem Oberkörper?
4. Lassen Sie zu, daß diese Bewegung dynamisch und aktiv wird. Stoßen Sie die Arme vor, und registrieren Sie, wie Sie die Aktivität ermöglichen.
5. Achten Sie auf Ihren Atem. Es kommt nicht selten vor, daß der Atemrhythmus sich beschleunigt.
6. Verfolgen Sie diese Bewegung aufmerksam, damit Sie mit der Aktivität verbunden bleiben. Legen Sie kleine Pausen ein, und spüren Sie Veränderungen in Ihrem Körper nach.
7. Was fällt Ihnen auf?
8. Wenn Sie das Gefühl haben, es ist genug, dann machen Sie eine Pause, und spüren Sie in Ihren Körper hinein.
9. Was hat der Körper Ihnen jetzt zu sagen?

TOOL 58

Übung Klienten

Orientierungsbewegungen

Zweck der Übung

Orientierungsbewegungen helfen Klienten, sich sicher und im Besitz der Kontrolle zu fühlen. Sie können diese Art von Bewegungen benutzen, wenn sich ein Klient ängstlich oder unsicher fühlt, und das gleiche gilt für Phasen Ihrer therapeutischen Arbeit, in denen Sie an der Genesung von einem Trauma arbeiten. Die Übung dient der Ausstattung mit Ressourcen und dem Aufbau eines Gefühls eigener Sicherheit.

Die im folgenden beschriebene Bewegung verbindet aufgrund von Bedrohungsgefühlen abgeschnittene Impulse und regeneriert das somatische Sicherheitsempfinden. Die Orientierungsbewegung ist eine natürliche Bewegung, die wir vom Zeitpunkt unserer Geburt an ausführen. Sie kann jedoch beeinträchtigt werden, wenn Menschen sich fürchten oder ängstigen. Die Befreiung dieser Impulse kann dazu beitragen, verfestigte und durch Angst beeinträchtigte Körperbereiche zu reintegrieren. Stellen Sie fest, wo ein Klient eingeschränkt oder aktiviert wird. Dabei sollte man sehr langsam und bewußt vorgehen.

Als Therapeut können Sie weiter mit dem Klienten reden, während er die Bewegung erlebt. Sorgen Sie aber dafür, daß keine Angst oder Furcht aufkommt. Sollte das passieren, dann ziehen Sie sich zurück. Bleiben Sie grundsätzlich in der Komfortzone und in einem Bereich, in dem der Klient die Kontrolle über das Geschehen behält. Fordern Sie den Klienten auf, die Bewegung zum Abschluß zu bringen, wenn sich Neugierde und Sicherheit im Einklang befinden.

Instruktionen

Geleiten Sie den Klienten sehr langsam und bedacht durch die Sequenz der Abwendung und Wiederhinwendung. Die Orientierungsbewegung besteht in einer simplen Drehung des Kopfes, als würde man zur Seite und auf einen bestimmten Punkt im Raum schauen. Dies sollte sehr bedächtig und bewußt geschehen, damit der Klient die Drehung und die Orientierung der Augen im Raum spürt.

Lassen Sie Klienten vor Beginn der Übung folgenden Satz vervollständigen:

»Wenn ich desorientiert bin, ist mein Körper ______________________________

____

____.«

Erste Sequenz: Abwendung

Dies kann bedeuten, sich vom Therapeuten abzuwenden.

- Geben Sie Ihren Augen zunächst Gelegenheit festzustellen, was sie sehen.
- Bewegen Sie die Augen zur Seite, als wollten Sie den Blick auf eine Seite lenken. Ob Sie sich nach links oder nach rechts wenden, spielt keine Rolle.
- Schauen Sie sich sehr aufmerksam im Raum um. Stellen Sie sich vor, Ihre Augen sind Suchscheinwerfer, die ihr Licht durch den Raum schweifen lassen.
- Ihr Kopf folgt der Bewegung Ihrer Augen in Richtung Schulter.
- Während Ihr Blick sich weiter zu einer Seite Ihres Körpers bewegt, lassen Sie Hals und Schultern der Kopfbewegung folgen.
- Der Rumpf wird sich ein wenig drehen, wenn Sie die Bewegung vollständig zum Abschluß bringen.
- Wenn Sie die Drehung nicht mehr fortsetzen können, lassen Sie Ihren Blick auf einem Punkt irgendwo im Raum ruhen. Lassen Sie zu, daß Sie sich ein Objekt im Raum sehr gründlich anschauen.
- Drehen Sie den Kopf danach langsam wieder zur Körpermitte. Damit beginnt die zweite Sequenz.

Zweite Sequenz: Rückbewegung

- Die erste Sequenz wird nun umgekehrt.
- Bewegen Sie den zuvor leicht gedrehten Rumpf wieder zur Körpermitte hin. Lassen Sie zunächst die Schultern und dann den Kopf folgen.
- Die Augen folgen dieser Körperbewegung ganz natürlich, als schauten sie sich sehr langsam im ganzen Raum um.
- In dieser Sequenz kehrt der Blick zur Mittellinie des Körpers, also zum Ausgangspunkt der Übung, zurück.

Die Arbeit an der Sequenz

Achten Sie darauf, daß die Bewegung und die Sequenz selbst nicht dem Sinn der Übung zuwiderlaufen. Beispielsweise kann sich der Kopf sehr schnell und ohne jedes Gewahrsein drehen. Fordern Sie die betreffenden Klienten in solch einem Fall auf, ihre Bewegungen zu verlangsamen und noch einmal von vorn anzufangen. Sie können Klienten bei diesem Vorgang begleiten, indem Sie jeweils verbal formulieren, was geschieht: »Achten Sie darauf, wie sich Ihr Rumpf dreht, und lassen Sie dem zuerst die Schultern und dann den Kopf folgen. Registrieren Sie, daß Ihre Augen zu meinem Gesicht zurückkehren wollen; und nehmen Sie dies als eine vollständige Bewegung wahr.«

Vielleicht wird Ihnen auch auffallen, daß die Bewegung nicht besonders fließend ist. In solch einem Fall können Sie den Klienten bitten, seine Aktivität zu verlangsamen und tief zu atmen. Auf diese Weise können Sie ihm helfen, sich ein wenig zu entspannen.

Vielleicht fällt Ihnen auch eine besondere Wachsamkeit auf, ein flatternder Blick, der nicht stabil zu bleiben vermag. Sie können dies verbal ansprechen und anschließend den Raum ruhiger prüfen, indem Sie den Blick auf eine bestimmten Ebene gerichtet halten, statt ihn suchend im ganzen Raum schweifen zu lassen.

Im Zweifelsfall können Sie die Bewegung verlangsamen, damit der Klient selbst merken kann, was im Gange ist. Es geht hier darum, dem Klienten ein Werkzeug zur Verfügung zu stellen, das ihm ermöglicht, eine Sicherheitszone zu schaffen, indem er lernt, sich zu orientieren.

Der Klient muß die Sequenz häufig wiederholen, bis er die Bewegungssequenz verinnerlicht hat – Unterbrechungen in der Sequenz deuten darauf hin, daß Emotionen oder Empfindungen verarbeitet werden.

Auf Sicherheit überprüfen

Geben Sie Ihrem Klienten nach der Orientierungssequenz die Möglichkeit, den ganzen Raum zu überprüfen. Falls er die Sequenz noch einmal wiederholen möchte, lassen Sie ihn das tun. Stellen Sie fest, ob die Aktivierung geringer und die Kontrolle stärker geworden ist.

Lassen Sie den Klienten nach der Übung das auf der nächsten Seite folgende Arbeitsblatt ausfüllen.

Arbeitsblatt Klienten

Orientierungsbewegungen

Beschreiben Sie, wie Sie Ihren Körper erleben. Stimmen Sie sich zunächst in die Vorderseite und danach in die Rückseite Ihres Körpers ein.

»Wenn ich orientiert bin, ist mein Körper ______________________________.«

Markieren Sie die folgenden somatischen Marker, wenn Sie wissen, daß Sie in Zeit und Raum orientiert sind:

geräumig	starke Beine	Gewahrsein der Füße	mit dem Bauch verbunden
weit	starker Blick	Gewahrsein der Schultern	mit der Erde verbunden
klar	Macht	Gewahrsein des Herzens	Spüren des Gesichts
furchtlos	erbittert	Gewahrsein des Brustkorbs	wissen, wo ich bin
keine Angst	ruhig	geerdet	Jetzt: gegenwärtiger Augenblick

Ihre eigene Beschreibung:

14 Grenzen

Weshalb es wichtig ist, Grenzen zu setzen

Grenzen setzen zu können ist eine wichtige Fähigkeit. Doch bevor wir Grenzen setzen können, müssen wir unsere Grenzen »fühlen und spüren«. Menschen, in deren Familien es sehr schwer war, sich abzugrenzen, oder deren persönlicher Raum oft verletzt wurde, leiden deshalb häufig unter Traumata. Arbeit an der Stärkung und Wiederherstellung persönlicher Grenzen ist sehr wichtig bei jedem Versuch, das Gefühl persönlicher Sicherheit eines Menschen und seine Privatsphäre wiederherzustellen.

Sinn und Zweck des folgenden nächsten Abschnitts ist es, somatisch zu erleben, wie es sich anfühlt, wenn eine persönliche Grenze respektiert wird, und dies im eigenen Körper zu spüren.

Gehen Sie bei der Anwendung Grenzen stärkender Übungen so vorsichtig und langsam vor, daß Klienten Veränderungen und plötzlich auftretendes Unbehagen erkennen können. Bemerkt ein Klient ein Unbehagen, unterbrechen Sie die Übung sofort und lassen den Klienten nach den Ursachen des Unbehagens forschen. Halten Sie in Zweifelsfällen grundsätzlich inne und sorgen dafür, daß der Klient durch die Übung nicht überfordert wird. Weil der Arbeit an persönlichen Grenzen häufig eine Grenzverletzung vorangegangen ist, sollten Sie besonders aufmerksam verfolgen, was dabei geschieht.

Die im folgenden beschriebenen Übungen sollen Klienten in die Lage versetzen, ihre persönlichen Grenzen zunächst zu spüren und später zu verteidigen. Sie müssen damit rechnen, daß Klienten dazu neigen, sich zurückzuziehen oder Probleme herunterzuspielen, wenn Sie lernen sollen, Grenzen zu setzen. Die folgenden Fragen können Ihnen von Nutzen sein, wenn Sie an der Fähigkeit, Grenzen zu setzen, arbeiten. Sie können sich diese Fragen selbst stellen, wenn Sie das Verhältnis von Klienten zu ihren persönlichen Grenzen einzuschätzen versuchen oder wann immer sonst Sie dies für sinnvoll halten.

Allgemeine Fragen zu persönlichen Grenzen

- Wo beginnt die andere Person, und wo beginne ich?
- Wo befinden wir uns in Beziehung zu einander?
- Wann weiß ich, daß die andere Person mir zu nah ist?
- Woran erkenne ich, daß die andere Person zu weit entfernt ist?
- Welcher Teil von mir wünscht sich die andere Person weiter entfernt?
- Welcher Teil von mir wünscht sich die andere Person näher?

Übung Klienten

TOOL 59

Die Körpergrenze

Zweck der Übung

Körpergrenzen beginnen mit unserer Fähigkeit, unseren persönlichen Raum zu spüren. Diese Übung kann von Nutzen sein, wenn es Klienten schwerfällt, ihren persönlichen Raum zu spüren, oder wenn sie das Gefühl haben, daß ihre Grenzen zu schwach sind. Arbeit an den eigenen Muskeln kann das innere Grenzempfinden stärken. Wir nutzen in dieser Übung unsere Fähigkeit, Muskelkontraktionen wahrzunehmen, um eine Körpergrenze zu spüren.

Instruktionen

In dieser Übung geht es um die Kontraktion und Entspannung der Muskeln in Ihrem Körper. Diese Aktivität ermöglicht Ihnen, Ihren Körper als Grenze zu spüren. Führen Sie die Übung langsam und bewußt aus. Zunächst sollen Sie die Grenze Ihres Körpers bei der Kontraktion spüren und anschließend bei der Entspannung das Fehlen der Grenze.

- Beginnen Sie mit einem leicht zugänglichen Muskel, beispielsweise mit einem Muskel Ihrer Hand oder Ihres Arms. Spannen Sie den Muskel an, und entspannen Sie ihn anschließend langsam wieder. Verfolgen Sie, wie Ihr Körper darauf reagiert.
- Bewegen Sie den Bauch (das Zentrum Ihres Körpers), spannen Sie die dortigen Muskeln an, und entspannen Sie sie langsam wieder. Dies muß kontrolliert und mit Gewahrsein stattfinden, damit Sie verfolgen können, was während der Entspannung geschieht.
- Verfolgen Sie die Empfindungen, die mit der kontrahierenden Bewegung verbunden sind. Lassen Sie zu, daß Sie die Empfindungen verfolgen.
- Spannen und entspannen Sie nach Belieben auch andere Muskeln. Experimentieren Sie.
- Berichten Sie dem Therapeuten, was Sie bei dieser Aktivität erleben. Es geht um Körpergewahrsein und Kontrolle, und jede Überforderung sollte vermieden werden.
- Stellen Sie, nachdem Sie eine Weile das Anspannen und Entspannen geübt haben, fest, daß Ihre Körpergrenze konstant bleibt, wenn Sie die Muskeln entspannen? Wie erleben Sie das?

Anmerkung für Therapeuten

Geleiten Sie Ihre Klienten durch diese Übung. Sie können oft Pausen einlegen und die Klienten ihre Augen schließen lassen, bevor sie das Anspannen und Entspannen wiederholen. Übertreiben Sie es aber nicht. Wenn Sie die Übung zu oft benutzen, werden die Empfindungen schwächer. Lassen Sie Kontraktion und Entspannung dreimal wiederholen und dann eine Pause machen, in der die Klienten über das Erlebte reflektieren und Ihnen anschließend darüber berichten. Sie sollen ein Gefühl der Kraft, Bewußtsein der eigenen Grenzen und Stärkung erleben.

TOOL 60

Übung Klienten

Erweitern einer Körpergrenze

Zweck der Übung

Diese Übung ergänzt sehr gut die vorangegangene, in der es um das Erleben der Körpergrenze ging. Deshalb sollte die vorige Übung unbedingt vor dieser ausgeführt werden.

Instruktionen

Die Übung stärkt das Gewahrsein der Körpergrenze in einer Beziehung. Als Therapeut müssen Sie sich darüber im klaren sein und sich wohl dabei fühlen, daß Sie in dieser Übung die Rolle eines Übungspartners übernehmen. Es geht darum, daß der Klient seine Grenze in einer Beziehung spürt, so daß er sich darüber klar werden kann, ob er sich in der Lage sieht, seine Grenze aufrechtzuerhalten, oder nicht.

- Werden Sie Ihrer eigenen Körpergrenze gewahr, indem Sie sich einen Kreis, der Ihren Körper umgibt, entweder vorstellen oder diesen zeichnen. Sie können auch kurz die Kontraktions-Entspannungs-Technik anwenden, um in Ihre eigene Grenze hineinzuspüren.
- Vergegenwärtigen Sie sich die andere Person / den Therapeuten, die/der Ihnen gegenüber sitzt. Wie ist das für Sie? Spüren Sie Ihre eigene Grenze, während Sie die Präsenz der anderen Person in sich aufnehmen? Wenn nicht, können Sie versuchen, Ihre imaginäre oder physische Grenze neu zu zeichnen.
- Können Sie Ihre Grenze sichern? Wenn nein, was ist los? Wenn ja, was müssen Sie sonst noch tun, um die Grenze zu verstärken?
- Gibt es Wörter oder Äußerungen, die Sie mit diesem Erlebnis verbinden?
- Probieren Sie verschiedene Möglichkeiten bezüglich des Sicherns einer persönlichen Grenze aus, und bedenken Sie dabei, daß Ihnen ein anderer Mensch gegenübersteht.

Anmerkung für Therapeuten

Wenn es Ihrem Klienten in Beziehungen schwerfällt, seine persönliche Grenze zu sichern, können Sie zusätzlich mit folgenden Möglichkeiten experimentieren:

1. Strecken Sie Ihren Arm. (Klient oder Therapeut)
2. Strecken Sie den Arm, und drehen Sie den Kopf.
3. Sagen Sie »nein« oder »halt«, und verbinden Sie dies mit einer Armbewegung.
4. Experimentieren Sie, indem Sie beide Arme der anderen Person entgegenstrecken.
5. Entfernen Sie sich mit Ihrem Stuhl ein wenig von der anderen Person.
6. Welche Position bevorzugen Sie im Kontakt mit einem anderen Menschen?

TOOL 61

Übung Klienten

Der Muskeltonus als Grenzerlebnis

Zweck der Übung

Die Übung ist nützlich, wenn ein Klient das Gefühl hat, keine schützenden Grenzen zu haben oder ganz allgemein schutzlos zu sein.

Es geht hier darum, Klienten Körpergewahrsein und Kontrolle erleben zu lassen, ohne daß sie sich überwältigt fühlen. Messen Sie vor der Übung einen Ausgangswert, um die Wirkung der Übung untersuchen und nach ihrem Abschluß Veränderungen messen zu können. Dem Klienten soll geholfen werden, die Kontrolle über seinen eigenen Körper und dessen Reaktionen zu erlangen. Gehen Sie langsam und systematisch vor.

Instruktionen

Ausgangssituation vor der Übung

Meine Körpergrenze fühlt sich ______________________________ an.

Ich spüre meine Körpergrenze um mich herum, wenn ich ______________________________

______________________________.

Ich empfinde Angespanntheit im folgenden Bereich meines Körpers: ______________________________

______________________________.

Ich spüre im folgenden Körperbereich Taubheit oder nichts: ______________________________.

Schritte

- Beginnen Sie mit Muskeln, die Sie leicht erreichen können, beispielsweise in den Händen. Ballen Sie die Hände zu Fäusten, und lösen Sie die Anspannung nach einer Weile langsam wieder. Wiederholen Sie dies ein- oder zweimal. Achten Sie auf Empfindungen in den Händen.
- Beugen Sie nun die Armmuskeln, indem Sie langsam den Bizeps anspannen – als würden Sie ein imaginäres Gewicht heben –, und entspannen Sie die Muskeln dann langsam wieder. Wiederholen Sie dies ein- oder zweimal. Achten Sie darauf, wie Ihr Körper reagiert.
- Bewegen Sie nun den Bauch: Spannen Sie ihn an, indem Sie den großen Bauchmuskel in Richtung Nabel ziehen. Atmen Sie beim Kontrahieren des Muskels sachte aus. Entspannen Sie den Muskel anschließend langsam wieder. Die Entspannung darf nicht zu schnell, son-

dern muß kontrolliert und mit Gewahrsein erfolgen, damit Sie beobachten können, was während der Entspannung geschieht. Wiederholen Sie dies ein- bis zweimal.

- Spannen Sie als Nächstes den großen Gesäßmuskel an, als würden Sie Ihren Sitz emporheben. Kontrahieren und entspannen Sie den Muskel sanft und kontrolliert. Wiederholen Sie auch dies ein- bis zweimal. Achten Sie, während Sie sich entspannen, auf Ihre Empfindungen.
- Kontrahieren und entspannen Sie danach die Beinmuskeln, indem Sie beide einander zuwenden. Verfolgen Sie, welche Empfindungen dabei auftreten; versuchen Sie, bei ihnen zu bleiben. Wiederholen Sie auch dies ein- bis zweimal. Stellen Sie fest, ob Ihnen das Anspannen oder das Entspannen leichter fällt.
- Bewegen Sie nun die Füße; rollen Sie die Zehen ein, und entspannen Sie sie wieder. Wiederholen Sie dies ein- bis zweimal.
- Verfahren Sie ebenso mit anderen Muskeln, die Sie anspannen und wieder entspannen, was Sie ebenfalls ein- bis zweimal wiederholen. Bleiben Sie dabei auf die Entspannung fokussiert, und verharren Sie nicht im Zustand der Anspannung.
- Entspannen Sie nach Abschluß der Übung Ihren Körper. Schließen Sie die Augen, und bleiben Sie bei Ihren Körperempfindungen.
- Spüren Sie Ihren Körper stärker? Spüren Sie, wo sich seine Grenze befindet? Wie spüren Sie die äußere Grenze Ihres Körpers jetzt?

Zustand nach der Übung

Meine Körpergrenze fühlt sich nun an wie ______________________________

____.

Ich spüre meine Grenze um mich herum, wenn ich ______________________

____.

Wenn ich mir meine Angespanntheit vor der Übung noch einmal vergegenwärtige, spüre ich jetzt: ____

____.

Wenn ich mir die Bereiche vergegenwärtige, in denen ich vor der Übung empfindungstaub war, dann empfinde ich dort jetzt: ______________________________

____.

TOOL 62

Übung Klienten

Sich in den eigenen Raum einwickeln

Zweck der Übung

Diese Übung verbessert die Fähigkeit von Klienten, ihre Körpergrenzen sensorisch zu spüren. Als wir noch Babys waren, half uns das angenehme Gefühl einer Decke oder eines Tuchs auf unserer Haut, somatisch unsere Körpergrenze zu spüren. Die nun folgende Übung ist besonders nützlich, wenn Klienten gehalten, eingehüllt oder geschützt werden wollen.

Was Sie brauchen

Eine leichte Decke oder ein Tuch, mit dem man die Schultern und den Rumpf eines Klienten umhüllen kann. Benutzen Sie beispielsweise einen Sari aus einem kräftigen Stoff, weil es sich dabei um ein längeres Tuch handelt, das sich angenehm um den Körper legen läßt.

Instruktionen

Benutzen Sie diese Möglichkeit, wenn sich ein Klient geschützt fühlen möchte, wenn er Sicherheit sucht oder wenn er sich verschlossen fühlt. Sie können ihn entweder in ein Tuch einhüllen oder ihm das Tuch geben und ihm so ermöglichen, sich damit zu umhüllen. Stellen Sie fest, wie wohl er sich fühlt. Fragen Sie ihn, ob er möchte, daß Sie ihn umhüllen; nehmen Sie nicht wie selbstverständlich an, daß er es will.

- Nehmen Sie die Enden des Tuchs in beide Hände, und drehen Sie die Enden sanft. Dies ermöglicht Ihnen, vorsichtig Druck auf die Umhüllungsbewegung auszuüben.
- Erklären Sie, was Sie vor haben, damit Ihr Klient sich entspannen und das angenehme Gefühl des Umhülltwerdens genießen kann.
- Umwickeln Sie seine Schultern oder den mittleren Bereich des Bauchs. Vermeiden Sie bitte unbedingt den Kopf!
- Halten Sie die Enden des Tuchs fest, und drehen Sie sie, wie wenn Sie einen Druckverband anlegen würden, damit der Druck auf das Tuch übergeht.
- Stellen Sie sich vor, das Tuch ist eine Verlängerung Ihrer Berührung; seien Sie also vorsichtig, und überstürzen Sie nichts.
- Achten Sie darauf, wann der Klient aus der Umhüllung heraus will; lösen Sie dann den Druck allmählich, und lassen Sie das Tuch los.
- Sprechen Sie mit dem Klienten darüber, wie sich sein Körper anfühlt, NACHDEM sein Körper in das Tuch eingehüllt war.
- Spürt der Klient jetzt seine Körpergrenze?

Skript

»Ich werde jetzt Ihre Schultern umhüllen, und ich werde die Enden des Tuchs festhalten und so ganz leichten Druck ausüben. Ich tue das, damit Sie Ihre Haut spüren können.

Ich werde dabei sehr langsam vorgehen, damit Sie mir sagen können, wann das Gefühl für Sie ideal ist und Sie sich wohl fühlen. Wenn Sie spüren, daß der Druck so ist, wie Sie es innerlich brauchen, dann sagen Sie mir das, damit wir an diesem Punkt innehalten.

Lassen Sie nun zu, daß Sie diese schützende Grenze spüren. Achten Sie darauf, was dann geschieht.

Wenn Sie bereit sind, werde ich den Druck allmählich verringern. Spüren Sie, wie das für Sie ist.«

Nach dem Abnehmen der Decke bzw. des Tuchs:
»Stellen Sie fest, wie sich Ihr Körper jetzt anfühlt. Spüren Sie eine Körpergrenze?«

TOOL 63

Arbeitsblatt Klienten

Erforschen des persönlichen Raums

Instruktionen

Das folgende Rechteck repräsentiert eine Beziehung, in der Sie sich befinden. Wo positionieren Sie sich in Beziehung zu der anderen Person? Markieren Sie den aus Ihrer Sicht idealen Abstand.

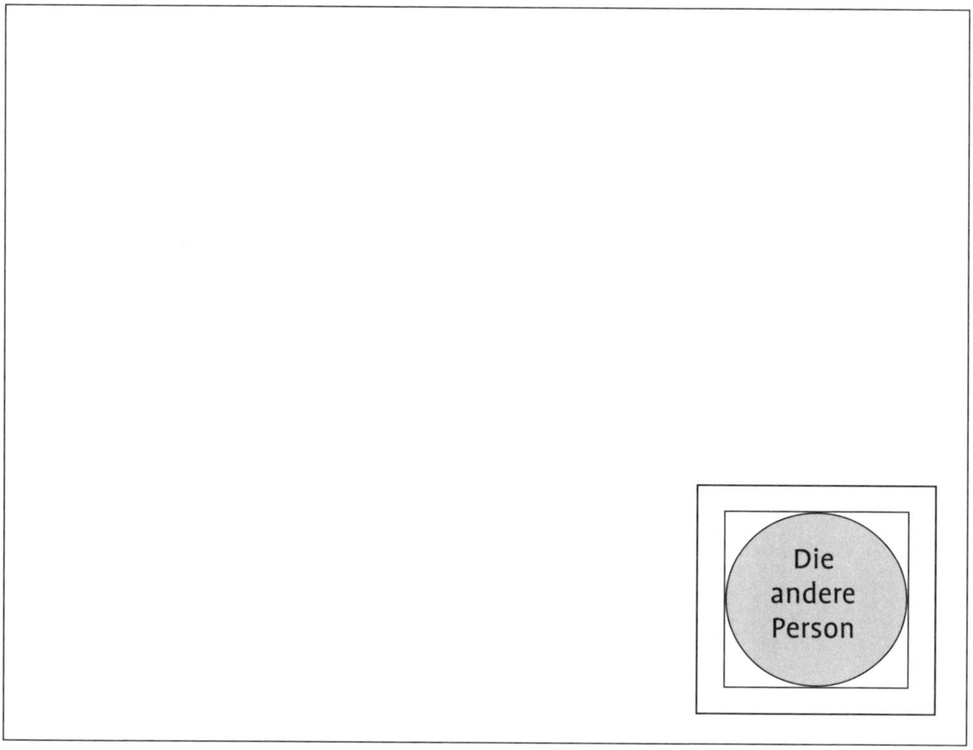

Follow-up-Fragen

Was würden Sie brauchen, um diese Grenze zu setzen? ______________________________

____.

Was steht dem Festlegen dieser Grenze im Wege? ______________________________

____.

Was kann Ihnen helfen zu lernen, diese Grenze zu setzen? ______________________________

____.

TOOL 64

Arbeitsblatt Klienten

Hausaufgabe für die Abgrenzung des persönlichen Raums

Zweck der Übung

Grenzen helfen, Ihren persönlichen Raum zu definieren. Grenzen können physischer, emotionaler, verbaler, behavioraler und spiritueller Art sein. Außerdem können sie stark, starr, locker, offen, flexibel, fern, nah, verschmolzen oder fließend sein. Es gibt sowohl innere als auch äußere Grenzen zwischen Ihnen und anderen Menschen. Diese Übung hilft Ihnen, über Ihre Grenzen zu reflektieren.

Instruktionen

Schätzen Sie mit Hilfe der folgenden Fragen den Zustand Ihrer Grenzen ein.

Untersuchungsfragen

- Wie würden Sie Ihre persönlichen Grenzen beschreiben? ______________________

  ____
- Woran erkennen Sie, wo Ihr persönlicher Raum beginnt und endet? ______________

  ____
- Was spüren Sie im Körper, wenn jemand Ihrem persönlichen Raum zu nahe kommt? ______

  ____
- Was spüren Sie im Körper, wenn jemand zu weit von Ihrem persönlichen Raum entfernt ist? ____
- Zeichnen Sie Ihren persönlichen Raum. Zeichnen Sie einen Kreis um die Figur, um so Ihren persönlichen Raum zu markieren.

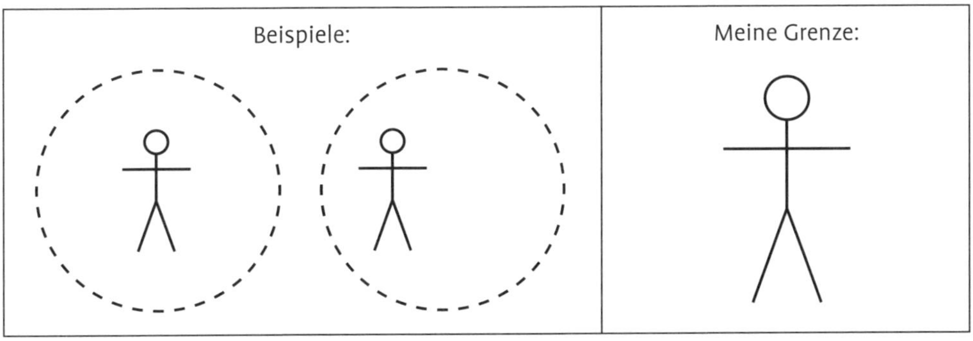

- Welche Farbe hätte Ihre Grenze? ______________________________
- Aus welcher Art von Material würde Ihre Grenze bestehen? ______________________
- Wer befindet sich in Ihrem persönlichen Raum und wer nicht? ____________________

____

Beispiele
Freunde
enge Freunde
Verwandte
Familienangehörige
neue Bekanntschaften
erweiterte Familie
Partner

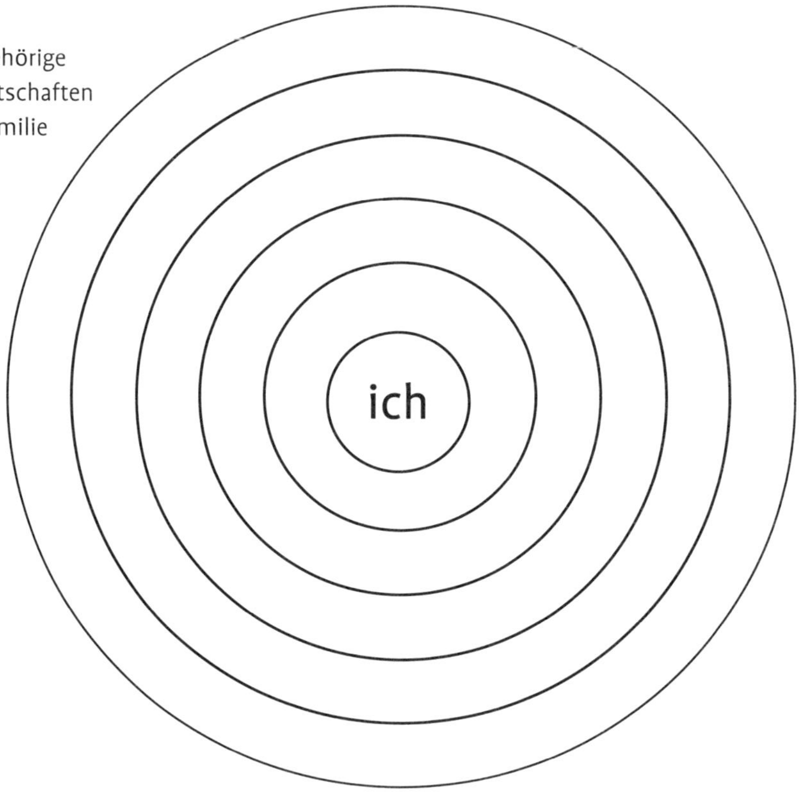

- Wie waren die Grenzen in Ihrer Familie beschaffen? Waren sie stark, starr, locker, offen, flexibel, fern, nah, verflochten, fließend usw.? ______________________________
- Welche Mitglieder Ihrer Familie hatten starre Grenzen? Und wer hatte lockere Grenzen?

____

- Denken Sie an eine Situation, in der Sie sich nicht wohl fühlten und Ihnen jemand zu nahe gekommen war. Stellen Sie sich vor, Sie zeichnen eine Grenze um sich, während Sie sich dieses Szenario vorstellen. Mit Hilfe welcher Worte oder Handlungen können Sie die Grenze wiederherstellen? ______________________________

Arbeitsblatt Klienten

TOOL 65

Wenn eine Grenze ignoriert wird – Das eigene Territorium wieder in Besitz nehmen

Zweck der Übung

Diese Übung dient der Wiederherstellung körperlicher und emotionaler Grenzen, nachdem Sie eine Grenzverletzung erlebt haben. Der Therapeut kann Sie durch diese Visualisation geleiten; Sie können sie aber auch ohne Hilfe benutzen.

Instruktionen

Sie

Visualisieren Sie sich und Ihre persönliche Körpergrenze. Was brauchen Sie, um sich sicher zu fühlen?

1. ______________________
2. ______________________
3. ______________________
4. ______________________
5. ______________________
6. ______________________
7. ______________________
8. ______________________
9. ______________________
10. ______________________

die andere Person

Visualisieren Sie die »andere« Person, der Sie eine Grenze setzen wollen. Was können Sie zu dieser Person sagen, um Ihre Grenze zu sichern?

1. ______________________
2. ______________________
3. ______________________
4. ______________________
5. ______________________
6. ______________________
7. ______________________
8. ______________________
9. ______________________
10. ______________________

Formulieren Sie einen Ausspruch, der Ihre Motivation bestärkt, Ihre Grenzen zu verteidigen und zu benennen. Schreiben Sie etwas über die für Sie wichtigste Grenze, an der Sie arbeiten, auf. Notieren Sie diese Erklärung, und achten Sie darauf, was sich dadurch in Ihnen verändert.

Ich brauche ______________________________ als Grenze.

Es ist wichtig für mich, daß du meine Grenze respektierst, indem du ______________________________

______________________________.

Ich möchte, daß du meine Grenze respektierst, indem du ______________________________

______________________________.

Ich werde nicht mehr ______________________________

______________________________.

TOOL 66

Arbeitsblatt Klienten

Persönlicher Raum in einer Beziehung

Zweck der Übung

Es geht hier um Ihre Körpergrenze in Relation zu Ihrer Beziehung gegenüber anderen.

Instruktionen

- Visualisieren Sie zunächst einen Menschen, in dessen Gegenwart Sie sich wohlfühlen, und stellen Sie sich vor, daß Sie dieser Person gegenüber sitzen. Wie nah oder weit entfernt von ihr sitzen Sie? Was ist der optimale Abstand zu diesem anderen Menschen? Woher wissen Sie, daß dies der optimale Abstand ist?
- Stellen Sie sich nun jemanden vor, mit dem Sie größere Schwierigkeiten haben. Was ist der optimale Abstand zwischen Ihnen und dieser anderen Person? Fällt es Ihnen leicht, diese Grenze zu definieren? Ist es schwierig für Sie? Was macht es schwierig? Was wirkt hinderlich?
- Zeichnen Sie den für Sie idealen Abstand in Beziehungen. Das folgende Rechteck steht für die Beziehung, in der Sie sich befinden. Wo positionieren Sie sich in Ihrer Beziehung zu der betreffenden anderen Person?

Was brauchen Sie, um diese Grenze setzen zu können? ____________________

____

Was hindert Sie daran, diese Grenze zu setzen? ____________________

____

Was könnte Ihnen helfen zu lernen, diese Grenze zu setzen? ____________________

____

Schauen Sie sich Ihre Zeichnung noch einmal an. Spüren Sie in diese neue Grenze, die Sie gerade gesetzt haben, hinein. Was fällt Ihnen in Ihrem Körper auf? Welche Worte verbinden Sie mit Ihrem momentanen Erlebnis?

____

____

____

Berichten Sie über Grenzen, von denen Sie wissen, daß sie nicht respektiert wurden. Notieren Sie einige wichtige Situationen, an die Sie sich erinnern. Was haben diese Augenblicke gemeinsam?

____

____

____

____

____

____

____

Notieren Sie EINEN Aspekt, den Sie hinsichtlich Ihrer Fähigkeit, Grenzen zu setzen, verändern können. Ein Wort? Einen Satz, den Sie innerlich formulieren wollen? Eine Empfindung im Körper, an die Sie sich erinnern und zu der Sie zurückkehren wollen?

Denken Sie daran: Wenn Sie lernen wollen, Grenzen zu setzen, dann beginnen Sie mit einer klaren und prägnanten Äußerung darüber, was zu tun oder sein Sie nicht mehr bereit sind.

Ich werde meine Grenzen verändern, indem ich ____________________

____

____ sage/tue.

Ich bekenne mich durch folgende Äußerung zu meiner Grenze:

____

____

____

TOOL 67

Übung Klienten

Partnerübung mit einer Schnur

Zweck der Übung

Diese Übung bringt Klienten auf den Weg zu ihrem persönlichen Raum und hilft ihnen, Möglichkeiten, Grenzen zu setzen, zu entdecken. Die Erkundung beinhaltet das Experimentieren mit der Einfühlung in eine Grenze und die Auseinandersetzung mit der Frage, wann man eine Grenze setzen muß. Die Übung kann an die Bedürfnisse des Klienten und an die speziellen Erfordernisse seiner Erkundung angepaßt werden. Man sollte diese Übung sehr achtsam ausführen, damit der Klient Zeit hat, zu spüren, wo sich die Grenze befindet.

Benötigtes Material

Sie brauchen zwei Schnüre, die so lang sind, daß Sie damit einen großem Kreis um die Körper beider Beteiligter bilden können.

Instruktionen

Dies ist eine Partnerübung, die mit dem Therapeuten zusammen ausgeführt wird. Sie eignet sich auch sehr gut als Partnerübung für die Arbeit in einer Gruppe.

Set-up

- Erklären Sie dem Klienten, daß er diese Übung am besten auf dem Boden ausführt. Stellen Sie fest, wie wohl er sich auf dem Boden fühlt. Nötigenfalls können Sie die Übung so abwandeln, daß sie auf Stühlen ausgeführt werden kann.
- Legen Sie die beiden Schnüre bereit, eine für den Klienten und eine für die Therapeutin.
- Erklären Sie dem Klienten, daß es in der Übung um die Erforschung von Grenzen geht. Fehlende Grenzen zu entdecken ist wichtig, wenn man herausfinden will, wo Grenzen bestehen müßten und wie man sie schaffen kann.

Instruktionen für Therapeuten

- Erklären Sie dem Klienten vor Beginn Sinn und Zweck der Übung.
- Seien Sie achtsam, und verlangsamen Sie Ihre Aktivitäten.
- Da es um eine Erkundung geht, sollten Sie für Input und Kreativität des Klienten offen sein.
- Ermutigen Sie den Klienten durch offene Fragen (die im nachfolgenden »Skript«-Abschnitt aufgeführt werden).
- Es geht darum herauszufinden, wie Grenzen innerlich empfunden werden, und zu lernen, mit Hilfe visueller Veranschaulichung Grenzen zu kreieren.

- Sie sitzen einander gegenüber.
- Nehmen Sie sich ein wenig Zeit, um über das Erlebte zu sprechen. Achten Sie bei jeder Bitte um eine Anpassung darauf, wie dies auf den Klienten wirkt, und helfen Sie ihm, auf seinen Körper zu achten. Er soll sich beim Ausführen der Übung befähigt und sicher fühlen.

Skript

- Nehmen Sie sich ein wenig Zeit, um auf dem Boden sitzend zur Ruhe zu kommen. Die Schnur liegt in Reichweite.
- Lassen Sie zu, daß Sie langsamer werden und in einen Zustand der Achtsamkeit eintreten.
- Spüren Sie in Ihren Körper hinein, und vergegenwärtigen Sie sich, wie es für Sie ist, daß ich vor Ihnen und Ihnen gegenüber sitze.
- Stellen Sie fest, wo sich momentan Ihre Körpergrenze befindet.
- Identifizieren Sie Ihren persönlichen Raum in diesem Augenblick.
- Markieren Sie Ihren persönlichen Raum mit Hilfe der Schnur.
    - Bleibt er nahe bei Ihrem Körper?
    - Entfernt er sich von Ihrem Körper?
    - Ist die Schnur lang genug, um den persönlichen Raum rundum zu markieren?
- Achten Sie, nachdem Sie Ihren eigenen persönlichen Raum markiert haben, darauf, wie Sie es empfinden, wenn ich meinen persönlichen Raum markiere.
    - Wie ist das für Sie?
    - Ist es zu nah? Zu weit entfernt?
    - Woher wissen Sie das?
- Achten Sie darauf, welche Anpassungen Sie vornehmen müssen, nachdem Sie meine Grenze wahrgenommen haben.
- Verändern Sie nötigenfalls den Verlauf Ihrer Schnur.
    - Müssen Sie Ihren Raum vergrößern oder verkleinern?
    - Müssen Sie die Grenze neu festlegen?
- Wenn Sie den »richtigen« Abstand gefunden haben, dann stellen Sie fest, wie sich das in Ihrem Körper anfühlt.
- Was müssen Sie tun, um sich sicherer oder wohler zu fühlen?
- Bewegen Sie sich langsam in Ihrem Kreis, und stellen Sie fest, wie es sich anfühlt, aus dem Schnurkreis heraus zu mir in Beziehung zu treten.
- Stellen Sie anschließend, während ich mich langsam in meinem Schnurkreis bewege, fest, wie Sie dies empfinden.
- Halten Sie inne, und achten Sie erneut darauf, wie es sich auf unsere Beziehung auswirkt, wenn wir uns anpassen und Grenzen setzen.

- Begeben Sie sich dann in die Mitte Ihres Kreises, und stellen Sie sich noch einmal auf das ein, was die adäquate Grenze zwischen uns zu sein scheint.
- Wenn Sie wollen, können Sie eine Aussage darüber formulieren, wie sich dies anfühlt.

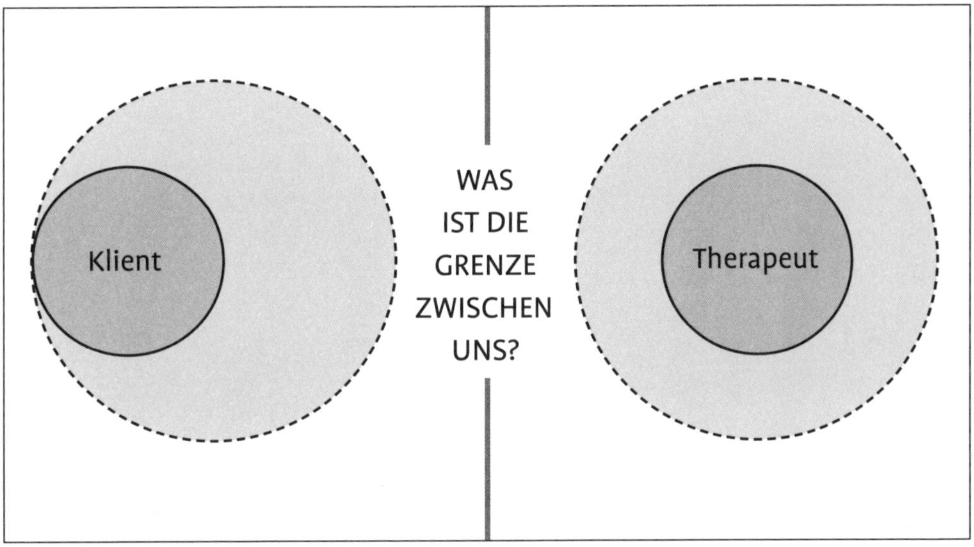

Erkundungsfragen

- Was ist die Grenze zwischen uns?
- Wie erkennen Sie diese Grenze?
- Woran erkennen Sie, daß es eine Grenze gibt?
- Wie fühlen/spüren Sie die Grenze?

15 Haltung

Haltung und innere Botschaften

Die Haltung spiegelt die Atmosphäre im Inneren eines Menschen. Wir hegen unbewußte Überzeugungen, die unseren Körper betreffen, und unterliegen dem Einfluß von Botschaften, die uns andere über die äußere Erscheinung unseres Körpers übermittelt haben.

Botschaften wie »Halte dich gerade«, »Zieh die Schultern zurück«, »Du bist zu lang, zu kurz, zu groß, zu klein« werden oft auf subtile Weise übermittelt. Unsicherheit, die Menschen in einem pubertierenden Körper bezüglich der eigenen Person empfinden, kann die Körperhaltung im ganzen weiteren Leben beeinflussen. Wenn Menschen sich im eigenen Körper nicht gut fühlen, können dauerhafte Haltungsmuster entstehen, die die Betroffenen in einen inneren Körperzustand einsperren.

Anhand der Haltung eines Klienten können wir als Therapeuten den Zustand im Inneren des Körpers unmittelbar »lesen«; sie ermöglicht uns, direkt an der Grundstimmung des betreffenden Menschen und an seinen Gefühlen zu arbeiten.

Versuchen Sie zunächst vorsichtig, die Botschaften zu entziffern, die ein Klient bezüglich seiner Haltung verinnerlicht hat. Wie fühlt er sich, wenn er steht, sitzt oder von anderen beobachtet wird? Welche Botschaften bezüglich Haltung, Bewegungen und Funktionsfähigkeit seines Körpers begleiten ihn ständig?

Sich »gerade« zu halten ist der mit eben dieser Aufforderung verbundenen Intention eher abträglich, weil eine »gerade Wirbelsäule« nicht der anatomischen Realität entspricht. Eine Wirbelsäule weist von Natur aus Kurven auf, und in Wahrheit ist die Harmonisierung der Haltung der Wirbelsäule mit der Haltung des restlichen Körpers das, was wir oft als »gerade« bezeichnen. Es geht um eine innere und äußere Harmonisierung der Körperhaltung, die ein Wohlgefühl hervorruft. Klienten wissen oft nicht, was dies beinhaltet, bis sie von innen heraus damit experimentieren, statt sich daran zu orientieren, wie andere ihren Körper sehen oder wie sie selbst ihn beurteilen.

Chronische Furcht wirkt von innen auf den Körper. Reflexe und starke Gefühle, die nicht aufgelöst werden, haben mechanische Veränderungen der Körperstruktur zur Folge. Ignorierte Muskelverspannungen beeinflussen das innere Erleben und die Reaktionsweise des Klienten. Die Haltung gibt einen ersten Aufschluß über die Verbindungen zwischen Gefühlen, Emotionen und Muskelreaktionen und ihr dynamisches Wechselspiel. Kinästhetische Empfindungen sind über Knochen, Gelenke und Körperflüssigkeiten mit dem Zentralen Nervensystem verbunden, und sie alle beeinflussen die propriozeptiven Empfindungen und Wahrnehmungen.

Einfache Aktivitäten wie Gehen, Sitzen und Stehen erschließen wundervolle Möglichkeiten, sich in die Körperhaltung einzufühlen, ohne daß man »Bewegungen ausführen« muß. Die Maxime, man solle Klienten hinsichtlich ihrer grundlegenden Bewegungsfunktionen »da begegnen, wo sie sich befinden«, kann einer großen Zahl unterschiedlicher Klienten zu Körpergewahrsein verhelfen und bei ihnen die Bereitschaft zu somatischer Arbeit wecken.

Wenn es gelingt, Klienten dazu zu bringen, sich auf ihre grundlegenden Empfindungen von Schwerkraft und Bewegung einzustimmen, kann uns dies neue Erkenntnisse darüber erschließen, wie die Betreffenden sich selbst innerlich erleben. Ein schwerfälliger Gang in achtsamer Geisteshaltung kann einen Klienten auf sein Empfinden emotionaler Schwere aufmerksam machen, die in seiner Gangart zum Ausdruck kommt. Stellen Sie Klienten simple Fragen wie: »Was könnten Sie jetzt verändern, wenn Sie so gehen?« Diese Art offenen Untersuchens fördert das Gewahrsein dessen, was sich im gegenwärtigen Augenblick verändern läßt, und weist den Weg dorthin.

TOOL 68

Übung Klienten

Die Länge der Wirbelsäule

Zweck der Übung

Die Haltung ist für das Wohlbefinden eines Menschen von großer Bedeutung und außerdem ein authentischer Ausdruck seiner inneren Welt. Beispielsweise deutet ein eingefallener Brustkorb (eine »Hühnerbrust«) in Verbindung mit einem gesenkten Blick auf Traurigkeit oder Furcht. Zunächst geht es uns darum, folgendes zu verstehen:

1. Wodurch ist die Haltung überhaupt entstanden?
2. Was können wir JETZT von innen tun, um die Haltung zu ändern und die mit dem Körper verbundenen Emotionen dabei einzubeziehen?

Anmerkung für Therapeuten

Machen Sie nicht den Fehler, Klienten aufzufordern, ihre Haltung auf eine Weise zu verändern, die Ihnen persönlich gefällt oder die Sie für die beste halten. Lassen Sie sie die erforderlichen inneren Ressourcen und Pfade entdecken, um die Veränderung herbeizuführen. Sie bringen Ihren Klienten den PROZESS der Haltungsveränderung bei, nicht dessen Endergebnis.

Nutzen Sie die hier beschriebene Technik, wenn Ihnen auffällt (oder wenn der Klient darüber klagt), daß seine Haltung kollabiert, gedrückt oder disharmonisch ist. Die Übung dient der adäquaten Ausrichtung einer langen Wirbelsäule, die Wohlbefinden und Verbundenheit mit dem eigenen Körper erkennen läßt. Die Technik eignet sich ganz besonders, wenn ein Klient sich »leer« oder ein wenig dissoziiert fühlt oder sich über seine gedrückte Haltung beklagt.

Instruktionen

Die Übung wird im Stehen ausgeführt. Bitten Sie Ihren Klienten aufzustehen. (Nötigenfalls kann die Übung abgewandelt werden, so daß sie auch im Sitzen ausgeführt werden kann.) Stellen Sie sicher, daß Sie sich über die anfängliche Haltung im klaren sind und darüber, welche Emotionen und Empfindungen damit einhergehen. Nehmen Sie sich ausreichend Zeit, um die Haltung zu untersuchen und ihren Sinn zu erkennen. Klienten erscheint ihre Haltung oft wie eine Selbstverständlichkeit, und ihnen ist nicht klar, daß ihre Emotionalität sehr stark mit ihrer Haltung (und ihrem Umgang mit derselben) verbunden ist.

- Machen Sie sich Ihre momentane Haltung bewußt. Stimmen Sie sich in Ihre Wirbelsäule ein, und werden Sie ihres aktuellen Zustandes gewahr. Verändern Sie noch nichts; nehmen Sie nur zur Kenntnis, was ist.

- Verweilen Sie mit Ihrer Aufmerksamkeit in Ihrer Haltung. Schauen Sie, als befänden sich in Ihrer Wirbelsäule Augen, in Ihre Haltung hinein. Streben Ihre Schultern vor oder zurück? Wirkt Ihr Brustkorb offen oder kollabiert? Befindet sich die Ausrichtung Ihrer Hüften im Einklang mit Ihren Schultern? Stehen Ihre Füße in Verbindung mit Ihren Beinen? Befinden sich die Beine unter dem Becken? Ist Ihr Becken nach vorn oder nach hinten orientiert? Welche Körperbereiche empfinden Sie als eingestimmt und welche nicht? Drücken Sie sprachlich aus, wie Sie empfinden, was Sie aufgrund Ihrer Haltung innerlich spüren.
- Kommentieren Sie, wie sich diese Haltung anfühlt. Ist sie Ihnen vertraut? Wann versetzen Sie sich in diese Haltung?
- Stellen Sie fest, wie die Haltung entstanden ist. Was bringt Sie dazu, sich in diese Haltung versetzen zu wollen? Gibt es innere Bedeutungen/Stimmen aus Ihrer Vergangenheit – Dinge wie »Halte dich gerade«?
- Lassen Sie sich während dieser Untersuchung ruhig werden, und stellen Sie fest, ob Sie bei sich den Wunsch entdecken, diese Haltung zu verändern. Versuchen Sie, der Versuchung, eine große Veränderung vorzunehmen, zu widerstehen und statt dessen kleine und aufeinander aufbauende Veränderungen anzustreben. Wie müßten Sie sich in diesem Moment bewegen, um Ihre Wirbelsäule länger werden zu lassen? Wie möchte Ihr Körper eine Veränderung herbeiführen? Versuchen Sie, dem Pfad der kleinen Veränderungen zu folgen.
- Lassen Sie Ihre Wirbelsäule länger, nicht »gerade« werden. Stellen Sie sich vor, daß der oberste Punkt Ihres Kopfes wie das Ende einer Perlenkette sanft angehoben wird. Stellen Sie sich vor, der unterste Punkt Ihrer Wirbelsäule strebt wie ein Anker in Richtung Boden. Versteifen Sie Ihre Kniegelenke nicht, und lassen Sie die Atmung ruhig werden.
- Spüren Sie, wie Ihre Wirbelsäule ohne Ihr Zutun länger wird. Verfolgen Sie die damit verbundenen Empfindungen. *(Anmerkung: Wenn ein Klient mit dieser Art von Veränderung Schwierigkeiten hat, können Sie das Vorstellungsbild erweitern, indem Sie beispielsweise sagen: »Erheben Sie sich durch den obersten Punkt Ihres Kopfes« usw. Sie können aber auch eine Hand auf den Kopf des Klienten legen und ihn auffordern, sanft dagegen und somit aufwärts zu drücken, so daß er die Verlängerung der Wirbelsäule gegen den sanften Widerstand Ihrer Hand spüren kann.)*
- Sobald Sie dann in diesem Zustand – mit gelängter Wirbelsäule – dastehen, müssen Sie darauf achten, wie der Rest Ihres Körpers dieser Ausrichtung zu folgen strebt. Finden Sie nun den natürlichen Ausdruck Ihrer Körperhaltung. Nehmen Sie sich ein wenig Zeit, um in diese neue Haltung hineinzuspüren. Welche Gefühle und Empfindungen sind damit verbunden?
- Hat sich Ihre Stimmung verändert? Womit sind Sie jetzt in Kontakt? Äußern Sie sich darüber, was sich verändert hat und wie Sie diesen von innen nach außen verlaufenden Prozeß wiederholen können, wenn Ihnen auffällt, daß Ihre Haltung kollabiert ist.
- Bei gelängter Wirbelsäule spüre und fühle ich in meinem Körper: ____________________

  ____.

TOOL 69

Übung Klienten

Erdung durch die Wirbelsäule

Zweck der Übung

Arbeit an der Wahrnehmung der Wirbelsäule ist eine leichte Möglichkeit der Erdung. Wenn Klienten an streß- oder traumabedingter Aktivierung arbeiten, kann es sein, daß sie abdriften, sich nicht präsent fühlen, physische Müdigkeit empfinden oder in eine kollabierte Körperhaltung verfallen. Die Übung verhilft Klienten zu einem Gewahrsein dessen, wie sich ihre Wirbelsäule ausrichtet und streckt, was ihr Gefühl des inneren Einklangs und der Präsenz wiederherstellt. Die Übung kann im Sitzen ebenso wie im Stehen ausgeführt werden. Durch Achtsamkeit beim Aufrichten der Wirbelsäule kann der Klient seinen inneren Zustand verändern und sich einem ausgewogeneren Erleben öffnen. In einer besser justierten Haltung fällt es leichter, sich mit dem vorherigen kollabierten Zustand auseinanderzusetzen. Dies erschließt auch einen direkten somatischen Pfad zur Befreiung aus einem Zustand der Niedergeschlagenheit.

Anmerkung für Therapeuten

Wenn Sie merken, daß der Klient seinen somatischen Zustand als kollabiert empfindet, als in sich selbst versunken (z. B. wenn sein Brustkorb eingefallen ist, sein Rücken deutlich gerundet wirkt und sein Kopf stark nach vorn strebt, in Verbindung mit einem schwachen Affekt), können Sie diese Intervention ausprobieren.

Instruktionen

- Empfehlen Sie dem Klienten, auf seine momentane Körperhaltung zu achten: »Machen Sie sich bewußt, wie Sie in diesem Augenblick sitzen. Was fällt Ihnen an Ihrer Haltung auf?«
- Schlagen Sie dem Klienten vor, mit Veränderungen dieser Haltung zu experimentieren, indem er allmählich die Haltung der Wirbelsäule verändert: »Lassen Sie zu, daß sich Ihre Wirbelsäule sehr langsam aufrichtet, indem sich ein Wirbel auf den darunter liegenden erhebt. Nehmen Sie sich soviel Zeit, wie Sie brauchen, und versetzen Sie die Wirbelsäule vom Steißbein bis zum obersten Halswirbel in eine aufrechte Position.«
- Geleiten Sie den Klienten sehr langsam durch diesen Prozeß; Sie wollen ja erreichen, daß er sich der stattfindenden Veränderung bewußt wird: »Richten Sie langsam Wirbel für Wirbel auf, und achten Sie auf unterdessen stattfindende Veränderungen.«
- Eventuell müssen Sie den Klienten bitten, diese Bewegung zu wiederholen, denn die meisten Menschen sind dabei zu schnell und zu sehr auf das angestrebte Resultat fixiert, statt sich auf den Prozeß der Aufrichtung zu konzentrieren.

- Empfehlen Sie dem Klienten, sich an der natürlichen Krümmung der Wirbelsäule zu orientieren, statt eine möglichst »gerade« Wirbelsäule anzustreben. Es geht hier um die Aufrichtung und Ausrichtung der Wirbelsäule. Benutzen Sie bei der Instruktion Wörter und Ausdrücke wie »längen«, »anheben«, »emporreichen«, »die Wirbelsäule in Richtung des Raums über dem Kopf bewegen«.
- Sie können auch Bildvorstellungen nutzen wie: »Stellen Sie sich vor, Sie werden mit einer Schnur, die oben auf Ihrem Kopf befestigt ist, sanft emporgezogen; dabei ähnelt Ihre Wirbelsäule einer Perlenkette, die vorsichtig angehoben wird.« Oder: »Stellen Sie sich vor, daß Ihre Wirbelsäule emporwächst.«
- Falls der Klient Ihnen erlaubt hat, ihn zu berühren, können Sie eine flache Hand auf seinen Kopf legen und leichten Druck ausüben, dem der Klient durch Gegendruck aufwärts in Richtung der Hand begegnen kann. Dies ermöglicht direkteres Feedback und erleichtert die Ausrichtung der Wirbelsäule. Sobald die Aufrichtung der Wirbelsäule abgeschlossen ist, können Sie die Hand wieder vom Kopf entfernen.
- Nachdem der Klient seine Wirbelsäule aufgerichtet hat, können Sie ihn pausieren und feststellen lassen, wie sich die Veränderung auswirkt: »Was fällt Ihnen jetzt auf? Wie ist es für Sie, Ihre Welt aus diesem Blickwinkel zu sehen? Wie fühlt sich das jetzt für Sie an?«
- Achten Sie auf die Qualität des Blickkontakts, eine eventuelle Entspannung der Atmung und die Stimmungslage.
- Lassen Sie den Klienten ein wenig in dieser Haltung verweilen, damit er die Veränderung auf sich wirken lassen kann. Dies ermöglicht ihm, sich darüber klar zu werden, wie »versunken« oder »kollabiert« er vorher war.

Übung Klienten

TOOL 70

Innere Ausrichtung

»Unser kinästhetisches Empfinden von Bewegung und Gewicht ist eine wichtige Informationsquelle.«

— MABEL TODD, The Thinking Body

Zweck der Übung

Die Übung ist dazu gedacht, ein kinästhetisches Empfinden innerer Ausrichtung zu fördern. Die eigene innere Ausrichtung zu spüren erzeugt im Körper das Gefühl, geerdet zu sein.

Instruktionen

- Setzen Sie sich aufrecht auf einen Stuhl oder ein Kissen, entweder mit verschränkten Beinen oder mit fest auf dem Boden stehenden Füßen. Beim Sitzen mit verschränkten Beinen müssen Sie darauf achten, daß Sie das Becken nicht zurückziehen.
- Nehmen Sie sich einen Moment Zeit, um in Ihre Wirbelsäule hineinzuspüren, indem Sie leicht vor- und zurückschaukeln, so spüren Sie, wo die »Mitte« Ihrer Haltung ist.
- Registrieren Sie jede Versuchung, die Wirbelsäule zu strecken oder sie aufgrund des Gefühls, Ihren Körper von »außen« zu sehen, vor oder zurück zu stoßen.
- Verlangsamen Sie Ihre Aktivitäten, damit Sie Ihren Körper spüren und fühlen können. Schließen Sie die Augen.
- Stellen Sie sich eine Lichtsäule oder einen Lichtstrahl vor, der vom obersten Punkt Ihres Kopfes bis zu Ihrem Sitz verläuft. Diese Säule befindet sich genau im Zentrum Ihres Körpers.
- Nehmen Sie sich ein wenig Zeit, um diese Säule zu spüren und zu visualisieren, und vergegenwärtigen Sie sich dann, daß sich Ihr Körper um diese zentrale Lichtsäule herum zu organisieren versucht. Achten Sie auf leichte Veränderungen im Körper, die auf Anpassungen zurückzuführen sind. Lassen Sie diese Dinge geschehen.
- Lassen Sie Ihren Atem natürlich und leicht fließen. Lassen Sie den Körper entspannt sein, und registrieren Sie durch Visualisieren der Lichtsäule, daß Sie Ihre Haltung innerlich leicht verändern.
- Lassen Sie dies geschehen, bis Sie eine innere Ausrichtung verspüren. Dabei kann es sich um eine Empfindung der Ruhe, Zentriertheit oder Verlangsamung handeln oder darum, daß Sie Ihren gesamten Körper als entspannt und gleichzeitig wach wahrnehmen.
- Verweilen Sie noch ein wenig in diesem Zustand, und fragen Sie sich dann: Wie fühlt sich mein Körper momentan an?

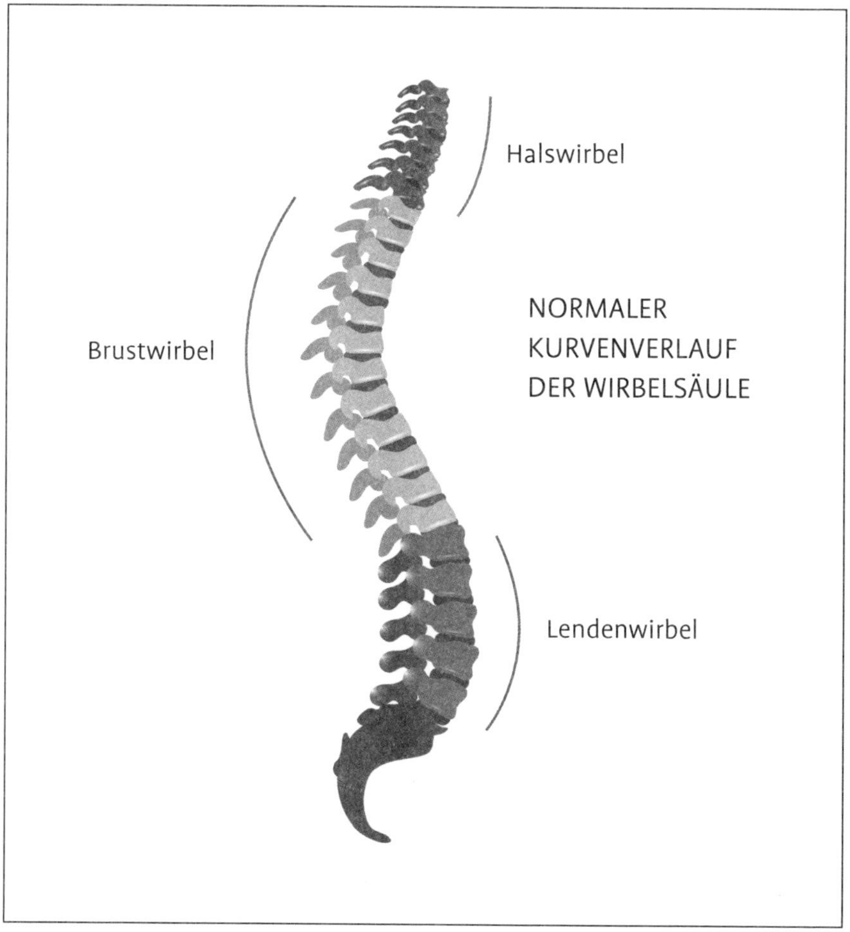

Achten Sie darauf, daß Ihre Wirbelsäule in Sitzhaltung eine natürliche Kurvenform hat und sich in aufgerichteter Haltung befindet. Vermeiden Sie, mit hängenden Schultern oder in zusammengesunkener Haltung dazusitzen.

TOOL 71

Übung Klienten

Haltung somatischer Stärke

Zweck der Übung

Untersuchungen haben ergeben, daß kurzfristiges Einnehmen einer Haltung der Stärke die Hormonspiegel steigen läßt. Zweiminütiges Einnehmen einer Haltung der Stärke, wobei die Schultern emporgerichtet sind, die Wirbelsäule aufgerichtet ist und das Kinn nach oben strebt, führt zu einem Anstieg des Testosteronspiegels. Diese natürliche energetische Verstärkung wirkt sich positiv auf das emotionale Selbstvertrauen aus. Bei der somatischen Arbeit hat die Aneignung einer selbstbewußteren Haltung und deren »Verkörperung« emotional eine sehr positive Wirkung. Sie fühlen sich dann engagierter und erhobener, und positive Emotionen vermögen Selbstzweifel und Selbstkritik zu neutralisieren. In der eigenen physischen Haltung Stärke zum Ausdruck kommen zu lassen ist das Wichtigste an diesem Werkzeug.

Eine Haltungsveränderung verbessert die Stimmungslage und verändert die »Szenerie«. Dies ist eine gute, schnell wirkende Technik für Klienten, die an Problemen bezüglich ihres Selbstvertrauens, Leistungsangst oder Stimmungsschwankungen arbeiten. Die Veränderung der eigenen Haltung ist auch eine Möglichkeit, die eigenen Grenzen zu spüren. Wenn Sie zuversichtlicher sind und sich stärker fühlen, sind wahrscheinlich auch Ihre Grenzen adäquater bzw. zuträglicher. Sie können diese Haltung dann spielerisch mit dem Klienten üben, um ihm beizubringen, wie er dies zu Hause ohne Hilfe nutzen kann. Lehren Sie ihn, sich zwei Minuten lang in diese Haltung zu versetzen, wenn er merkt, daß er sich nicht gut fühlt oder daß er sein Selbstvertrauen stärken muß.

Dies ist etwas anderes, als zu registrieren, in welcher Haltung sich ein Klient die meiste Zeit über befindet. Entscheidend ist in diesem Fall, sich nicht nur in eine Haltung der Stärke zu versetzen, sondern auch zu erkennen, ob der betreffende Klient unsicher ist und wie seine Körperhaltung sein inneres Erleben spiegelt.

Instruktionen

- Sie stehen und vergegenwärtigen sich Ihre momentane Haltung. Verändern Sie noch nichts daran.
- Konzentrieren Sie sich nun darauf, hoch aufgerichtet (aber mit natürlich gekrümmter Wirbelsäule) zu stehen, die Füße fest auf dem Boden. Heben Sie beide Arme über den Kopf, und strecken Sie sie aus. Stellen Sie sich vor, daß Sie nach etwas greifen, das sich über Ihnen befindet.
- Heben Sie den Kopf leicht empor.

- Spüren Sie in Ihre augenblickliche Haltung hinein. Spüren Sie die Stärke darin. Falls Sie nichts spüren, können Sie leichte Veränderungen vornehmen, bis Sie die Kraft spüren.
- Bleiben Sie eine Weile in dieser Haltung, bis Sie spüren, daß Ihre Arme müde werden oder Sie Ihre Position verändern müssen. Das dauert höchstens zwei bis drei Minuten.
- Lassen Sie die Arme wieder sinken, entspannen Sie sie, und normalisieren Sie Ihre Körperhaltung.
- Achten Sie auf eventuelle Veränderungen. Vielleicht hat sich Ihre Stimmung ein wenig gewandelt. Welche subtilen Veränderungen spüren Sie momentan?
- Sie können dies einige Male wiederholen. Achten Sie ganz besonders auf kleine Veränderungen des Affekts. Eine gelöstere Stimmung, Albernheit oder ein Lächeln zeigen, daß diese Haltungsübung ihren Zweck erfüllt hat.
- Experimentieren Sie, um herauszufinden, welche Haltung bei Ihnen Zuversicht ausdrückt.

Reflexion

Meine Haltung der Zuversicht ist:

____

____

Bereiche, in denen ich an meiner Haltung arbeiten will, sind:

____

____

____

Arbeitsblatt Therapeuten

TOOL 72

Haltungsschnappschuß

Zweck der Übung

Diese Übung soll Ihnen helfen, den Körper Ihres Klienten somatisch zu sehen. Sie können diese Technik benutzen, wenn der Klient das erste Mal Ihren Behandlungsraum betritt oder wenn Sie das Gefühl haben, ihn noch einmal aus einem neuen Blickwinkel sehen zu müssen.

Wichtige Anmerkung: Körperlesen ist nie mehr als eine begründete Vermutung, also nicht die Wahrheit. Solche Ergebnisse müssen immer mit dem Eigenerleben des Klienten abgeglichen werden. Sie müssen bei solchen Experimenten immer bereit sein, sich einzugestehen, daß Sie sich geirrt haben.

Instruktionen

- Schließen Sie ganz kurz die Augen, als ob Sie eine Kamera wären.
- Nehmen Sie drei Schnappschüsse von verschiedenen Körperbereichen auf.
- Notieren Sie Ihren ersten Eindruck, ohne jedes Urteil über das, was Sie sehen.

Erster Schnappschuß:	Zweiter Schnappschuß:
1. Ich sehe ______	1. Ich sehe ______
2. Ich stelle mir vor ______	2. Ich stelle mir vor ______
3. Ich bin neugierig auf ______	3. Ich bin neugierig auf ______
Dritter Schnappschuß:	**Das Resultat meines Körperlesens ist:**
1. Ich sehe ______	______
2. Ich stelle mir vor ______	______
3. Ich bin neugierig auf ______	______

TOOL 73

Arbeitsblatt Klienten

Zeichnen Sie Ihr Skelett

Zweck der Übung

Unser Skelett ist wesentlich für unsere Haltung. Wir schauen oder spüren nie in unser Skelett hinein. Um unsere Haltung zu korrigieren und das Resultat unserer Ausrichtung von innen zu spüren, werden Sie sich nun Ihr Skelett vorstellen. Allerdings braucht das, was Sie sich vorstellen, anatomisch nicht völlig korrekt zu sein.

Instruktionen

Zeichnen Sie Ihr Skelett von vorn, von der Seite und von hinten in die drei folgenden Kästen ein.

FRONTANSICHT	SEITENANSICHT	RÜCKANSICHT

Reflexion

Reflektieren Sie darüber, wie Ihr gezeichnetes Skelett Sie aufrecht hält.

Welche Art von innerer Ausrichtung basiert nach Ihrer Auffassung auf diesem Skelett?

Beschreiben Sie dies mit einem Wort oder einem Ausdruck: ______________________.

16
Gestik und nonverbale Kommunikation

Nonverbale Kommunikation

Nur 30 bis 40 Prozent unserer Interaktionen mit anderen Menschen werden verbal übermittelt. Die meisten unserer Äußerungen sind nonverbaler Art. Unser Körper kommentiert laufend, wie und was wir im Austausch mit anderen Menschen fühlen. Auf die Körperhaltung, den Sprachgebrauch und die Bewegungen zu achten ist für Therapeuten unverzichtbar, weil dies alles ihnen hilft, im Kontext zu verstehen, was der Klient erlebt. Kein körperliches Signal ist für sich allein verständlich. Die Schwierigkeit besteht darin, den Körperausdruck genau und völlig unvoreingenommen zu lesen, denn nur dann können wir diese Informationen im Rahmen unserer therapeutischen Arbeit nutzen, um Gewahrsein und Entwicklung zu fördern.

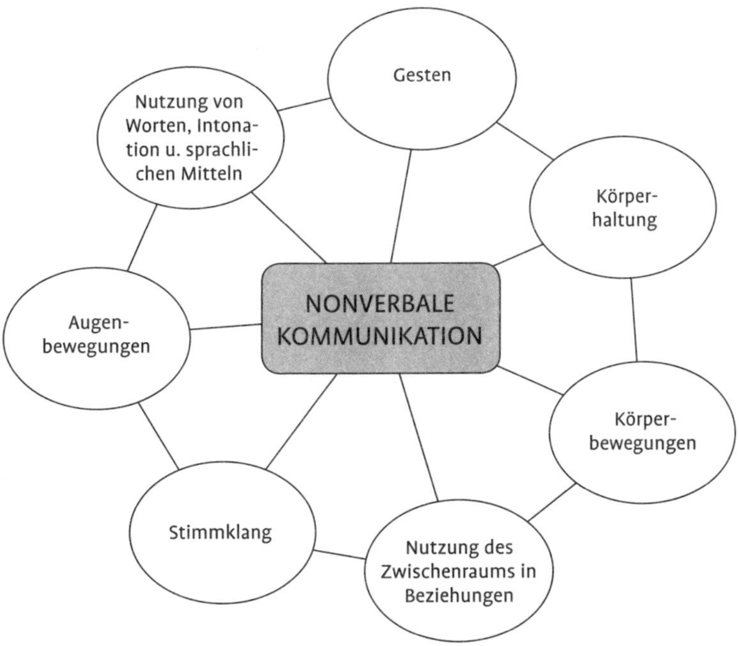

TOOL 74

Arbeitsblatt Therapeuten

Untersuchung der nonverbalen Kommunikation

Instruktionen

Notieren Sie, was Sie bezüglich der nonverbalen Kommunikation des Klienten beobachtet haben. Dieses Arbeitsblatt dient der Erfassung Ihrer Beobachtungen und soll Ihnen helfen festzustellen, was verbessert werden muß.

KATEGORIEN NONVERBALER KOMMUNIKATION

Haltung
- ☐ aufrecht
- ☐ steif
- ☐ Schultern hängen

Gestik
- ☐ ausdrucksvoll
- ☐ nicht ausdrucksstark

Körperbewegungen
- ☐ wiegend
- ☐ unruhig
- ☐ ruhig

Sprechweise
- ☐ viele Pausen
- ☐ schnell
- ☐ langsam

Augenbewegungen
- ☐ suchend
- ☐ fokussiert
- ☐ zurückgezogen
- ☐ zudringlich

Stimmklang
- ☐ hohes Register
- ☐ tiefes Register
- ☐ gequetscht

Nutzung des Raums
- ☐ angemessen
- ☐ zu nah
- ☐ zu weit entfernt

stimmlicher Ausdruck
- ☐ nervös
- ☐ Lachen
- ☐ Ähhmm, ähhh

Kopfbewegungen
- ☐ Ja – nickend
- ☐ Nein – von Seite zu Seite

äußere Erscheinung
- ☐ sauber
- ☐ unordentlich

Gesichtsausdruck
- ☐ angespannt & verhalten
- ☐ Stirnrunzeln
- ☐ offen/entspannt

Körperkontakt
- ☐ sucht Kontakt
- ☐ meidet Kontakt
- ☐ langsam

Nutzung der Sprache
- ☐ dramatisch
- ☐ pausenbetont
- ☐ monoton

Arbeitsblatt Therapeuten

TOOL 75

Die Bedeutung der Gestik untersuchen

Zweck der Übung

Gesten sind ein Bestandteil des Systems nonverbaler Kommunikation. Eine Geste kommuniziert in Verbindung mit dem Ausdruck von Gesicht und Körper und gibt so Aufschluß über die Gefühle oder die Stimmung eines Menschen. Gesten sind unbewußte kommunikative Äußerungen des Körpers, die, wenn sie korrekt gedeutet werden, dem Therapeuten übermitteln können, was am Erleben eines Klienten wahrheitsgemäß ist. Wenn Sie die Gesten lesen, können Sie diese kommentieren, um dem Klienten zu helfen, sich selbst bewußter wahrzunehmen. Es ist wichtig, bei derartigen Beobachtungen nicht zu urteilen und vorsichtig zu agieren.

BEISPIELE FÜR KÖRPERSPRACHLICHE SIGNALE

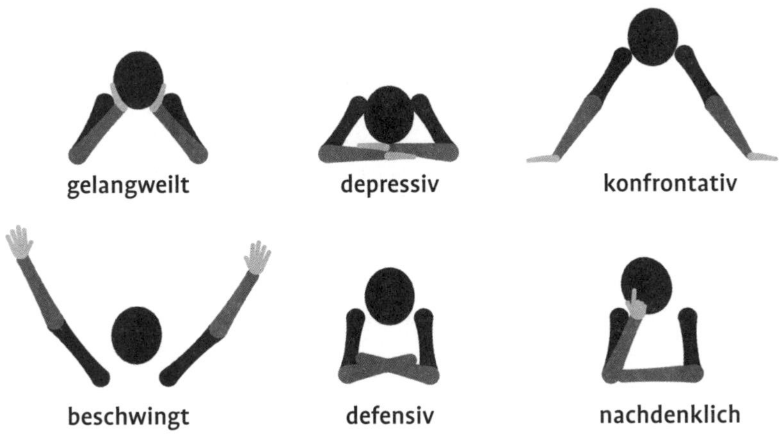

Instruktionen

Das Diagramm auf der nächsten Seite ermöglicht die systematische Beobachtung einer Geste und die Erfassung ihres Zusammenhangs mit dem, was Sie hören und spüren, um den Klienten dazu zu bringen, in seinem somatischen Empfinden neuartige Möglichkeiten zu erforschen.

Schritte

- Notieren Sie
  1. was Sie beobachten;
  2. was der Klient berichtet hat;
  3. welche Stimmung oder Emotion zu diesem Zeitpunkt beim Klienten zu erkennen war.

- Reflektieren Sie über diese drei Aspekte, und entwickeln Sie eine dementsprechende Vermutung.

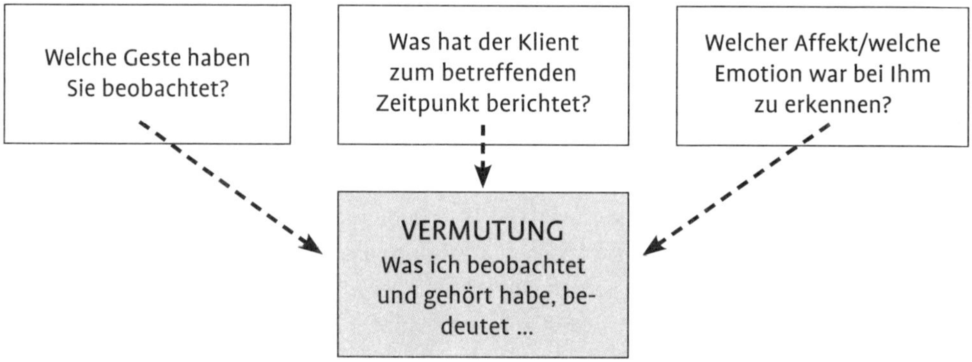

Nachdem Sie eine Vermutung entwickelt haben, müssen Sie diese erhärten, indem Sie etwas sagen wie: »Mir ist aufgefallen, daß sich Ihre Schultern nach oben bewegten, als Sie über Ihren Freund sprachen. Außerdem kommen Sie mir ein wenig furchtsam vor. Was passiert im Moment in Ihrem Körper?«

GESTE	BERICHT
______________	______________
______________	______________
______________	______________

EMOTION	VERMUTUNG
______________	______________
______________	______________
______________	______________

- Stellen Sie dem Klienten zum Schluß folgende Fragen:
  1. Was muß im Moment geschehen?
  2. Welche Veränderung können Sie jetzt, nachdem Sie dies wahrgenommen haben, in Ihrem Körper vornehmen?

TOOL 76

Übung Klienten

Zentrierte Hände

Zweck der Übung

Das Zentrieren der Hände ist eine Methode, die Aufmerksamkeit rasch in den Körper zu lenken. Dadurch wird das Gewahrsein auf nichtbedrohliche Weise in den Körper fokussiert. Klienten können diese Übung leicht zu Hause ausführen.

Instruktionen

Man kann diese Übung im Sitzen oder im Stehen ausführen. Die hier beschriebenen Instruktionen beziehen sich auf die Ausführung im Stehen. Sie lassen sich aber problemlos für die Ausführung im Sitzen modifizieren.

- Sie stehen aufgerichtet und ausgerichtet. Ihre Füße sind etwas mehr als hüftweit voneinander entfernt, um Ihrem Stand mehr Stabilität zu geben.
- Wenn Sie die Augen schließen (und sich dabei wohlfühlen), können Sie besser zum Empfinden Ihres Körpers von innen wechseln.
- Strecken Sie die Arme weit aus, als würden Sie Adlerflügel ausbreiten. Halten Sie die Arme auf Schulterhöhe ausgebreitet.
- Achten Sie darauf, daß Ihr Kopf in ausgerichteter Position bleibt, und widerstehen Sie dem Drang, den Kopf nach hinten zu kippen.
- Wenn Sie sich nicht mehr in der Lage fühlen, die Arme noch länger seitwärts ausgestreckt zu halten, können Sie sie SEHR LANGSAM zum Zentrum Ihrer Brust führen.
- Rollen Sie die Finger ein, und lassen Sie die Fingerspitzen den Weg zurück ins Zentrum Ihrer Brust weisen. Lassen Sie Ihre Hände auf Höhe der Brust folgen, und führen Sie sie zusammen.
- Sie haben nun verschiedene Möglichkeiten: Sie können die Hände einander berühren lassen, sie zur Gebetshaltung falten oder sie auf der Brust ruhen lassen. Beachten Sie, daß jede dieser Positionen eine etwas andere Wirkung hat. Experimentieren Sie damit, was sich für Sie richtig anfühlt.
- Verweilen Sie an diesem Treffpunkt Ihrer Hände und der Brust.
- Atmen Sie fünfmal langsam und tief, und achten Sie darauf, wie sich Ihre Hände und Ihr Brustkorb während des Atmens bewegen.
- Achten Sie auf die zentrierende Wirkung der Berührungen der Hände auf Ihren Körper.
- Achten Sie auf Ihren Unterbauch, die Füße und Ihren Körper als Ganzes.

- Lassen Sie die Arme später zu beiden Seiten herabsinken, und stellen Sie fest, was passiert.
- Wiederholen Sie diese Bewegung höchstens dreimal. Sie können die Haltung der Hände verändern, zwischen dem Berühren der Hände und dem Ausruhen auf dem Brustkorb wechseln und auf die jeweilige Wirkung achten.

Reflexion

- Was erleben Sie in diesem Augenblick innerlich?
- Was muß in Ihrem Leben erledigt oder geerdet werden?

Anmerkungen: ______________________________

____

____

TOOL 77

Übung Klienten

Gesten der Mittellinie

Zweck der Übung

Die Übung geleitet den Klienten zur Mittellinie seines Körpers, um ihn in einen Zustand des Gleichgewichts zu versetzen und zu erden. Säuglinge lernen z. B., die Bewegungen ihrer Hände über ihrer Mittellinie zu überkreuzen, um ihre Bewegungsmuster besser zu organisieren.

Man kann sich die Mittellinie des Körpers als eine vertikal durch das Zentrum des Körpers verlaufende Energielinie vorstellen. Die östlichen Kampfkünste und die chinesische Medizin verstehen diese Linie als energetisches Zentrum des Körpers. Sie berührt den Solarplexus, den Nabel und den unteren *Dantian*, den Bereich, aus dem unser Gefühl der Erdung und des Wohlbefindens hervorgeht. Der untere Dantian befindet sich auf der Mittellinie des Körpers zwei Finger unter dem Nabel. Der untere Dantian ist das energetische Zentrum unseres Körpers.

Sind die Bewegungen eines Klienten desorganisiert (was der Fall ist, wenn seine Arm- und Handbewegungen nicht mit den Bewegungen des restlichen Körpers koordiniert sind), kann diese Übung auch das körperliche Gewahrsein der Mittellinie fördern. Dies ist die tief organisierende Instanz des Körperempfindens.

Instruktionen

- Sie stehen und richten Ihre Haltung wie folgt aus: Die Hüften stehen unter den Schultern, der Kopf ist mit dem Schultergürtel im Einklang.
- Erden Sie sich mit Hilfe Ihrer Füße.
- Berühren Sie kurz den obersten Punkt Ihres Kopfes.
- Berühren Sie Ihren Solarplexus.
- Berühren Sie Ihren Nabel.
- Berühren Sie Ihren Dantian.
- Legen Sie Ihre Hände nun auf den Dantian, und atmen Sie langsam in diesen Punkt hinein.
- Stellen Sie sich eine Linie vor, die vom obersten Punkt Ihres Kopfes zum Dantian verläuft.
- Kreisen Sie vorsichtig mit sehr kleinen Bewegungen um diese Mittellinie, um ein Gefühl für sie zu entwickeln.
- Erreichen Sie einen Punkt der Stille, und spüren Sie in die Mittellinie hinein.

Reflexion

- Fordern Sie Klienten auf, über die Wirkung dieser Übung zu reflektieren.
  1. In welcher physischen Haltung befinden Sie sich jetzt?
  2. Was fällt Ihnen in Ihrem Körper auf?
  3. Wie erleben Sie die Mittellinie?
  4. Welche Wirkung hat diese Übung momentan auf Sie?

17 Emotionen und Selbstregulation

Soma, Emotionen und die Kunst der Selbstregulation

Eine gesunde Körper-Geist-Verbindung erfordert, daß wir die Signale und Bedürfnisse unseres Körpers verstehen. Wenn wir kleine Kinder sind und uns entwickeln, erfüllen Erwachsene unsere Bedürfnisse und regulieren uns. Indem wir erleben, wie für uns gesorgt wird, verinnerlichen wir, wie wir für uns selbst sorgen können.

Die fürsorgliche Berührung, die empathische Umarmung und die tröstende Stimme liebevoller Eltern helfen uns, die Kunst der Selbstregulation zu erlernen, die uns ermöglicht, mit starken Emotionen und Streß besser fertig zu werden. Wenn unser Körper lernt, daß auf belastende Augenblicke oder dysregulierte Körperzustände wie Durst und Hunger niemand reagiert oder daß unsere primären Bezugspersonen dem mit Aggression, Furcht oder Drohungen begegnen, können wir die regulierenden Funktionen nicht adäquat verinnerlichen. Die Folgen sind Reizbarkeit und das Mißverstehen körperlicher Symptome, wodurch Angst und Depression entstehen können.

Das Bedürfnis nach Selbstregulation und Modifikation unserer Reaktionen auf Leid und Streß erkennen zu können, ist für Gesundheit und Wohlbefinden entscheidend. Gesunde Selbstregulation erfordert, daß wir unseren Körper kennen, daß wir lernen, seine Signale zu lesen, und daß wir wissen, was wir bei Aktivierung starker Stressoren tun können. Je stärker unsere Selbstregulationsfähigkeit ist, um so effektiver und kreativer können wir unsere Ressourcen nutzen, um Herausforderungen zu bewältigen.

Wenn es uns gelingt, unsere Selbstregulation zu verbessern, können wir mit einem ganzen Spektrum von Emotionen besser umgehen. Wie gut unsere Selbstregulation funktioniert, hängt von unserer Fähigkeit ab, uns die eigenen Handlungen, Gedanken und Verhaltensweisen zu vergegenwärtigen und darüber zu reflektieren. Diese vom Präfrontalkortex ausgehende Stärke können wir verbessern, indem wir an unserem somatischen Selbstempfinden arbeiten. Je besser ein Klient sein Erleben zu verkörpern und seinen physischen Körper zu regulieren vermag, um so stärker ist seine mentale Fähigkeit. Im Rahmen der Vorstellung der folgenden Werkzeuge wird beschrieben, daß wir unsere Selbstregulation verbessern können, indem wir lernen, uns in unseren eigenen Körper einzustimmen. Je glücklicher der Körper ist, um so mehr Raum hat der Geist und um so bedachter sind unsere emotionalen Entscheidungen und Verhaltensweisen.

TOOL 78

Arbeitsblatt Klienten

Die Suche nach einem Sinn – Der hohe und der niedere Weg

Wie gelangen Sie zu einem Sinn, der auf Ihren Erlebnissen basiert? Verlassen Sie sich hauptsächlich auf die Vernunft (dies ist der hohe Weg), oder berufen Sie sich in erster Linie auf die Informationen, die Sie aus Ihrem körperbasierten emotionalen Erleben beziehen? Dem »niederen Weg« folgen wir, wenn wir instinktiv auf eine Situation reagieren. Dies tun wir oft in traumatischen oder besonders belastenden Situationen, in denen wir die Kampf-oder-Flucht-Reaktion nutzen. Der niedere Weg kann aber auch in einer instinktiven Reaktion zum Ausdruck kommen, die auf eine Situation oder ein Erlebnis gut abgestimmt ist.

Nutzen Sie eine Kombination des hohen und des niederen Weges, um Ihren Erlebnissen einen Sinn abzugewinnen und sie zu verarbeiten?

Oft werden diese Modi der Sinnfindung nicht erkannt, sondern sie basieren auf Instinkt, einem »Gefühl«, einer »Empfindung« oder auf »Bauchgefühlen«. Sich klar zu machen, wie wir einen Sinn kreieren, ist wichtig für das Verständnis unseres direkten somatischen Erlebens.

Wir wollen erkennen, wann eine Furcht unsere Vernunft außer Funktion setzt, und wir wollen Achtsamkeitsübungen und somatische Techniken erlernen, die integrierend, regulierend und beruhigend wirken. Wir wollen das Verständnis entwickeln, daß der Präfrontalkortex uns helfen kann, wenn wir besonders emotional sind, und wir wollen Denkstrategien nutzen, um Verwirrungszustände zu überwinden oder Entscheidungen treffen zu können. Zu verstehen, wie sich die Grundlagen unserer Physiologie auf unser körperliches Dasein auswirken, ist Teil unseres Bemühens um ein Verständnis unseres gesamten menschlichen Erlebens. Entscheidungen basieren auf der Bedeutung, die wir mit ihnen verbinden. Reflektieren Sie über Ihre verschiedenen Möglichkeiten, Entscheidungen zu treffen und diesen eine Bedeutung zuzuschreiben. Was schätzen Sie am meisten? Wie reagiert Ihr Körper oder Ihr Geist? Reagieren beide im Einklang? Was beinhaltet dieser Prozeß für Sie?

Reflexion

Denken Sie an eine Situation, in der Sie in Ruhe eine vernünftige Entscheidung getroffen haben. Wie haben Sie das geschafft? Und wie fühlte es sich an?

Denken Sie an eine Situation, in der Sie eine »emotionale Entscheidung« getroffen haben. Wie fühlte sich das an? War es im Rückblick eine gute oder eine schlechte Entscheidung?

Denken Sie an eine Situation, in der Sie eine körperbasierte und instinktive Entscheidung getroffen haben. Wie fühlte sich das damals an? Und wie würden Sie diese Entscheidung rückblickend beurteilen?

Was halten Sie für eine gute Entscheidung, und welche Bedeutung verbinden Sie damit?

TOOL 79

Arbeitsblatt Klienten

Emotionsdiagramm – Selbstbeurteilung und emotionale Themen

Instruktionen

Nutzen Sie die folgende Tabelle, um Ihre emotionale Situation und Ihre zentralen Gedanken und Überzeugungen zu untersuchen. Reflektieren Sie über die wichtigsten Themen in Ihrem Leben. Bewerten Sie auf einer Skala von 1 bis 10 Ihr Verhältnis zu allen für Sie zentralen Themen. Nehmen Sie sich ein wenig Zeit, um die verschiedenen Themen in Ihrem Körper zu spüren und zu fühlen, bevor Sie jeweils die Zahl notieren. Markieren Sie anschließend die Überzeugung, die Ihrem Erleben am deutlichsten entspricht.

1 – WENIGER ←-------------------------------→ 10 – MEHR

positive Überzeugungen	Thema	negative Überzeugungen	meine Bewertung
Ich bin verbunden. Ich fühle mich sicher. Ich gehöre dazu. Ich bin in meinem Körper	**Thema Sicherheit und Zugehörigkeit**	Ich fühle mich isoliert. Ich gehöre nicht dazu. Ich bin nicht in Sicherheit.	
Ich werde unterstützt. Ich bin anderen Menschen wichtig. Ich kann mich auf andere verlassen. Meine Bedürfnisse sind wichtig.	**Thema Abhängigkeit**	Niemand kümmert sich um mich. Ich kann mich auf andere nicht verlassen. Meine Bedürfnisse spielen keine Rolle. Ich habe keine Bedürfnisse.	
Ich kann sein und handeln, wie ich will. Ich bin ein guter Mensch. Ich bin kreativ und spontan.	**Thema Unabhängigkeit**	Ich bin gefangen. Meine Impulse verletzen andere. Ich kann nicht tun, was ich will. Ich bin ein schlechter Mensch.	

Ich bin ehrlich und authentisch. Es bringt nicht in Gefahr, echt zu sein. Es ist in Ordnung, sich anderen gegenüber verletzlich zu zeigen.	**Thema Wahrheit**	Ich kann nicht schwach sein. Wenn ich authentisch bin, wird man mich beschämen. Ich werde benutzt, nicht geliebt.	
Ich werde als die Person, die ich bin, geliebt. Ich bin zentriert und friedlich. Ich bin es wert, geliebt zu werden und Aufmerksamkeit zu erfahren. Ich schaffe Wert.	**Thema Wert**	Ich bin nicht gut genug. Liebe muß man sich verdienen. Irgendwas stimmt nicht mit mir. Ich muß meinen Wert beweisen.	

Reflexion

Stellen Sie fest, welche der Themen in dieser Tabelle für Sie zentral sind. Reflektieren Sie darüber, wie diese Themen sich auf Ihr Leben und Ihre somatische Situation auswirken. Wie hat dies Ihr Erleben im eigenen Körper beeinflußt?

Anmerkungen: ____

____

TOOL 80

Übung Klienten

Sich zurücklehnen, um sich etwas entgegenlehnen zu können

Zweck der Übung

Diese kurze Übung ist für die Arbeit an Gereiztheit, Ungeduld oder emotionaler Unruhe im Augenblick des Geschehens gedacht. Sie soll Klienten helfen, an Problemen zu arbeiten, die ihre Impulskontrolle betreffen. Wenn Klienten dazu neigen, sich in ein Gespräch oder eine Aktivität zu stürzen, kann ihnen diese Übung eventuell helfen. Das Resultat ist ruhigere und rationalere Aktivität ohne reaktives Verhalten.

Üben Sie mit den Klienten zunächst im Behandlungsraum, um sie bei der Entwicklung einer guten Gewohnheit zu unterstützen. Nach einigen solcher Sitzungen können sie die Übung allein ausführen. Dieses ebenso wirksame wie einfache Selbstregulationswerkzeug kann fest in den Alltag integriert werden.

Instruktionen

Die Übung dauert nur zwei Minuten.

- Achten Sie auf Empfindungen wie Irritation, Ungeduld und Anspannung im eigenen Körper.
- Prüfen Sie Ihre Körperhaltung: Lehnen Sie sich vor? Sind Ihre Bauchmuskeln angespannt? Wie sieht es mit dem Gesicht aus? Wie mit den Augen? Klingt Ihre Stimme gehetzt oder schrill? Halten Sie den Kopf gesenkt, als würden Sie gegen starken Wind ankämpfen?
- Es ist an der Zeit, sich zurückzulehnen!
- Beenden Sie Ihre Aktivität, und versetzen Sie sich in eine zurückgelehnte Körperhaltung. Das können Sie im Sitzen tun, Ihr Gewicht aber auch im Stehen zurückverlagern. Im Stehen sollten Sie in der neuen Haltung die Fersen spüren, nicht die Fußballen. Im Sitzen sollten Sie die Rückenlehne Ihres Stuhls spüren und sich Ihrer Sitzknochen bewußt werden.
- Lassen Sie zu, daß sich Ihr Blick entspannt. Stellen Sie sich vor, Sie schauen von hinter Ihren Augen. Sie können so alles, was sich vor Ihnen befindet, sehen, ohne sich in einen Drang nach vorn hinein zu verkrampfen. Sie können sich vorsichtig umschauen und Augen und Kopf langsam bewegen, als würden Sie den Horizont absuchen.
- Fahren Sie eine bis zwei Minuten lang auf diese Weise fort.
- Stellen Sie fest, was sich verändert. Hat sich Ihre Stimmung ein wenig gewandelt? Ist Ihnen ein Detail aufgefallen, das Sie vorher nicht wahrgenommen haben? In welcher Stimmung sind Sie jetzt? Verspüren Sie immer noch den Drang zu reagieren? Oder können Sie sich von diesem Drang lösen?

Nachdem Sie nun gelernt haben, sich zurückzulehnen, können Sie beschließen, sich zu etwas hinzulehnen!

Reflexion

Wie habe ich auf mein Bedürfnis, schnell zu handeln, reagiert?
Was hat die Impulsivität getriggert?
Zu was möchte ich mich wirklich hinlehnen?
Was ist wichtig?

TOOL 81

Übung Klienten

Mit dem »Zuviel« umgehen

Zweck der Übung

Diese Übung hilft Klienten, mit einer Situation umzugehen, einer Erregung im Körper, einem Gefühl des Dahintreibens, das als »zuviel« empfunden wird. Durch das Unterteilen des Erlebnisses in »mundgerechte« Stücke bringen Sie Klienten bei, mit einer Situation fertig zu werden, mit der sie nicht umgehen zu können glaubten. Die neu erworbene Fähigkeit, mit einem Erlebnis fertig zu werden, eröffnet neue Perspektiven, die sie auch in die Lage versetzen, mit Emotionen fertig zu werden. Die Übung eignet sich gut, um das Fokussieren zu üben. Sie versetzt Klienten in den gegenwärtigen Augenblick und hilft ihnen, sich klarer zu machen, was wichtig ist.

Instruktionen

In einer angenehmen Sitzposition

- Schließen Sie die Augen.
- Treten Sie zu Ihrem Körper und Ihrer Atmung in Kontakt.
- Öffnen und schließen Sie dann die Augen mehrmals in schneller Folge, als wollten Sie mit den Augen Schnappschüsse aufnehmen.
- »Ernten« Sie den Augenblick unmittelbar danach, und vergegenwärtigen Sie sich, was Sie erleben.
- Welches Detail steht im Vordergrund? Was sticht hervor?
- Nehmen Sie einen weiteren Schnappschuß auf.
- Worauf ist Ihr Blick diesmal gefallen? Auf das Gleiche wie vorher? Auf andere Einzelheiten? War das, was Sie gesehen haben, diesmal merkwürdig für Sie?
- Nehmen Sie noch ein drittes Mal einen Schnappschuß auf.
- Was empfinden Sie in Ihrem Körper? Sind Sie Ihres Körpers jetzt bewußter? Was ist in Ihnen lebendig?
- Öffnen Sie die Augen, und stellen Sie fest, welche Veränderungen eingetreten sind. Fühlen Sie sich überwältigt? Haben Sie das Gefühl, mit Ihrer Situation fertig werden zu können?

Langsam im Raum umhergehend

- Beginnen Sie im Stand. Stimmen Sie sich in Ihren Körper ein, stellen Sie fest, wo Sie sich befinden.
- Gehen Sie langsam ein paar Schritte. Vergewissern Sie sich dessen, daß sich auf dem Weg vor Ihnen keine Hindernisse befinden.

- Nehmen Sie im Gehen mit den Augen einen Schnappschuß auf. Registrieren Sie, was merkwürdig ist, während Sie Ihre Augen schließen. Was bleibt Ihnen in Erinnerung haften?
- Nehmen Sie noch einmal einen Schnappschuß auf. Registrieren Sie diesmal, welches Detail Sie vor Ihrem inneren Auge sehen.
- Drehen Sie den Kopf, und nehmen Sie einen weiteren Schnappschuß auf. Finden Sie heraus, was Sie überrascht. Erhalten Sie diesen Eindruck aufrecht, während Sie langsam weitergehen.
- Wiederholen Sie dies noch ein- bis zweimal. Gehen Sie langsam, und drehen Sie Ihren Kopf, so daß Sie durch das, was Ihre Augen entdecken, jedesmal neu überrascht werden.
- Nehmen Sie sich die Zeit, mit geschlossenen Augen zu verweilen, nachdem Sie das Aufnehmen von Schnappschüssen beendet haben.
- Bleiben Sie stehen, und verarbeiten und verdauen Sie das Erlebte.
- Achten Sie darauf, wieviel leichter es ist, mit der Aufmerksamkeit immer nur bei einer Sache zu sein. Achten Sie auch darauf, wie Ihr Körper reagiert.

Reflexion

Stellen Sie sich vor, Sie nehmen Schnappschüsse von Ihren emotionalen Erlebnissen auf. Sie können lernen, mit Hilfe der Schnappschußtechnik Gefühle der Überwältigung oder Streß zu regulieren, wenn diese zu stark werden. Können Sie Ihre Erlebnisse in so mundgerechte Stücke zerlegen, daß es Ihnen möglich ist, damit fertig zu werden? Wie können Sie das erreichen?

TOOL 82

Arbeitsblatt Klienten

Um die Mittellinie segeln

Zweck der Übung

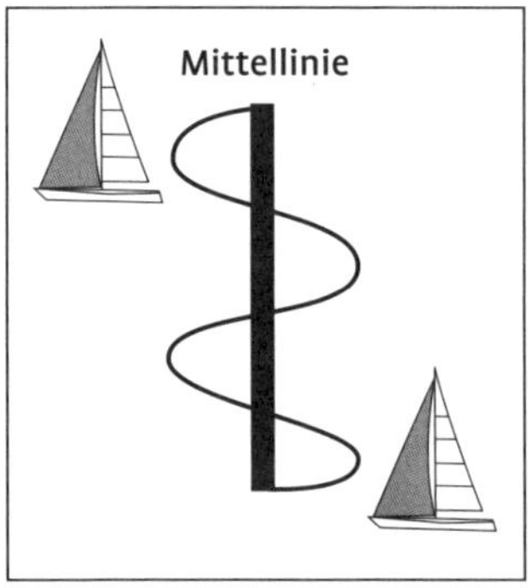

Stellen Sie sich ein Segelboot vor, das um eine Mittellinie kreuzt. Wenn es vom Kurs abkommt, korrigiert es ihn und nähert sich wieder dem Zentrum. Dieses Zentrum ist eine Metapher für unseren Zustand der Erdung. Mit Hilfe der vorliegenden Übung lernen Sie zurückzufinden, wenn Sie »vom Kurs abgekommen« sind. Dazu nutzen Sie die Mittellinie Ihres Körpers. Diese repräsentiert Ihr Zentrum.

Instruktionen

- Sie stehen aufgerichtet. Ihre Augen sind offen, und Sie schauen nach unten.
- Stellen Sie sich eine Mittellinie im Zentrum Ihres Körpers vor, die vom Kopf bis zu den Füßen verläuft.
- Achten Sie darauf, wie es sich anfühlt, wenn Sie »vom Kurs abkommen«. Benennen Sie dies laut.

  Ich habe das Gefühl, vom Kurs abgekommen zu sein, weil ______________________

  ____

- Heben Sie nun den rechten Arm. Drehen Sie die Handfläche so, daß sie der linken Hand zugewandt ist, und strecken Sie sie über die imaginäre Mittellinie Ihres Körpers, so daß Hand und Arm sie vor Ihrer Brust überqueren.
- Lassen Sie den Arm sinken, und kehren Sie in die normale Haltung zurück.
- Heben Sie nun den linken Arm. Drehen Sie die Handfläche so, daß sie dem rechten Arm zugewandt sind, und überkreuzen Sie mit Hand und Arm die Mittellinie Ihres Körpers so weit, wie Sie können. Lassen Sie den Arm anschließend in seine normale Haltung zurückkehren.
- Atmen Sie beim Überqueren der Mittellinie jeweils aus.
- Und atmen Sie jeweils bei der Rückkehr in die normale Haltung ein.
- Wiederholen Sie die Bewegung langsam und bewußt sechs bis acht Mal.
- Bleiben Sie im Stand, und verfolgen Sie, was in Ihrem Körper geschieht. Sind Sie ruhig? Geerdet? Bewußter? Fokussiert?

  Mein Körper fühlt sich nun (wie folgt) an: ______________________

Übung Klienten

TOOL 83

Laufen im Sitzen

Zweck der Übung

Mit Hilfe einer einfachen Laufen-im-Sitzen-Übung können Sie ängstliche und nervöse Energie im Körper neutralisieren. Diese Übung bezieht beide Gehirnhälften ein und erzeugt eine bilaterale Stimulation. Dies ermöglicht ein vereinigendes statt eines unbehaglichen Erlebnisses im Körper. Die Übung wird im Sitzen ausgeführt, damit Sie sich dabei wohler fühlen und mit der Situation besser fertig werden. Sie sollen »einfach auf dem Stuhl sitzend gehen« und dabei beobachten, wie Ihr Atem langsamer wird.

Sie können die Gehbewegung im Sitzen immer dann benutzen, wenn sich Angstgefühle bemerkbar machen. Dieses physiologische Training hält Ihre Aufmerksamkeit von altbekannten Triggern fern und neutralisiert Anspannung.

Instruktionen

- Zu Beginn sitzen Sie auf einem Stuhl.
- Fangen Sie an, »mit den Beinen zu gehen«, indem Sie in den Schuhen die Füße gegen den Boden drücken, jeweils mit einem Bein und einem Fuß. Dann setzt ähnlich wie beim Gehen eine von den Hüften ausgehende leichte Schwenkbewegung ein. Lassen Sie diese so natürlich wie möglich zu.
- Drücken Sie zuerst den einen und dann den anderen Fuß gegen den Boden. Wiederholen Sie die Bewegung, und synchronisieren Sie Ihre Atmung damit. Im Idealfall atmen Sie aus, wenn Sie den Fuß gegen den Boden drücken. Verhindern Sie eine steife Haltung Ihrer Beine, und behalten Sie ein lockeres Gehtempo bei.
- Achten Sie darauf, was geschieht. Wird Ihre Atmung langsamer? Legt sich die Angst bzw. die Nervosität?

18
Körper und Selbstbild

Mit unserem Körper und Selbstbild werden wir bei somatischer Arbeit oft konfrontiert. Unsere Kultur erzieht uns dazu, uns von außen zu sehen, statt daß wir würdigen, was wir innerlich fühlen. Wir lernen, uns mit den Augen anderer Menschen zu betrachten; dadurch verinnerlichen wir negative Botschaften und uns selbst betreffende Überzeugungen. Unser Körperbild und unsere Selbstbenennung zu untersuchen ist ein wichtiger Schritt, wenn wir lernen wollen, am Körper zu arbeiten.

TOOL 84

Arbeitsblatt Klienten

Körperbild
Von Innen nach Außen – Von Außen nach Innen

Zweck der Übung

Diese Übung verändert unsere starke Abhängigkeit von unserem »Aussehen« und davon, wie andere uns wahrnehmen. Das Unbehagen, das wir aufgrund unseres Selbstbildes empfinden, macht uns befangen und verleitet uns dazu, uns mit anderen zu vergleichen. Die nun folgende Reflexionsübung soll Klienten bewußt machen, wie sie ihren Körper äußerlich wahrnehmen, und ihnen ihr nicht fremdbestimmtes inneres Empfinden des eigenen Körpers nahebringen.

Die folgenden Fragen sollen zu einem ehrlichen Blick darauf verhelfen, wie unser innerer Kritiker unseren Körper sieht. Wie können wir von der Außenwahrnehmung unseres Körpers zu einer stabilen Innenwahrnehmung wechseln? Dazu brauchen Sie Geduld. Es wird einige Zeit dauern, bis Sie dazu in der Lage sind, denn Sie müssen nicht nur Ihre Denkweise ändern, sondern auch Ihre Art zu denken in Verbindung damit, wie Sie fühlen und sich selbst spüren. Die Veränderung tritt ein, wenn wir uns in unserem Körper anders »FÜHLEN« und wenn diese innere Wahrheit stärker wird als unsere »Wahrnehmung« unseres Körpers.

Instruktionen

Fragen für die Reflexion über die außengeleitete Wahrnehmung

- Wie nennen Sie Ihren Körper? ____________________
- Haben Sie für bestimmte Teile Ihres Körpers Namen? ____________________
  ____
- Wie oft schauen Sie sich im Spiegel oder auf Fotos an und kritisieren sich? ____________________
  ____
- Wie fühlen Sie sich, wenn Sie sich selbst angeschaut haben? ____________________
  ____
- Prüfen Sie Ihre sozialen Medien häufiger auf positive Kommentare zu Ihrem Äußeren?
  ____
- Was passiert, wenn jemand etwas über Ihr Äußeres verlauten läßt? Fühlen Sie sich dann zufrieden oder glücklich? Inspiriert Sie das dazu, sich zu verändern? Zu welcher Art von Veränderung? ____________________
- Wenn Sie einen Wunsch frei hätten, was würden Sie dann an Ihrem Körper verändern? ____
  ____
- Wozu würde die Veränderung Ihnen verhelfen? ____________________

TOOL 85

Übung Klienten

Die Wahrnehmung verändern

Zweck der Übung

Dies ist der zweite Teil von Tool 84, *Körperbild: Von innen nach Außen – Von Außen nach Innen*. Sie können diesen Teil entweder allein zu Hause oder in einer Therapiesitzung mit Unterstützung Ihres Therapeuten ausführen, je nachdem, wobei Sie sich wohler fühlen. Die Übung kann auch modifiziert werden, damit Sie sich dabei möglichst wohl fühlen.

Instruktionen

Falls Sie einen Klienten bei der Ausführung dieser Übung unterstützen, dann fordern Sie ihn zunächst auf, langsamer zu atmen. Helfen Sie ihm, seinen Körper zu spüren. Bemühen Sie sich um einen warmherzigen Klang Ihrer Stimme.

- Stellen Sie fest, in welcher Haltung Sie sich besonders unwohl fühlen: im Sitzen, Stehen oder Liegen.
- Begeben Sie sich in dieser Haltung vor einen Spiegel.
- Ihre Augen sind zunächst geschlossen. Schauen Sie nicht in den Spiegel.
- »FÜHLEN« Sie in der Haltung, in der Sie sich besonders unwohl fühlen, zunächst in Ihren Körper hinein.
- Sobald Sie Ihren Körper spüren, stimmen Sie sich in den Rhythmus Ihrer Atmung und in die Empfindungen, die für Sie mit Ihrer Haltung verbunden sind, ein. Versuchen Sie, in Ihrer Haltung zum Wohlgefühl in Kontakt zu treten. Machen Sie sich mit der Haltung vertraut, und bleiben Sie eine Weile darin. Entwickeln Sie darin ein Gefühl von Sicherheit! Wenn Sie möchten, können Sie sich ein Bild vorstellen, das Sie mit Sicherheit assoziieren, beispielsweise eine Naturszene, einen liebevollen Menschen, ein Tier usw.
- Schauen Sie nun ganz kurz in den Spiegel, als öffnete sich die Linse einer Kamera, und schließen Sie die Augen dann wieder.
- Lassen Sie das Bild auf sich wirken, und erforschen Sie es. Bemühen Sie sich, den Körper zu spüren und zu fühlen, während Sie das Bild in sich aufnehmen.
- Registrieren Sie die aufkommenden negativen Stimmen, die Befangenheit hervorrufenden Botschaften, und wechseln Sie dann zu den TATSÄCHLICHEN EMPFINDUNGEN und dazu, wie Ihr Körper sich ANFÜHLT.
- Ist Ihre äußere Wahrnehmung nun adäquat?
- Wiederholen Sie die kurzen Schnappschußblicke und den soeben beschriebenen Prozeß noch drei bis vier Mal. Dadurch neutralisieren Sie jedesmal das Gefühl der Befangenheit zugunsten Ihres tatsächlichen Erlebens im eigenen Körper.

- Achten Sie auf jede noch so geringe Veränderung Ihrer Wahrnehmung. Seien Sie geduldig, und würdigen Sie alle kleinen Veränderungen, die Sie sehen und fühlen. Mit der Zeit verändert diese Übung Ihre Selbstwahrnehmung dauerhaft.
- Wiederholen Sie die Übung jede Woche mehrmals. In der Tabelle auf der nächsten Seite können Sie alle Veränderungen notieren.

Arbeitsblatt Klienten

Protokoll der Wahrnehmungen

Zeit	Montag	Dienstag	Mittwoch	Donnerstag	Freitag	Samstag	Sonntag
Vormittag							
Nachmittag							
Arbeit mit folgenden Körperteilen							
Veränderung der Wahrnehmung							

TOOL 86

Arbeitsblatt Klienten

Körperzeichnung

Zweck der Übung

Indem Sie Ihren Körper zeichnen, können Sie ausdrücken und einschätzen, wo wir uns innerlich befinden. Es geht hier nicht darum, beim Zeichnen möglichst gründlich nachzudenken, sondern Ihr Ziel ist, der Weisheit des Körpers zu direktem Ausdruck zu verhelfen.

Instruktionen

- Sie können für diese Übung farbige Marker oder Farbstifte benutzen.
- Was beschäftigt Sie momentan? Zeichnen Sie schnell und ohne nachzudenken, was Ihnen zuerst in den Sinn kommt.

Schauen Sie sich Ihre Zeichnung an, und geben Sie ihr einen Titel. Entscheiden Sie sich dabei für den ersten Ausdruck, der Ihnen einfällt. Notieren Sie den Titel auf der folgenden Linie.

- Schauen Sie sich nun einen bestimmten Aspekt Ihrer Zeichnung an, und wählen Sie dann eine Farbe, eine Form oder ein anderes interessantes Detail aus, und zeichnen Sie diesen Aspekt erneut. Stellen Sie sich vor, daß es sich um eine Vergrößerung eines Aspekts Ihrer ersten Zeichnung handelt.

- Schauen Sie sich nun die neue Zeichnung an. Geben Sie auch ihr einen Titel, und wählen Sie dazu den ersten Ausdruck, der Ihnen in den Sinn kommt.

____

- Nehmen Sie sich die beiden Zeichnungen und Ihre Titel noch einmal vor, und reflektieren Sie eine Weile still darüber, was dies alles im Moment für Sie bedeutet. Was entdecken Sie?

____

____

____

____

Sie können Ihre Reaktion schriftlich festhalten oder sie in einer letzten Zeichnung zum Ausdruck bringen.

TOOL 87

Übung Klienten

In die sieben Energiezentren hineinatmen

Zweck der Übung

Mit Hilfe eines vor langer Zeit in Indien entwickelten Systems von sieben körpereigenen Energiezentren können wir unser Wohlbefinden verbessern. Diese sieben Energiezentren oder Chakras lassen sich durch Imagination, Atmung und Empfinden ansprechen. Sanftes Einwirken auf sie beeinflußt die Gesundheit unseres Körperbildes positiv und ermöglicht Ihnen, die Harmonisierung Ihres inneren Körpers zu spüren. Indem wir unser Gewahrsein auf diese Zentren richten und sie mit unseren Händen berühren, können wir selbst an unserer Energie arbeiten. Die Abbildung weiter unten soll uns helfen, uns die Energiezentren vorzustellen, während wir die Instruktionen durcharbeiten. Im Rahmen der in diesem Buch beschriebenen Arbeit sollen die Energiezentren das Gewahrsein des Klienten in seiner physischen Existenz verankern. Die hier beschriebene Übung dient dazu, die innere Wahrnehmung des eigenen Körpers zu stärken.

Anmerkung für Therapeuten

Dies ist eine Visualisationsübung, die unter Anleitung des Therapeuten ausgeführt werden soll. Das Skript dazu befindet sich auf Seite 217. Sie können den Text auch auf einen Tonträger aufnehmen, um Klienten zu ermöglichen, ihn sich später zu Hause anzuhören. Es hat sich bewährt, Klienten die Möglichkeit zu geben, die Übung mit Hilfe einer Aufnahme des Skripts zu Hause zu wiederholen. Allerdings sollten Sie vorher klären, ob sich die Vorstellung von körpereigenen Energiezentren oder Chakras mit den religiösen Ansichten und Überzeugungen des betreffenden Klienten vereinbaren läßt. Eine Möglichkeit, das Wort »Chakra« für Klienten zu übersetzen, die mit Ideen dieser Art nichts anfangen können oder wollen, besteht darin, ihnen vorzuschlagen, in verschiedene Bereiche ihres Körpers entlang seiner Mittellinie hineinzuatmen.

Wenn der Klienten bereit ist, die verschiedenen Energiezentren mit bestimmten Farben zu assoziieren, können Sie ihm auch anheim stellen, diese Farben selbst auszuwählen. Entscheidend ist, daß die innere Wahrnehmung des Körpers gestärkt wird.

Darstellung der körpereigenen Energiezentren

1. Rot — Energie der Basis: Die Verbindung zur Erdung
2. Orange — Energie des Unterbauchs: Offenheit für neue Erlebnisse und innerer Überfluß
3. Gelb — Energie des oberen Zentrums: Fähigkeit zur Zuversicht und Kontrolle über das eigene Leben, frei von den Urteilen anderer

4. Grün — Herz-Zentrum: Verbundenheit mit Liebe und innerer Freude, Mitgefühl
5. Blau — Kehl-Zentrum: Kommunizieren der Wahrheit und Achtsamkeit
6. Violett — Stirn-Zentrum: Fähigkeit zu fokussieren und das große Bild zu sehen
7. Rosa/Weiß — Energie des Kronen-Zentrums: Sich dem eigenen inneren Bestreben, der Ruhe und der Weisheit öffnen

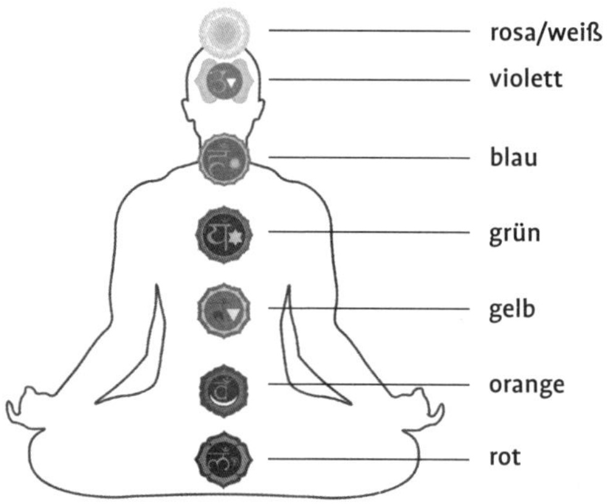

Instruktionen

Set-up

Stellen Sie fest, welcher Bereich für den Klienten, mit dem Sie arbeiten, interessant oder beunruhigend ist. Leidet der Betreffende beispielsweise unter Angespanntheit im Unterbauch, können Sie mit der Übung in diesem Bereich beginnen und später die übrigen Energiezentren einbeziehen. Die Übung wird hier zwar in einer bestimmten Sequenz beschrieben, Sie können diese aber auch ignorieren, wenn Sie an einem bestimmten Energiezentrum arbeiten wollen. Wandeln Sie sie dann so ab, wie es den Bedürfnissen des Klienten entspricht.

Sie können die Übung auch als Hausaufgabe benutzen. Empfehlen Sie dem Klienten in diesem Fall, an dem betroffenen Bereich zu arbeiten und auf ihn zu fokussieren.

- Arbeiten Sie sich vom untersten bis zum obersten Energiezentrum empor.
- Lassen Sie den Klienten zunächst jeweils die Farbe und den Körperbereich visualisieren.
- Fordern Sie ihn auf, eine Hand auf diesen Bereich zu legen.
- Leiten Sie ihn sanft an, in den Bereich hineinzuatmen und sich die Farbe vorzustellen.
- Instruieren Sie den Klienten, der Farbpalette zu folgen, während Sie die Farben jeweils benennen, und bei jedem Wechsel mit der Hand den Bereich, an dem gerade gearbeitet wird, zu berühren.
- Bleiben Sie zwei bis drei Atemzüge lang in einem Bereich, bevor Sie in den nächsten wechseln. Es geht um einen fließenden Wechsel von einem Energiezentrum zum nächsten.

- Sprechen Sie mit dem Klienten darüber, was er erlebt. Konzentrieren Sie sich dabei darauf, was für ihn leicht war und was ihm schwergefallen ist. Was kann verändert, was hinzugefügt werden?
- Haben Sie einen problematischen Bereich erkannt, können Sie die Instruktionen wiederholen und auf diesen Bereich fokussieren. Achten Sie auch dann auf Veränderungen.

Skript

Geleiten Sie den Klienten mit ruhiger und fester Stimme durch die Sequenz:

1. Richten Sie Ihre Aufmerksamkeit auf das rote Zentrum Ihres Körpers. Atmen Sie in diesem Bereich, und visualisieren Sie die Farbe Rot an dem Punkt, wo Ihr Körper die Sitzfläche berührt. Lassen Sie die Aufmerksamkeit dort einsinken. Versuchen Sie, eine Verbindung zu diesem Teil Ihres Körpers herzustellen. Erzwingen Sie nichts; verweilen Sie einfach bei der Farbe und beim Hineinatmen in den Sitzkontakt. Reflektieren Sie darüber, wie geerdet Sie sind. Wie können Sie jetzt Ihr Selbstempfinden am stärksten erden? Was muß an diesem Punkt geschehen, damit Sie Ihre Verbindung zur Erde spüren?
2. Verlagern Sie nun Ihre innere Aufmerksamkeit in das orangefarbene Zentrum: in den Unterbauch. Atmen Sie in diesen Bereich hinein. Atmen Sie langsam ein und wieder aus, und vergegenwärtigen Sie sich die Farbe Orange im Unterbauch. Lassen Sie alles in Erscheinung treten, was aufzutauchen strebt. Dies ist eine leichte Möglichkeit des Zugangs zu Ihrem Atemrhythmus. Sie können darüber reflektieren, wie reich beschenkt Sie sind, was Sie haben und womit Sie gesegnet sind. Wie können Sie den inneren Reichtum Ihres Seins erschließen?
3. Verlagern Sie Ihre Aufmerksamkeit nun in das gelbe Zentrum, den Bereich des Solarplexus. Stellen Sie sich die Farbe Gelb vor, und fokussieren Sie auf Ihren Oberbauch. Atmen Sie ruhig in diesen Bereich hinein, und spüren Sie, wie der Atem sich ausbreitet, wenn er seitlich die Rippen und den Oberbauch erreicht. Bleiben Sie mit Ihrem Fokus dort, und reflektieren Sie darüber, wie Sie sich von den Meinungen und Urteilen, die andere über Sie haben, befreien können. Was ermöglicht Ihnen, zu Ihrem eigenen inneren Urteil zurückzukehren, frei von allem, was andere denken?
4. Richten Sie die Aufmerksamkeit nun auf das grüne Herz-Zentrum in der Mitte Ihrer Brust. Atmen Sie sehr stark in dieses Zentrum hinein, mit sehr großen und langsamen Atemzügen. Vergegenwärtigen Sie sich die Farbe Grün. Legen Sie eine Hand auf das Herz-Zentrum, und hören Sie still zu. Hier können Sie über Ihr liebendes und mitfühlendes Herz reflektieren. Wie können Sie sich der Freude und Liebe in Ihrem Herz-Zentrum jetzt noch stärker öffnen?
5. Richten Sie die Aufmerksamkeit nun auf das blaue Energiezentrum in Ihrer Kehle. Vergegenwärtigen Sie sich die Farbe Blau, während Sie sich in den Kehlbereich versetzen. Fokussieren Sie darauf und reflektieren Sie darüber, wie Sie sich um Ausdruck bemühen. Benutzen Sie Ihre Worte achtsam? Kommunizieren Sie wahrhaftig und sorgsam?
6. Verlagern Sie die Aufmerksamkeit nun auf das violette Energiezentrum in Ihrer Stirn. Richten Sie den Fokus und das Atemgewahrsein nun auf den Bereich zwischen Ihren Augenbrauen.

Lassen Sie sich mit Ihrer Aufmerksamkeit dort nieder. Nehmen Sie sich ein wenig Zeit. Vergegenwärtigen Sie sich Ihr Leben als Ganzes, indem Sie Ihren Blick über alle Aspekte Ihres Lebens schweifen lassen: die Arbeit, Ihre Beziehungen, Ihre Spiritualität und Ihre Schwierigkeiten und Freuden. Treten Sie einen großen Schritt zurück, und verstricken Sie sich nicht in Details. Halten Sie den Fokus auf das Stirn-Zentrum gerichtet, und beobachten Sie, was in diesem Moment hier auftaucht.

7. Wechseln Sie mit der Aufmerksamkeit nun zum rosafarbenen/weißen Energiezentrum. Fokussieren Sie auf den obersten Punkt Ihres Kopfes. Atmen Sie in den Schädel, und versuchen Sie, dort die winzigen Bewegungen wahrzunehmen. Bringen Sie Ruhe und Stabilität in diesen Bereich. Atmen Sie stetig und ruhig ein und aus. Bleiben Sie bei dem, was Sie erleben, und reflektieren Sie nicht aktiv über etwas. Bleiben Sie einfach einige Augenblicke lang offen, und schauen Sie sich an, was auftaucht.

19 Atemgewahrsein und Atemtechniken

Leitlinien für die Atemarbeit

Atemarbeit ist ein sehr wirksames somatisches Werkzeug. Dabei sind zwei Aspekte besonders wichtig: 1. Zunächst muß diagnostiziert werden, inwieweit der Klient seinen Atem verfolgen kann. 2. Außerdem muß er Atemtechniken erlernen, die als Interventionen genutzt werden können.

Als somatisch orientierte Therapeuten sollten Sie grundsätzlich auf die Besonderheiten der Atmung Ihrer Klienten achten. Lernen Sie, dem Atem im Körper zuzuhören und über ihn zu reflektieren. Öffnen Sie Ihr Gewahrsein für die Qualität der Atmung Ihrer Klienten, und reflektieren Sie darüber, wie diese atmen, wenn sie reden, ein Thema erforschen oder Emotionen erleben. Dies gibt Ihnen Aufschluß darüber, wie Sie Ihren Klienten helfen können. Es folgen einige Grundsätze für die Atemarbeit.

1. *Beobachten Sie Qualität, Rhythmus und Wirkungsbereich der Atmung.*
2. *Stellen Sie fest, ob ein Hyper- oder Hypo-Zustand besteht.*
3. *Finden Sie heraus, ob es notwendig ist, das aktuelle Atemmuster zu unterbrechen, die Atmung zu beruhigen, sie in einen anderen Bereich zu lenken oder sie zu verstärken.*

- Erklären Sie Ihren Klienten vor Beginn der Atemarbeit, was Sie vorhaben, und geleiten Sie sie möglichst durch die Übung.
- Formulieren Sie alle Instruktionen so einfach wie möglich.
- Präsentieren Sie die Atemarbeit wie ein Experiment. (Schon allein das Vorschlagen eines Atemexperiments oder auch das Fokussieren auf die Atmung kann eine Reaktion hervorrufen.)
- Schlagen Sie Ateminterventionen grundsätzlich »freundlich« vor. Drängen Sie solche Experimente niemals auf, und erzwingen Sie nichts.
- Lassen Sie Ihre Klienten die Atemaktivität zunächst ausprobieren, und bitten Sie sie dann um Feedback.

- Lassen Sie das Atemmuster einmal üben, und halten Sie dann inne, um das Ergebnis zu prüfen und die Übung eventuell zu modifizieren.
- Ändern Sie die Übung im Einklang mit den speziellen Bedürfnissen des jeweiligen Klienten und der Stärke seiner Aktivierung ab.
- Registrieren Sie jede Verstärkung oder Verringerung des emotionalen oder traumatischen Aktivierungsniveaus. Modifizieren Sie die Arbeit, wenn Sie eine traumatische Aktivierung entdecken.
- Führen Sie Atemübungen gemeinsam mit Ihren Klienten aus.
- Fordern Sie die Klienten auf, in einem Zustand offener Aufmerksamkeit zu verweilen und die Wirkung der Atemarbeit zu beobachten. Sie können einfach fragen: »Was fällt Ihnen auf?«
- Falls ein Klient den Zustand der Achtsamkeit verläßt, geleiten Sie ihn wieder dorthin zurück: »Versuchen Sie, wieder nach innen zurückzukehren.«
- Bemühen Sie sich unablässig, die Arbeit feiner, sanfter und leichter zu gestalten (und drängen Sie nie zu etwas!).
- Halten Sie nach Augenblicken des Erfolgs Ausschau, und treten Sie zu diesen in Kontakt: »Sie haben wirklich stark geatmet, bis tief in Ihren Unterbauch.«
- Es geht darum, das Nervensystem eines Klienten umzuerziehen, nicht darum, es herauszufordern.
- Informieren Sie Ihre Klienten über die Auswirkungen des Experiments.
- Sie können die Atemintegration im Gehen, im Sitzen und in Bewegung praktizieren.
- Entwickeln Sie mit Ihren Klienten bestimmte Atemprotokolle, die diese dann als Hausaufgabe üben können. Schreiben Sie diese Protokolle auf, oder nehmen Sie den Text auf, damit die Klienten ihn sich zu Hause anhören können.

Die Wahrheit über tiefes Atmen

Die erste Intervention, die ein nicht somatisch orientierter Therapeut empfiehlt, wenn er bei Klienten in Reaktion auf den Versuch, die Körperlichkeit in die Behandlung einzubeziehen, Angst oder Panik bemerkt, besteht oft in der Aufforderung, »tief zu atmen«. Tiefes Atmen ist eine wunderbare und sehr regulierend wirkende Aktivität; korrekt benutzt, kann sie einem Klienten sehr helfen. Doch oft fehlen dabei einige entscheidende Elemente und Voraussetzungen.

1. Als Therapeut müssen Sie ruhig bleiben und selbst atmen! Nichts ist schlimmer als eine aufgeregte Stimme, die streng auffordert, tief zu atmen.
2. Holen Sie Klienten an dem Punkt ab, wo sie sind. ZOLLEN SIE IHNEN ANERKENNUNG. Beispielsweise: »Mir ist aufgefallen, daß Sie sehr flach atmen.« – »Es fällt Ihnen im Moment wahrscheinlich schwer zu atmen, nicht wahr?« – »Fällt es Ihnen schwer, wie-

der zu Atem zu kommen?« Sie werden die Situation sicher nicht noch verschlimmern, sondern hier und jetzt mit der Atemregulation beginnen wollen. Klienten wollen gesehen werden, wenn sie merkwürdig atmen, damit sie möglichst bald Hilfe erhalten.

3. Achten Sie darauf, »mundgerechte Happen« zu servieren! Schlagen Sie zunächst kleine Atemexperimente vor. Beispielsweise: »Versuchen Sie, in die seitlichen Bereiche Ihrer Rippen und in Ihren Bauch hinein zu atmen ...« – »Warum achten Sie nicht einmal darauf, daß Sie länger ein- als ausatmen?« – »Was halten Sie davon, den Atem einmal ein wenig zu verlangsamen?« – »Wo möchte Ihr Atem momentan hin?«
4. Verfolgen Sie, was geschieht. Immer wenn der Atem flach, schnell, panikartig, angsterfüllt oder sehr schwach ist, sollten Sie die Emotionen und mentalen Zustände, die mit ihm verbunden sind, untersuchen. Atmen Sie niemals isoliert vom restlichen Erleben, sondern treten Sie zum Erleben als einem Ganzen in Kontakt. Beispielsweise: »Sie fühlen sich wohl ein wenig abgespannt.« – »Bei Ihnen scheinen viele Ängste zutage zu treten.« – »Sie fühlen sich momentan offenbar nicht besonders wohl.«
5. Schlagen Sie eine Atemtechnik vor, von der Sie annehmen, daß der Klient sie mit Sicherheit anwenden kann. Ermöglichen Sie einen Erfolg. Wenn es ihm gelingt, eine Atemtechnik zu meistern, inspiriert ihn dies, und er fühlt sich im Besitz der Kontrolle. Im Zustand der Angst zu atmen FÜHLT sich so an, als habe man die Kontrolle verloren. Schlagen Sie Atemtechniken vor, die dem Klienten zum Gefühl, die Situation unter Kontrolle zu haben und seine Lage meistern zu können, zurückverhilft.
6. Sprechen Sie Ihre Instruktionen mit ruhiger und Sicherheit ausstrahlender Stimme. Die Wahrnehmungsfähigkeit des Klienten ist in diesem Moment gesteigert, und die Wirkung Ihrer Stimme wird verstärkt. Bleiben Sie ruhig!
7. Benutzen Sie sprachliche Formeln wie: »Atmen Sie tiefer.« – »Finden Sie heraus, wohin Ihr Atem jetzt will.« – »Wie können Sie dieses Einatmen/Ausatmen ausdehnen?« – »Was müssen Sie tun, um diesen Atemzug jetzt zu verändern?«
8. Sagen Sie nicht: »Atmen Sie tief in den Bauch.« Sagen Sie besser: »Legen Sie eine Hand auf den Bauch, und versuchen Sie, mehr Atemvolumen in Ihren Bauch zu leiten. Finden Sie heraus, wie Sie jetzt mit Ihrem Atem verfahren können.«

Über die Nutzung der Atemwerkzeuge

Vielleicht fragen Sie sich, welches Atemwerkzeug für einen bestimmten Klienten am besten geeignet ist. Mit welchem dieser Werkzeuge sollte man zu arbeiten beginnen? So wie bei jeder anderen Art von somatischen Werkzeugen müssen Sie auch in dieser Hinsicht Ihren gesunden Menschenverstand in Verbindung mit Ihren Erkenntnissen aufgrund der Beobachtung des betreffenden Klienten nutzen. Falls Sie merken, daß ein Klient besonders schnell atmet, kann ein Werkzeug, das Beruhigung und Regulation fördert, nützlich sein, beispielsweise Tool 89, *Atmen, um zur Ruhe zu kommen*. Fällt Ihnen auf, daß Ihr Klient ängstlicher ist, bietet sich Tool 93, *Aus dem Reifen der Angst die Luft herauslassen*, an. Muß ein Klient zunächst einmal mit den Grundlagen des Atemgewahrseins bekannt gemacht werden, sind Tool 91, *Dreiteilige Atemsequenz*, und Tool 88, *Wellenatmung*, sehr zu empfehlen. Man muß die genannten Techniken nicht in einer bestimmten Reihenfolge benutzen. Machen Sie sich mit den Übungen selbst vertraut, um sie jederzeit ohne Vorbereitung einsetzen zu können.

Suchen Sie jeweils die Werkzeuge aus, die den Bedürfnissen eines bestimmten Klienten nach Ihrer Auffassung am besten gerecht werden. Wie bei allen somatischen Werkzeugen sollten Sie sich grundsätzlich vom Feedback Ihres Klienten leiten lassen und auf dieser Grundlage entscheiden, was die gewünschte Wirkung erzielt und was nicht. Ihre Bereitschaft, von Ihren Klienten zu lernen, ist bei dieser Arbeit immer entscheidend.

TOOL 88

Übung Klienten

Wellenatmung

Zweck der Übung

Einer an- und abschwellenden Welle ähnlich zu atmen initiiert eine parasympathische Reaktion, die Entspannung und Ruhe fördert. Mit Hilfe dieser Übung lernen Klienten, ihre Atmung in ruhigere Gefilde zu steuern.

Weil die Übung die beruhigend wirkende parasympathische Reaktion induziert, können Sie sie Klienten beibringen, die lernen müssen, sich selbst zu beruhigen.

Instruktionen

- Vergegenwärtigen Sie sich die Qualität Ihrer Atmung in diesem Augenblick.
- Atmen Sie auf natürliche Weise ein.
- Wenn Sie so tief wie möglich eingeatmet haben, stellen Sie sich vor, daß das Einatmen bruchlos in das Ausatmen übergeht.
- Sie können sich Wasser vorstellen, das über einen Stein fließt, wenn Sie am obersten Punkt des Atemzyklus angekommen sind, wo das Ausatmen und somit der Weg abwärts beginnt. Sie können auch das sanfte Anschwellen einer Welle visualisieren. Stellen Sie sich die abrundende Qualität von Wasser vor.
- Vergegenwärtigen Sie sich die Sanftheit dieser Art zu atmen und wie dabei das Einatmen in das Ausatmen hinübergleitet. Lassen Sie das Ausatmen zu seinem natürlichen Abschluß kommen.
- Atmen Sie vier bis fünf Mal auf diese Weise, pausieren Sie dann, und stellen Sie fest, ob irgendwelche Veränderungen eingetreten sind. Achten Sie insbesondere auf parasympathische Signale, beispielsweise auf eine Vertiefung des Einatmens in die Brust oder ein verlangsamtes Ausatmen.
- Wiederholen Sie die Übung nötigenfalls.

Anmerkung für Therapeuten

Geleiten Sie Ihren Klienten durch diese Übung, indem Sie sein Atmen verfolgen: »Achten Sie darauf, wie das Einatmen zum vollständigen Abschluß kommt und dann in das Ausatmen hinüberrollt. Ja, so ist es gut. Lassen Sie dann das Ausatmen sanft seine beruhigend wirkende Reise abwärts antreten ...«

TOOL 89

Übung Klienten

Atmen, um zur Ruhe zu kommen – Wie Sie Ihren Atem regulieren können

Zweck der Übung

Diese Atemtechnik eignet sich für eine rasche Intervention. Wenn Sie merken, daß ein Klient zu dissoziieren beginnt oder aktiviert wird, können Sie ihm vorschlagen, diese Atemtechnik zu benutzen. Sie zielt auf die Veränderung des Zustandes, in dem er sich befindet, indem man ihn entweder anregt oder beruhigt.

Instruktionen

Anmerkung für Therapeuten

Geleiten Sie den Klienten, indem Sie ihn verbal durch diese Übung führen; stellen Sie dazu immer wieder Kontakt zu ihm her. Verfolgen Sie, wie stark seine Dissoziation jeweils ist. Wenn er nicht in der Lage ist, bei seinem Atem zu bleiben, dann unterbrechen Sie die Übung, und reden Sie mit ihm über dieses Problem. Regulieren Sie seinen Zustand, indem Sie ihn dazu bringen, »über« das Erlebnis nachzudenken und zu sprechen. Beobachten Sie, ob Anzeichen dafür auftauchen, daß ein Zustand der Regulation erreicht worden ist und der Klient den dissoziierten Zustand verläßt.

Anzeichen für eine solche Veränderung sind:

- Klarheit der Stimme
- die Fähigkeit zu erkennen, wie es um das eigene innere Erleben steht
- Auflösung von Entsetzen und Überwältigtsein
- Fähigkeit, Instruktionen zu befolgen
- Beruhigung
- Neugier und Engagement

Wenn Sie Veränderungen dieser Art bemerken, sollten Sie den Klienten auffordern innezuhalten, auf seinen Körper zu achten und sich darüber klar zu werden, wie er von einem dissoziierten in einen regulierten Zustand gelangt ist.

Schritte

- Atmen Sie mit offenen Augen vollständig und bis zum Steißbein hinab ein.
- Spüren Sie, wie der Atem Sie füllt.
- Erzeugen Sie beim Ausatmen ein »Ahhhhhhhhhhh« oder »Pfaaaahhh«.

- Verfolgen Sie, wie sich Ihre Brust leert und wie sich gleichzeitig im Bauch ein leichter Druck aufbaut.
- Stoßen Sie die Atemluft gänzlich aus dem Körper aus, aber so, daß Sie sich dabei wohlfühlen.
- Atmen Sie erneut kräftig und vollständig ein, und lassen Sie beim Ausatmen wieder das »Aaaaaahhhhh« oder »Pfaaaahhh« ertönen.
- Wiederholen Sie dies so lange, bis Sie spüren, daß sich hinsichtlich Ihrer Aktivierung eine Veränderung einstellt.
- Sprechen Sie dann laut aus:

  »Ich atme ein, und ich beruhige meinen Körper.«
  »Ich atme aus; ich lächle.«
  »Ich atme ein; ich beruhige meinen Geist.«
  »Ich atme aus; ich habe die Kontrolle zurückerlangt.«

- Falls Ihnen schwindlig wird, können Sie kürzer einatmen und weniger tief atmen.
- Beobachten Sie, wie Sie sich jetzt verändern. Und verfolgen Sie, wie Sie sich beruhigen und die Kontrolle zurückerlangen.
- Sobald die Veränderung eintritt, sollten Sie sich ein wenig Zeit nehmen und feststellen, was sich verändert hat.

TOOL 90

Übung Klienten

Laterales Atmen

Zweck der Übung

Laterales (seitliches) Atmen erweitert das Repertoire der Atemmöglichkeiten. Die meisten Menschen stellen sich die Atmung als eine Auf- und Abwärtsbewegung der Lunge vor. Wenn im Körper Anspannung besteht, kann die Neigung aufkommen, den Atem anzuhalten und den mittleren Bereich des Körpers erstarren zu lassen. Durch die Förderung des lateralen Atmens können Sie das Gefühl der Dreidimensionalität des Atmens stärken. Beim lateralen Atmen wird die Atemluft vollständig in die seitlichen Bereiche des Brustkorbs geleitet, so daß dieser vollständig ausgefüllt wird.

Die Übung erforscht die beruhigende Wirkung lateralen Atmens. Besonders positiv wirkt sie bei Klienten, denen es schwerfällt, tief zu atmen; denn laterales Atmen fällt ihnen in der Regel leichter. Es kann von Nutzen sein, das Bild der sanften Kiemenbewegungen eines Fischs beim Atmen zu erwähnen. Die Übung fokussiert die Atmung auf die seitlichen Bereiche der Lunge und des gesamten Körpers, statt auf den vorderen Bereich.

Instruktionen

- Die Übung kann im Sitzen oder Liegen ausgeführt werden.
- Lassen Sie den Klienten die Seiten seines Körpers im Bereich der Rippen betasten.
- Leiten Sie den Klienten dazu an, tief in Richtung der seitlichen Bereiche seines Körpers zu atmen, so daß sich sein Brustkorb seitlich dehnt. Sie können sich die Kiemen eines Fischs, der unter Wasser atmet, vorstellen, oder die Flügel eines Vogels, die sich seitlich ausbreiten, nicht nach vorn oder hinten.
- Wenn der Klient sich diese Bilder nicht vorstellen kann, hilft ihm vielleicht die Empfehlung, die Hände an den Körperseiten auf die Rippen zu legen und im Rhythmus der Atmung ein wenig auf diese zu drücken: beim Ausatmen Druck gegen sie auszuüben und diesen beim Einatmen wieder zu lösen.
- Lassen Sie den Klienten beim Atmen der Auf- und Abbewegung der sich ausdehnenden und sich wieder verengenden Rippen folgen.
- Setzen Sie die Arbeit an der Weitung des Atems fort, und beobachten Sie, ob der Aktivierungszustand des Klienten dadurch verringert wird. Falls ja, fahren Sie mit der Arbeit fort; falls nicht, sollten Sie aufhören und die Situation evaluieren.
- Verfolgen Sie diesen Prozeß einige Minuten, und schauen Sie, wohin er führt.

TOOL 91

Übung Klienten

Dreiteilige Atemsequenz

Zweck der Übung

Die dreiteilige Atemsequenz macht die Atmung geschmeidiger, reguliert emotionale oder physiologische Aktivierungszustände und bringt das Atemgewahrsein außerdem in verschiedene Körperbereiche. Die Übung fördert die Fähigkeit, eine innere Grenze zu empfinden und die Kontrolle über den eigenen Körper zu erlangen. Außerdem löst sie emotional bedingte Anspannung, die sich im Körper niederschlägt. Wird die Übung langsam und sorgsam ausgeführt, kann der Klient auftauchenden Empfindungen und Gefühlen in ruhigem Tempo folgen. Dieser Atemrhythmus schafft die Grundlage für eine somatische Erschließung des Körpers, für die Entwicklung eines entspannten Verhältnisses zur Atmung und für die Regulierung jedes Angstgefühls.

Instruktionen

Die Übung kann im Sitzen oder Liegen ausgeführt werden. Als Therapeut sollten Sie merken, ob die Arbeit zu aktivierend auf den Klienten wirkt. Wichtig ist dabei langsames und gleichmäßiges Atmen, um ein Gefühl innerer Ruhe und das Empfinden einer inneren Grenze zu fördern.

- Fordern Sie den Klienten auf, sich eine Ressource vorzustellen, etwas, das auf ihn heilend wirkt und für ihn gesund ist, beispielsweise einen sicheren Ort, den Erdboden oder die Erde insgesamt.
- Lassen Sie den Klienten in den Unterbauch, den mittleren Brustbereich und den oberen Brustbereich atmen, während seine Hände auf dem Unterbauch ruhen.
- Verfolgen Sie die Atmung, die im Idealfall gleichmäßig und leicht dahinfließt. Falls der Klient ins Stocken kommt, weil er den Atem anhält oder sich verspannt, können Sie den Fluß der Atmung fördern, indem Sie den Ort in seinem Körper benennen, an dem die Stagnation aufgetreten ist. Empfehlen Sie dem Klienten, seine Hand auf den Bereich zu legen, an dem er arbeitet, und sein Atemgewahrsein zu stärken.
- Fordern Sie den Klienten auf, einen Atemzug bewußt zu verfolgen. Sie können ihn auch daran erinnern, daß er seinem Körper vertrauen sollte. Dies kann für ihn ein schwieriger Moment sein – es kann sein, daß sich die Anspannung unnatürlich anfühlt. In diesem Moment ist Ihre sanfte Anleitung zum Verweilen, zum Spüren des Körpers und zum gleichzeitigen Weiteratmen unverzichtbar.

- Fordern Sie den Klienten auf, zu pausieren und sich seine Empfindungen im betreffenden Augenblick bewußt zu machen. Lassen Sie ihn in die Sicherheit des Ortes, den er sich vorgestellt hat, hineinspüren. Sofern es Ihnen als adäquat erscheint, fahren Sie mit der Arbeit fort.
- Leiten Sie den Klienten dazu an, auf leichte Art durch die drei erwähnten Bereiche hindurchzuatmen. Je geübter ein Klient damit ist, um so leichter kann er dieses Werkzeug nutzen.
- Sorgen Sie dafür, daß der Klient die drei Bereiche durchreist und danach im Zustand offenen Gewahrseins ruht, um festzustellen, was sich verändert hat.

TOOL 92

Übung Klienten

Die Zellatmung

Zweck der Übung

Die Atemluft dringt in jede Zelle und jedes Molekül unseres Körpers. Zu atmen ist die direkteste Möglichkeit, uns in die Grundlagen unserer Gesundheit und unseres Wohlbefinden einzufühlen. Jede Zelle bewegt sich mit der Atmung. Stellen Sie sich vor, Sie sind eine einzelne Zelle, die sich bei jedem Atemzug bewegt. Die folgende Übung verbindet die Vorstellung, daß wir selbst eine atmende Zelle sind, mit dem Hineinspüren in den dreidimensionalen Atem.

Instruktionen

- Spüren Sie in den Schmerz oder die Herausforderung, an der Sie arbeiten, hinein. Besuchen Sie kurz diesen physischen Ort: Verweilen Sie nicht länger dort, sondern werfen Sie nur einen Blick darauf.
- Rollen Sie sich zu einem Ball zusammen – entweder indem Sie sich auf einem Stuhl sitzend vorbeugen, so daß Ihr Kopf nach unten schaut, oder indem Sie auf dem Boden die (im Yoga) so genannte Kindhaltung einnehmen. Die Arme können Sie seitlich neben den Körper legen oder den Kopf auf den Unterarmen ruhen lassen. Rollen Sie sich nur so weit zusammen, wie Ihr Körper es problemlos zuläßt. Achten Sie auf Bereiche, in denen Sie Unbehagen und Schmerz empfinden, und verändern Sie gegebenenfalls Ihre Haltung Ihren Bedürfnissen entsprechend.
- Ermöglichen Sie Ihrem Bauch, sich völlig zu entspannen, finden Sie Ihr natürliches Atemmuster, und treten Sie in dieser Haltung zu ihm in Verbindung. Lassen Sie Ihren Körper in der Schwerkraft ruhen.
- Achten Sie darauf, wie sich schon allein diese Haltung auf Ihre Atmung auswirkt.
- Stellen Sie sich vor, Sie sind eine einzelne Zelle. Visualisieren Sie Ihre Haut als durchlässig und weich und das Strömen der Atmung durch die Haut. Ihre Atmung wird dreidimensional.
- Erweitern Sie Ihren Atem vom Zentrum Ihres Körpers aus in alle Richtungen nach außen.
- Stellen Sie sich vor, Ihre »Zelle« ist mit Flüssigkeit gefüllt, und Sie können diese Flüssigkeit jedesmal bewegen, wenn sich Ihre Atmung bewegt.
- Achten Sie auf die Empfindung in Ihrem Körper, die Gewicht und Weichheit repräsentiert.
- Setzen Sie sich vorsichtig wieder aufrecht hin, und sitzen Sie still und ernten die Wirkung dieser Übung.

Reflexion

Können Sie sich Ihre Herausforderung oder Ihren Schmerz noch einmal vor Augen führen und feststellen, wie sie/er sich von einem eher dreidimensionalen und fließenden Ort aus betrachtet anfühlt? Erkennen Sie irgendwelche Veränderungen oder neuen Wahrnehmungen?

Das Bild meines Körpers ist nun ____.

Das Gefühl in meinem Körper ist nun ____.

Mein Schmerz/Meine Herausforderung fühlt sich jetzt ___________________________ an.

TOOL 93

Übung Klienten

Aus dem Reifen der Angst die Luft herauslassen

Zweck der Übung

Stellen Sie sich Ihren Streß wie einen Reifen vor, der mit zuviel Luft gefüllt ist. Streß, Anspannung und Angst bauen sich auf; es ist schwierig, den Druck unter Kontrolle zu behalten oder damit zurechtzukommen. Um den Druck zu verringern, müssen Sie ein wenig »Luft« herauslassen. Die nun folgende Übung hat genau das zum Ziel: Streß und Angst aus dem Körper zu entfernen.

Instruktionen

- Werden Sie der Spannungen in Ihrem Körper bewußt, auch wenn Ihnen das nur kurz gelingt. Es ist schwierig, dieses Gewahrsein aufrecht zu erhalten, wenn Sie den Druck spüren.
- Schreiben Sie auf oder sprechen Sie aus, wo in Ihrem Körper die »neuralgischste« Zone ist.

  Meine neuralgische Zone ist: ______________________________.
- Zählen Sie nun: »Eins, zwei, drei, vier, fünf« ... Atmen Sie LANGSAM aus, und stellen Sie sich vor, daß aus dem Reifen oder aus der »neuralgischen Zone« Luft entweicht.
- Atmen Sie anschließend ein und zählen: »Fünf, vier, drei, zwei, eins.« Lenken Sie die Luft beim Einatmen in die unteren Körperbereiche: den Unterbauch und den Bereich des Beckens. Füllen Sie die »Basis« Ihres Körpers mit gesunder und frisch eingeatmeter Luft. Dies ist Ihre »neutrale Zone«.

  Meine »neutrale Zone« ist: ______________________________.
- Vermeiden Sie, das Ein- und Ausatmen im gleichen Gewahrseinsbereich zu plazieren.
- Atmen Sie von dem problematischen Bereich (Ihrer »neuralgischen Zone«) her aus, und atmen Sie in die »neutrale Zone« Ihres Körpers ein. Falls Sie an einer »neuralgischen Zone« in der unteren Körperhälfte arbeiten, wählen Sie eine »neutrale Zone« anderswo im Körper, beispielsweise die Lunge oder die Rückseite des Körpers.

Langsam ausatmen: 1 – 2 – 3 – 4 – 5, aus der »neuralgischen Zone« heraus

Langsam einatmen: 5 – 4 – 3 – 2 – 1, in die »neutrale Zone« hinein

TOOL 94

Übung Klienten

Der Mondatem – Die Anspannung zerstreuen

Zweck der Übung

Der Mondatem ist eine sanfte und zerstreuende Atemtechnik. Er löst Spannungen im Körper auf und neutralisiert Angstempfindungen. Dies erinnert den Körper an die Aktivierung der parasympathischen Reaktion. Weil der Mondatem sehr sanft ist und innerlich praktiziert werden kann, eignet er sich gut für Klienten, die sich hinsichtlich der Nutzung von Atemtechniken generell befangen fühlen. Sie können den Betreffenden empfehlen, die Augen zu schließen und ihrem eigenen Atem zu lauschen, wenn sie das Gefühl haben, daß dies für sie ungefährlich ist.

Instruktionen

Teil 1 – Vorbereitung auf den Mondatem

- Schließen Sie die Augen.
- Erzeugen Sie ein »Th«-Geräusch. Dabei ist der Mund ganz leicht geöffnet, und die Zungenspitze berührt die Rückseite der Vorderzähne. Stellen Sie sich das Geräusch einer Welle vor, die am Strand ausrollt.
- Beim Ausatmen sollte ein langes, anhaltendes »Th«-Geräusch ertönen. Das Einatmen setzt danach von selbst ein.
- Die Atembewegungen sollten sanft und lang und auf das dabei ertönende Geräusch fokussiert sein.
- Nötigenfalls können Sie diese Art zu atmen eine Weile fortsetzen.
- Sobald Sie sich bei der Ausführung dieses Teils der Übung wohlfühlen, können Sie Teil 2 einbeziehen.

Teil 2 – Mondatem

- Beziehen Sie bei der Anwendung dieser Atemtechnik nun den hinteren Bereich der Kehle ein.
- Schließen Sie den Mund, und achten Sie darauf, daß im Gesicht keine Anspannung entsteht.
- Das »Th«-Geräusch wird nun stärker in Richtung Rachen verlagert und kommt aus der Nase. Eine Bildvorstellung, die bei der Erzeugung dieses Klangs von Nutzen sein könnte, wäre das Geräusch von »Wind in den Bäumen« oder von »aufsteigendem warmem Dampf«.
- Atmen Sie weiter lang und kontinuierlich aus. Das Einatmen erfolgt anschließend automatisch.
- Möglicherweise verspüren Sie beim Ausführen dieser Übung einen leichten Druck in der Kehle. Falls Sie dies als unangenehm empfinden, können Sie entweder eine Pause einlegen,

ein paarmal normal atmen und dann mit der Übung fortfahren oder zu Teil 1 der Übung zurückkehren.

- Ziel ist ein Gefühl sanften und kontrollierten Loslassens.
- Atmen Sie auf diese Weise mindestens drei bis vier Minuten, wenn Sie eine Zustandsveränderung im Gehirn hervorrufen wollen.

Teil 3 – Rückkehr zur neuen Grundlinie

- Ruhen Sie aus, und kehren Sie zur normalen Atmung zurück.
- Was nehmen Sie momentan wahr?
- Wie ist dieser Atemzug, der jetzt stattfinden muß, beschaffen?
- Suchen Sie nach einer wellenartigen Atmung, die in der Brust und im Bauch deutlich wird. Treten Sie zu ihr in Kontakt, sobald Sie sie bemerken. Ist sie nicht da, achten Sie darauf, wieviel ruhiger Sie sind. Vielleicht fangen Sie zu gähnen an und werden müde; dies sind Anzeichen für die parasympathische Lösung.

20
Arbeit mit Klang und Stimme

Wir können uns die menschliche Stimme, ihre Tonlage, ihren Klangcharakter und die Geräusche, die sie hervorzubringen in der Lage ist, als den Geschichtenerzähler unseres Körpers vorstellen. In den Klangnuancen unserer Stimme können wir Freude, Traurigkeit, Wut und viele andere Empfindungen und Gefühle entdecken. Wir brauchen einen Menschen gar nicht zu sehen, weil wir die affektiven Subtilitäten an seiner Art zu sprechen, daran, wie er klingt und was wir von ihm hören und spüren, erkennen. Die Stimme hat eine gewaltige Heilkraft. Tiefe Klänge einer Stimme scheinen auf das Nervensystem entspannend zu wirken; hohe Klänge hingegen wirken anregend.

Mit Klängen zu experimentieren hilft, präsent zu bleiben und den eigenen Körper zu erforschen. Schon nach kurzer Zeit des Singens und des Erzeugens von Klängen steigt der Spiegel des Immunoglobulin A (eines Antikörpers), und ein Wohlgefühl entsteht, das die Grundstimmung des Betreffenden beeinflußt. Sie können dieses Erzeugen von Klängen und Geräuschen für die Arbeit an Ihren inneren Zuständen nutzen, aber auch, um im Rahmen einer Klang-/Geräuschanamnese herauszufinden, wer Sie sind.

Übung Klienten

TOOL 95

Der Glocke zuhören

Zweck der Übung

Diese Übung erfordert nur drei Minuten. Sie soll den Geist darin trainieren, seine Aufmerksamkeit auf einen Klang zu richten. Die Aufmerksamkeit soll ausschließlich auf den Klang gerichtet werden. Es geht darum, sich darauf zu konzentrieren, wie der Klang verblaßt und allmählich verschwindet.

Die Übung eignet sich gut, Stille auf spielerische Art zu vermitteln, und in schwierigen Situationen achtsam zu bleiben, ohne sich ablenken zu lassen. Aufmerksamkeitstraining unterbindet Ablenkungen und stärkt die Fähigkeit zuzuhören. Die Klienten werden so darin geschult, sich auf eine einzige Sache zu konzentrieren. Dies ist eine gute Übung für alle, die sich leicht ablenken lassen oder die mit dem Fokussieren Probleme haben.

Was Sie benötigen

Klangschalen, einen Gong oder (Röhren-)Glocken. Auch ein Glockenklang von Ihrem Smartphone erfüllt den Zweck.

Instruktionen

- Halten Sie eine Glocke oder Klangschale bereit.
- Erklären Sie Ihrem Klienten den Zweck der Übung.
- Fordern Sie den Klienten auf, sich die Stille zu vergegenwärtigen, bevor der Klang ertönt, und nach dem Ertönen des Klangs nicht mehr zu sprechen.
- Lassen Sie den Klienten die Augen schließen, atmen und sich auf den Klang konzentrieren, bis er völlig verklungen ist.
- Während der Ton verklingt, fordern Sie den Klienten auf festzustellen, was in seinem Körper vor sich geht – wie sich die Stille einstellt. Fragen Sie: »Was geht momentan in Ihnen vor sich?« – »Was taucht bei Ihnen auf, während Sie die Stille spüren?«
- Sie können dem Klienten empfehlen, die Klangübung zu nutzen, um mit dem Überhandnehmen von Gedanken im Tagesverlauf fertig zu werden.

Reflexion

Mein klingender Körper ist: ____.

Klänge, die mich beruhigen, sind: ______________________________________.

Klänge, die mich aufwecken, sind: ______________________________________.

TOOL 96

Übung Klienten

In den Körper hineinhorchen

Zweck der Übung

Der menschliche Körper besteht zu 70 bis 80 Prozent aus Flüssigkeiten. Weil Klänge in Flüssigkeiten übertragen werden, können wir auf diese Weise resonierende Klänge kreieren, um das Wohlbefinden zu fördern. Zwar eignen sich hierfür grundsätzlich alle Arten von Klängen und Geräuschen, doch sind leicht zugängliche und angenehme Klänge, beispielsweise das Erzeugen von Vokalen, am leichtesten zu realisieren. Dieses Heilen durch Klang hat in vielen Kulturen eine lange Tradition. Die positive Wirkung der Arbeit mit Klang besteht in der Auflösung von Angst und in der Zerstreuung von Anspannung. Zu fokussieren und Klänge in sich aufzunehmen kann die Grundstimmung heben und negative Denkmuster schwächen.

In den eigenen Körper hineinzuhorchen ist sehr nützlich, wenn ein Klient keine Bewegungen ausführen kann oder sich in irgendeiner Hinsicht eingeschränkt fühlt. Der sanfte Atem und die Schwingungen von Klängen erzeugen im Körper subtile Bewegungen, ohne daß der Klient sich aktiv zu bewegen braucht.

Instruktionen

- Legen Sie Ihre Hände vorsichtig auf den Bereich Ihres Körpers, in den Sie Ihren Klang »senden« wollen. Um dies zu üben, empfiehlt es sich, eine Hand auf den Brustkorb zu legen und den Klang »Ooooohhh« zu produzieren. Sie spüren die dadurch erzeugten Schwingungen dann in der Brust.
- Lassen Sie den Klang verblassen, und wiederholen Sie ihn anschließend. Nehmen Sie seine Sanftheit und seine Schwingungen in sich auf. Was fällt Ihnen auf?
- Versuchen Sie dann, einen »A«- oder »Aaahhh«-Klang in der Brust zu erzeugen. Wie unterscheidet sich dieser Klang vom vorigen? Was fällt Ihnen daran auf?
- Wiederholen Sie jeden Klang drei- bis viermal, kehren Sie danach zu Ihrer normalen Atmung zurück, und verfolgen Sie aufmerksam, was in Ihrem Körper vor sich geht.
- Erzwingen oder erschöpfen Sie Ihren Klang nicht. Wie bei vielen anderen somatischen Übungen gilt auch hier, aufmerksam zu verfolgen, wie Ihr Körper den Input aufnimmt. Folgen Sie dem, was sich angenehm und leicht anfühlt. Der Körper reagiert auf diesen feinen Klang auf seine Weise. Entscheidend ist, das eigene Erleben präsent zu verfolgen.
- Sobald Sie sich bei dem Klang wohlfühlen, können Sie beginnen, andere Klänge zu erforschen, die Ihnen begegnen. Man sollte Klänge grundsätzlich nicht erzwingen. Genießen Sie das Erleben von Klang.
- Wiederholen Sie die Übung so oft, wie Sie es für erforderlich halten.

TOOL 97

Übung Klienten

Der »Hmmm«-Klang

Zweck der Übung

Der »Hmmm«-Klang wirkt sehr beruhigend. Er hat eine sehr positive Wirkung, wenn Menschen Angst empfinden oder sich deprimiert fühlen. Stellen Sie sich das »Hmmmm« dem Schnurren einer Katze ähnlich vor. Wir sagen unwillkürlich »Hmmm«, wenn uns etwas, das wir erleben, gefällt. Außerdem resoniert dieser Klang in der Brust und erzeugt eine beruhigende Wirkung. Sie können empfehlen, ihn zu benutzen, wenn der Klient aufgebracht oder verängstigt ist oder wenig Energie hat. Das tiefe Summen des Klangs ist so sanft, daß jeder in der Lage ist, es ohne besondere Mühe zu produzieren. Wenn Sie dies mit Ihrem Klienten in der Praxis üben, ermöglichen Sie ihm dadurch, die Übung zu Hause selbständig auszuführen. Es geht darum, ihm ein Repertoire beruhigend und tröstend wirkender Klänge zu erschließen, die er leicht nutzen kann. Er lernt dadurch, sich selbst gegenüber gütig zu sein und sanft mit dem eigenen Körper umzugehen.

Instruktionen

- »Hmmm« ist ein Summklang, den Sie im Liegen oder Sitzen produzieren können.
- Versetzen Sie sich in eine bequeme Position, indem Sie sich zurücklehnen und Ihren Körper völlig ausruhen lassen.
- Senden Sie den »Hmmm«-Klang in den Bereich des Brustkorbs oder Bauches. Sie können eine Hand auf dem Brustkorb ruhen lassen und die Schwingungen, die der Klang erzeugt, im Brustbereich spüren.
- Lassen Sie zwei- oder dreimal »Hmmm«-Klänge ertönen, warten Sie dann einen Moment, und kehren Sie zur normalen Atmung zurück.
- Wiederholen Sie den »Hmmm«-Klang zwei- oder dreimal, und beobachten Sie seine Wirkung. Stellen Sie sich vor, Sie senden den Summklang wie eine schnurrende Katze in Ihren eigenen Körper. Folgen Sie dem Behagen, das dieser Klang in Ihrem Körper erzeugt. Wo spüren Sie es? Wie erkennen Sie den Klang auf seinem Weg durch den Körper?

Dieser Klang ist sehr sanft und freundlich. Sie können die Übung vor dem Einschlafen oder immer dann, wenn Sie sich gestreßt fühlen, ausführen. Dabei ist es wichtig, die Klänge nicht zu erzwingen. Stellen Sie sich vor, die Katze wird berührt, empfindet den Kontakt als angenehm und fängt in Reaktion darauf an zu schnurren. Wiederholen Sie die Übung, falls Sie dies für erforderlich halten.

Therapiesitzung

In der Sitzung können Sie den Klienten bitten, den »Hmmm«-Klang zu produzieren und auf seine Wirkung zu achten. Lassen Sie ihn verfolgen, was in seinem Körper geschieht, indem Sie ihn fragen: »Was fällt Ihnen in Ihrem Körper auf?«

Anschließend können Sie fragen: »Wenn dieser Klang für Sie eine Botschaft hätte, was würde er dann sagen?«

Botschaft: ____

____.

TOOL 98

Arbeitsblatt Klienten

Klangkorridor

Zweck der Übung

Die Stimme kann Anspannung festhalten. Sie zu befreien ist ebenfalls ein Weg zum somatischen Erleben des Körpers. Diese Übung ist eine Möglichkeit, die Stimme zu nutzen, um den Zugang zum Körper zu erschließen.

Stellen Sie fest, was Sie in Ihrer Stimme oder in deren Ausdruck »festhalten«. Beobachten Sie, welche Themen und Emotionen zutage treten, während Sie mit Ihrer Stimme experimentieren. Diese Übung umfaßt ein spielerisches Element. Ermutigen Sie Ihre Klienten zum Experimentieren und zum »Fehlermachen«.

Instruktionen

- Untersuchen Sie, wie Sie die Nutzung Ihrer Stimme erleben.

  Meine Stimme ist ______________________________.

  Ich glaube, daß meine Stimme oder die Klänge/Geräusche, die ich produziere, ______________________________ sind.

- Schließen Sie die Augen, und stellen Sie sich vor, Ihre Stimme befindet sich auf einer langsamen Fahrt in einem Aufzug. Erforschen Sie, wie Sie die Auf-und-Ab-Bewegung des Aufzugs mit Ihrer Stimme ausdrücken können.
- Bewegen Sie sich mit Ihrer Stimme zunächst abwärts in eine tiefere Stimmlage. Bewegen Sie sich anschließend mit der Stimme in eine höhere Lage. Wiederholen Sie diese Aufwärts- und Abwärtsbewegungen zwei- bis dreimal.
- Verfolgen Sie aufmerksam, was in Ihrem Körper und mit Ihrem Atem vor sich geht. Was empfinden Sie bezüglich des Klangs Ihrer Stimme?

  Mein Stimmklang ist: ______________________________

  Meine Stimme fühlt sich ______________________________ an.

  Ich möchte ausdrücken: ______________________________.

- Bewegen Sie sich mit Ihrer Stimme erneut auf- und abwärts. Lösen Sie sich von der Vorstellung, es gebe eine »richtige Art«, dies zu tun, und experimentieren Sie damit, wie sich Ihre Stimme im Bereich Ihres persönlichen Tonumfangs aufwärts- und abwärts bewegen kann. Fühlen Sie sich in der Lage, diese Übung ein wenig spielerisch zu gestalten?

Reflexion

- Wenn Ihre Stimme eine Farbe hätte, welche wäre es dann?
- Wenn Ihre Stimme eine Form hätte, welche wäre es dann?
- Was möchte Ihre Stimme zum Ausdruck bringen?
- Was haben Sie zurückgehalten?
- Vor dem Erzeugen des Klangs empfinde ich bezüglich meiner Stimme, ____________________

  ____.
- Nach dem Erzeugen des Klangs empfinde ich bezüglich meiner Stimme, ________________

  ____.
- Fügen Sie noch einige weitere Kommentare darüber, was Sie in Ihrer Stimme entdecken, hinzu. ____

  ____

  ____

21 Arbeit mit Berührungen

»Berührung kann eine starke Wirkung auf unseren Körper haben, denn wird die Haut berührt, wird diese Stimulation sehr schnell zum Gehirn übermittelt, das daraufhin regulierend auf den Körper einwirkt. Je nachdem, wie wir berührt werden, kann sich dies entweder beruhigend oder anregend auswirken.«

– Tiffany Fields

Warum ist Berührung wichtig?

Berührt zu werden ist ein wichtiges menschliches Bedürfnis. Wir sind mit der Anlage geboren, durch Berührung zu anderen Menschen in Kontakt zu treten. Unsere frühesten Erinnerungen sind mit der Art von Berührungen verbunden, die wir als Säuglinge und Kleinkinder empfangen haben. Berührungen unserer Haut können diese Erinnerungen wieder zutage fördern. Berührung kann beruhigend wirken und Behagen hervorrufen, sie kann aber auch Unbehagen erzeugen, wenn ein Berührungserlebnis mit Mißbrauch oder einem Trauma verbunden war.

Bei der Arbeit mit Berührung in einem therapeutischen Kontext müssen wir uns über die für unseren Berufsstand geltenden ethischen und juristischen Vorschriften sowie über die Ziele unserer therapeutischen Arbeit sehr klar sein.

Oft ist es aufgrund ethischer und juristischer Erwägungen ratsam, in einer Therapie auf Berührungen zu verzichten. Andererseits können Berührungen ohne sexuelle Konnotation und ohne anderweitige schädliche Implikationen sehr heilend wirken und die Fähigkeit zur Selbstberuhigung regenerieren.

Das Anbieten von Experimenten in Selbstberührung, die Klienten in der Praxis des Therapeuten oder zu Hause problemlos ausführen können, können bei Bemühungen, mit Berührungen verbundene früher erlebte Traumata zu heilen, sehr förderlich wirken. Allerdings muß dies auf der Grundlage sehr klarer und präziser Richtlinien geschehen und in Verbindung mit einem fundierten Verständnis der Wirkung von Berührungen.

Allgemeine Richtlinien für die Therapie

1. Informieren Sie sich umfassend über die gültigen juristischen und ethischen Vorschriften für Ihren Berufsstand.
2. Berühren Sie Klienten niemals ohne deren ausdrückliches Einverständnis.
3. Berührungen mit sexueller Konnotation haben in einer Psychotherapie gründsätzlich NICHTS zu suchen.
4. Erforschen Sie Ihre persönlichen Motive für das Anbieten von Berührungen. Wenn Ihr persönliches Bedürfnis dabei eine wichtige Rolle spielt, ist das keine gute Voraussetzung.
5. Berührungen sind nur akzeptabel, wenn sie keinen sexuellen Unterton haben und keinerlei eigennützigen Interessen des Berührenden dienen. Haben Sie auch nur den geringsten Zweifel an Ihrer eigenen Motivation, sollten Sie auf Berührungen in einer Therapie grundsätzlich verzichten.
6. Sehen Sie von Berührungen generell ab, wenn Sie beim Klienten auch nur den Hauch eines Vorbehalts dagegen wahrnehmen, selbst wenn er zuvor sein Einverständnis erklärt hat. Behalten Sie beim Anbieten von Berührungen die Reaktion des Klienten sorgsam im Blick.
7. Bei Klienten, die in Zusammenhang mit Mißbrauchserlebnissen mit Berührungen konfrontiert wurden, müssen wir als Therapeuten besonders vorsichtig sein. In solchen Fällen empfiehlt sich eine Exploration der Berührungserlebnisse, um die Vorgeschichte eines solchen Klienten zu verstehen. Bleiben Sie immer respektvoll, und hören Sie sich sehr genau an, ob die Betreffenden Berührungen wünschen und ob diese ihnen wirklich von Nutzen sein können.
8. Führen Sie Experimente mit Berührungen niemals übereilt durch. Schon die bloße Erwähnung von Berührungen reicht oft aus, um Klienten die Möglichkeit zu geben, ihre Reaktionen auf Berührung zu »studieren«. Möglicherweise wird es nie dazu kommen, daß Sie einen Klienten real berühren, und es reicht völlig, an Gefühlen und Erinnerungen zu arbeiten, die durch die bloße Erwähnung der Möglichkeit von Berührungen oder durch die mentale Auseinandersetzung mit dieser Möglichkeit aufkommen.

Wann es sinnvoll ist, Berührung zu nutzen

Grundsätzlich gibt es vier verschiedene Arten von Situationen, in denen es sinnvoll sein kann, Berührungen zu nutzen:

1. um starke Gefühle zu beruhigen und zu unterstützen;
2. um bei der Arbeit an Furcht, Angst und Dissoziation starke Emotionen einzugrenzen;

3. um sichere Körpergrenzen zu erkennen, insbesondere wenn man die Sicherheit einer Situation untersucht;
4. um mit Berührungen verbundene Erinnerungen oder Gefühle zu untersuchen.

Tipps für die Nutzung von Berührung

1. Bitten Sie Klienten um Erlaubnis: »Ist es für Sie in Ordnung, wenn ich Sie jetzt berühre?«
2. Äußern Sie sich konkret darüber, was Sie vorhaben: »Ist es okay für Sie, wenn ich Sie jetzt an Ihrer rechten Schulter berühre?«
3. Gehen Sie achtsam und bedächtig vor, und nennen Sie ein klares Ziel: »Ich sehe, wie aufgebracht Sie sind. Ist es okay für Sie, wenn ich Sie an der Schulter berühre?«
4. Achten Sie darauf, daß Sie Klienten wirklich nur in dem Bereich berühren, für den Sie um Erlaubnis gebeten haben. Verlassen Sie diesen Bereich nicht mit Ihrer Hand, denn der Klient würde dies als übergriffig und unvorhersehbar erleben. Bleiben Sie genau bei dem, was Sie angekündigt haben.
5. Benutzen Sie eine sanfte und lauschende Art von Berührung: Sobald sich die Verfassung des Klienten verändert und das Ziel, das Sie angestrebt haben, erreicht ist (z. B. wenn er zu weinen aufgehört und sich gesammelt hat), dann entfernen Sie Ihre Hand, und stellen Sie wieder einen gebührenden Abstand zum Klienten her.
6. Sprechen Sie mit dem Klienten darüber, wie er die Berührung erlebt hat. Ermutigen Sie ihn zu ehrlichem Feedback. Hören Sie sorgfältig zu, und ändern Sie Ihr zukünftiges Verhalten dementsprechend. Wenn ein Klient nur sagt, alles sei »okay« gewesen, war die Berührung möglicherweise gar nicht erforderlich.
7. Überprüfen Sie die Situation auf Übertragung und Gegenübertragung. Berührung ist ein starkes verbindendes Erlebnis. Deshalb ist es besser, diese Möglichkeit nicht überzustrapazieren und nicht jedesmal, wenn ein Klient ein starkes Gefühl empfindet, darauf zurückzugreifen.

Übung Klienten

TOOL 99

Selbstberührung – Tapping

Zweck der Übung

Indem Sie sich selbst berühren, wecken Sie Ihre Haut auf und verstärken die Empfindungen in Ihrem Körper. Selbstberührung kann helfen, sich selbst direkt zu erleben und in die Körpergrenze hineinzuspüren.

Tapping hilft, sich als »hier« statt als »dort« zu spüren. Außerdem trägt die beruhigende und besänftigende Bewegung zur Selbstregulation bei.

Instruktionen

Die Übung kann im Stehen oder Sitzen ausgeführt werden.

- Formen Sie eine Hand zu einer Schale, so daß Ihre Handfläche und die Finger leicht auf bestimmte Körperteile klopfen oder tippen können.
- Tippen Sie rhythmisch und sehr sanft vom Handgelenk bis zur Schulter auf den anderen Arm. Wiederholen Sie dies nach einer Weile mit der anderen Hand, mit der Sie auf den Arm auf der anderen Körperseite tippen.
- Bewegen Sie sich dann weiter zu Ihren Beinen, und arbeiten Sie sich jeweils vom Fußknöchel bis zum Oberschenkel vor. Sie können jeweils ein Bein mit beiden Händen umgreifen, während Sie abwärts tippen, als wollten Sie es durch das Tippen liebkosen. Sie können aber auch auf beide Beine gleichzeitig tippen. In jedem Fall sollten Sie einem strikten Rhythmus folgen.
- Wechseln Sie danach zum Rücken über. Beugen Sie sich leicht vor, so daß Sie am Nieren- und Unterrückenbereich arbeiten können. Vermeiden Sie es, direkt auf die Wirbelsäule zu tippen.
- Wechseln Sie anschließend zur Vorderseite des Körpers. Beginnen Sie mit dem Brustkorb, und wandern Sie mit einer Hand vom Schultergelenk zum Zentrum der Brust. Wiederholen Sie dies dreimal, wechseln Sie dann zur anderen Hand über, und wiederholen Sie mit ihr den Weg vom (anderen) Schultergelenk zum Zentrum der Brust.
- Tippen Sie nun im Uhrzeigersinn auf den Bauch. In der Nähe innerer Organe ist es wichtig, besonders sanft zu tippen.
- Wechseln Sie dann zu den Fußsohlen. Sie können entweder auf eine Sohle und dann auf die andere oder auf beide gleichzeitig tippen.
- Schließlich bewegen Sie sich vom obersten Punkt Ihres Kopfes zum Nacken. Sobald Sie das Gesicht erreichen, sollten Sie Ihre Hände öffnen und nur mit den Fingern darauf tippen.

- Setzen Sie sich zum Abschluß einen Augenblick still hin, und spüren Sie Ihren Körper nach dem Tapping.

Reflexion

- Was fällt Ihnen in diesem Moment in Ihrem Körper auf?
- Welcher Bereich fühlt sich besonders lebendig an?
- Welcher Bereich ist momentan taub oder unzugänglich?
- Beschreiben Sie, wie Sie Ihren Körper ganz generell wahrnehmen: ______________________

  ____.

TOOL 100

Übung Klienten

Die Handposition als Signalgeber

Zweck der Übung

Wenn Sie Ihre Hände auf dem eigenen Körper positionieren, lenken Sie die Aufmerksamkeit auf einen bestimmten Bereich. Indem Sie Ihren Körper bewußt und fokussiert berühren, konzentrieren Sie Ihre Aufmerksamkeit auf ein Untersuchungsobjekt. Das funktioniert gut, wenn es in Ihrem Körper einen besonders angespannten Bereich gibt oder einen Bereich, in dem Sie Unbehagen empfinden oder über den Sie mehr herausfinden wollen.

Wenn Sie die Hände auf Ihren Körper legen, dann berühren Sie ihn sanft, gütig und offen. Die beste Möglichkeit der Berührung eines Körperbereichs besteht darin, eine Hand sehr langsam daraufzusetzen und sie dabei zu einer Schale zu formen. Beispielsweise können Sie beide Hände schalenförmig auf Ihre angespannten Kiefer legen, wobei Sie mit den Händen Gesicht und Kiefer umschließen. Sie können die zu einer Schale geformten Hände aber auch um einen angespannten Arm oder ein angespanntes Bein legen. Dabei ist die Qualität der Berührung wichtig: Indem Sie dies langsam und sanft tun, erleben Sie stärkere Empfindungen und erhalten umfassendere Informationen.

Seien Sie empfänglich und wißbegierig. Es ist wichtig, zu warten und bei der Berührung zu bleiben, damit Sie sich in Ihr Erleben hineinfallen lassen können. Achten Sie auf Ihren Atem, und »schicken Sie den Atem« in den Bereich, den Sie berühren. Innerhalb weniger Minuten müßte eine Veränderung Ihres Gewebes, hinsichtlich der Anspannung oder bezüglich der Stärke Ihres Unbehagens spürbar werden. Seien Sie geduldig, und warten Sie auf Ihren Körper!

Instruktionen

- Identifizieren Sie einen Körperbereich, der Ihre Aufmerksamkeit benötigt.
- Verlangsamen Sie Ihre Aktivität, und schenken Sie zuerst diesem Bereich Aufmerksamkeit.
- Legen Sie ganz ruhig eine Hand auf den Bereich. Achten Sie darauf, daß Ihre Berührung bedächtig und offen ist, als würden Sie »mit den Händen zuhören«.
- Bleiben Sie bei Ihrer Berührung, und seien Sie für das, was Sie erleben, präsent, während Sie Ihren eigenen Körper berühren.
- Und nun atmen Sie langsam und bewußt in diesen Bereich hinein. »Schicken« Sie Ihren Atem in den Bereich, an dem Sie arbeiten. Es kann nützlich sein, sich vorzustellen, daß Ihr Atem in den betreffenden Bereich fließt und daß dieser für den Atem empfänglich ist.
- Bleiben Sie achtsam und wißbegierig.
- Bemerken Sie eine Veränderung? Läßt die Anspannung nach?

Übung Klienten

TOOL 101

Mitfühlende Selbstberührung

Zweck der Übung

Diese Technik ermutigt Klienten, zu spüren, welche Art von mitfühlender Berührung sie benötigen. Sie sensibilisiert dafür, welche Art von Berührung jemand als nährend und Sicherheit gebend empfindet. Dadurch wird eine Haltung der Güte sich selbst gegenüber gefördert, die bei der Neutralisierung früherer negativer Berührungserlebnisse von Nutzen sein kann.

Die Übung kann im Sitzen, Stehen und Liegen ausgeführt werden. Empfehlen Sie den Klienten, ihre Aktivitäten zu verlangsamen und achtsam zu sein. Als Therapeut müssen Sie sich darüber im klaren sein, daß Selbstberührung tiefe Gefühle und Erinnerungen reaktivieren kann. Derartige Empfindungen sollten Sie im Blick behalten und dabei generell eine gütige Haltung des Klienten sich selbst gegenüber fördern. Innezuhalten und sich die aktuelle Situation zu vergegenwärtigen hilft, jede eventuell auftauchende Intensität zu regulieren.

Dieses Werkzeug fördert das Loslassen negativer Erlebnisse in Zusammenhang mit Berührung und hilft Klienten, Berührung als positiv zu erleben. Wichtig ist dabei die Hervorhebung des Selbstmitgefühls.

Instruktionen

- Untersuchen Sie, was mitfühlende Selbstberührung beinhaltet. Fragen Sie: »Was bedeutet mitfühlende Selbstberührung in Ihren Augen?« – »Welche Qualität wäre für eine solche Berührung charakteristisch?«

  Antwort: ______________________________.

- Stimmen Sie sich in Ihren Körper ein, und beobachten Sie. »Welcher Bereich Ihres Körpers würde gern Ihre eigene Berührung empfangen?« (Anmerkung: Empfehlen Sie Klienten die Berührung »leichter« Bereiche, etwa der Arme, der Hände, des Brustkorbs oder des Gesichts.)

  Antwort: ______________________________.

- Stimmen Sie sich nun in den Teil von Ihnen ein, der weiß, wie man mitfühlend sein kann. »Welcher Teil ist das?« – »Wenn damit eine Persönlichkeit oder ein inneres Bild verbunden wäre, welche bzw. welches wäre es dann?«

  Antwort: ______________________________.

- Laden Sie den Klienten ein, sehr langsam den Bereich zu berühren, an dem er arbeiten will. Sie können sagen: »Fangen Sie an, langsam nach ______________________ zu greifen und Ihre Hand jetzt Ihr(e) ________________________ berühren zu lassen.« Wichtig: »Achten Sie darauf, WIE Ihr ________________________ die Berührung in diesem Moment aufnimmt. Bleiben Sie dabei, und verfolgen Sie, was geschieht.«

- »Bleiben Sie so lange hier, wie Sie es für erforderlich halten. Lassen Sie sich den/die ________________________ (Wärme, Güte, Sanftheit – die Eigenschaft, die der Klient in Frage 1 identifiziert hat) in sich aufnehmen.«
- Wenn der Klient geendet hat, dann fordern Sie ihn auf, allmählich die Berührung zu beenden und zu untersuchen, welche Wirkung diese Art von Berührung jetzt hat.

  Momentan fällt mir auf: ________________________.

TEIL IV

Somatische Werkzeuge für Streß und Trauma

22 Trauma und Körper

»Viele Menschen, die nicht viel über Traumata wissen, glauben, daß ein Trauma von etwas herrührt, das vor langer Zeit geschehen ist. Tatsächlich jedoch ist die Vergangenheit die Vergangenheit, und das einzige, was wirklich eine Rolle spielt, ist das, was jetzt geschieht. Und ein Trauma ist der Rückstand, den ein früheres Ereignis in Ihrem sensorischen Erleben im eigenen Körper hinterläßt, nicht jedoch jenes Ereignis da draußen, das unerträglich wird, sondern die physische Empfindung, mit der Sie leben, die unerträglich wird, so daß Sie alles in Ihrer Macht Stehende tun werden, um sie verschwinden zu lassen.«

— Bessel van der Kolk

Die Polyvagal-Theorie – Ein sehr kurzer Überblick

Die von Dr. Stephen Porges entwickelte Polyvagal-Theorie beschreibt die drei Hauptstadien der Entwicklung des Autonomen Nervensystems von Menschen und anderen Säugetierarten. Wenn wir uns sicher fühlen, wollen wir zu anderen Wesen unserer Art in Verbindung treten und uns mit ihnen austauschen. Fühlen wir uns bedroht, mobilisieren wir Energien, um der drohenden Gefahr mit einer Kampf- oder Fluchtreaktion zu begegnen. Wir sichern dann unser Überleben, indem wir erstarren oder unser Autonomes Nervensystem »abschalten«.

Das Autonome Nervensystem (ANS) reguliert die Funktion der inneren Organe und reagiert auf Bedrohungen. Es umfaßt den sympathischen (SNS) und den parasympathischen (PNS) Zweig. Beide brauchen wir, um unser Nervensystem regulieren zu können. Der sympathische Zweig aktiviert den Körper, um ihn im Falle einer Bedrohung auf Kampf oder Flucht vorzubereiten. Der parasympathische Zweig beruhigt den Körper und steuert die Verdauung. Das Zusammenspiel zwischen beiden ergibt ein resilientes ANS und ermöglicht bei Streß die Selbstregulation.

Dr. Porges hat den Vagusnerv als die zentrale Instanz für die Regulierung der inneren Organe, der Atmung und der Herzfrequenz identifiziert. 80 Prozent der Nervenfasern des Vagus übermitteln Signale über die aktuelle Situation der inneren Organe an das Gehirn – das sind unsere »Bauchgefühle«. Der Vagusnerv steuert auch die Muskeln des Gesichts, des Herzens und der Lunge und ist außerdem verantwortlich, wenn wir zu anderen Menschen in Kontakt treten. In sicherem sozialem Kontakt beruhigt der Vagusnerv den sympathischen Zweig des ANS. Dann sind wir in der Lage, mit weniger starken Stressoren umzugehen, weil die Gesellschaft anderer Menschen beruhigend auf uns wirkt.

- Wenn wir uns sicher fühlen, haben wir das Bedürfnis, zu spielen und in Kontakt zu treten: Dies ist unsere Fähigkeit zu sozialer Verbundenheit.
- Wenn wir uns bedroht und in Gefahr fühlen, wollen wir entweder fliehen oder uns wehren: Dies führt zu primitiven überlebenssichernden Reaktionen wie Kampf oder Flucht.
- Wenn wir uns in Lebensgefahr fühlen oder von Angst überwältigt werden und wir weder fliehen noch uns verteidigen können, wollen wir abwarten, bis die Gefahr vorüber ist, was dazu führt, daß unser Körper erstarrt, um das einzig noch Mögliche für seine Sicherheit zu tun.

Die im folgenden beschriebenen Übungen helfen Klienten, zu ihrem eigenen Nervensystem in Kontakt zu treten und zu lernen, wann und wie sie den sympathischen und den parasympathischen Zweig des ANS aktivieren können, um Energie zu mobilisieren, sich zu beruhigen, sich in Sicherheit zu bringen und soziale Verbundenheit zu erleben.

TOOL 102

Arbeitsblatt Klienten

Das eigene Nervensystem beobachten

Zweck der Übung

Mit Hilfe dieses Werkzeugs können Sie etwas darüber herausfinden, was Sie tun können, um Ihr Gefühl, in Sicherheit zu sein, zu verstärken, zu anderen Menschen in Verbindung zu treten und sich zu beruhigen oder sich einer Aktivität zu widmen.

Instruktionen

Benutzen Sie die Tabelle weiter unten, um das Nervensystem Ihres Klienten zu beobachten und etwas darüber herauszufinden. Wenn Sie Ihr Nervensystem aktivieren, können Sie ihm beibringen, sozial verbundener, ruhig oder aktiv zu werden.

- Unser System für soziale Verbundenheit wird aktiviert, wenn wir mit einem Freund, dem wir vertrauen, sprechen, wenn wir Zeit mit einem geliebten Haustier verbringen oder wenn wir uns Aktivitäten widmen, die uns ein Gefühl der Sicherheit vermitteln.
- Das Sympathische Nervensystem wird angesprochen, wenn wir spielerisch aktiv sind, beispielsweise wenn wir unseren Körper zu Musik bewegen, Sport treiben, unsere Gedanken in einem Tagebuch festhalten oder den Körper dehnen.
- Das Parasympathische Nervensystem ist aktiv, wenn wir uns beruhigende Musik anhören, wenn wir uns in bewußtem Atmen üben, wenn wir eine nährende Berührung empfangen, wenn wir eine angenehme Stimme hören usw.

Soziale Verbundenheit	Sympathisches System	Parasympathisches System
Was bewirkt, daß Sie sich verbunden fühlen?	Was bewirkt, daß Sie sich aktiv fühlen?	Was bewirkt, daß Sie sich ruhig fühlen?
Wie treten Sie zu anderen Menschen in Kontakt? Was ermöglicht dies?	Wie fördern Sie Ihre Verbundenheit mit anderen?	Wie können Sie gesunde Gewohnheiten entwickeln, um Ihren ruhigen Zustand zu fördern?

TOOL 103

Arbeitsblatt Klienten

Arbeit an der Erweiterung des Toleranzfensters

Zweck der Übung

Das Diagramm für die Erweiterung des Toleranzfensters soll Klienten visuell helfen herauszufinden, wann Sie sich in Zonen verstärkter Erregung und wann in Zonen erhöhter Resilienz befinden.

Es gibt drei Hauptzonen: die Hyperarousal-Zone, die Zone optimalen Arousals (ZOA) und die Hypoarousal-Zone.

Die Zone optimalen Arousals ist der Zustand, in dem Klienten Streß erleben und diesem mit normalen Bewältigungsstrategien begegnen können.

Wird es unmöglich, mit akutem Streß fertig zu werden, kann der betroffene Klient in die Hyperarousal-Zone emporsteigen oder in die Hypoarousal-Zone absinken. In den letztgenannten beiden Zonen nutzt der Klient Bewältigungsmechanismen, die auf Überlebenssicherung zielen, nämlich auf Flucht, Kampf oder Erstarrung. Hyperarousal äußert sich anfangs subtil, beispielsweise in Form einer Irritation. Eine Hyperarousal-Reaktion erscheint im Diagramm oben und außerhalb des optimalen Arousal-Bereichs (siehe S. 258). Das gleiche gilt, wenn ein Klient sich in sich zurückzieht und erstarrt – was auf den Beginn eines Hypoarousal-Zustandes hinweist und sich zu einer Erstarrungsreaktion weiterentwickeln kann.

Sobald sich der Klient außerhalb der ZOA befindet, wird das Polyvagal-System aktiviert, und die Resilienz wird verringert. Dies kann zu negativen Streßreaktionen, zur Reaktivierung traumatischer Erinnerungen und zum Auftauchen von Traumasymptomen führen.

Instruktionen

Benutzen Sie ein farbiges Diagramm, um Ihre Klienten über die verschiedenen Arousal-Zonen zu informieren. Dabei sollten Sie darauf hinweisen, daß die Zone optimalen Arousals Streß und Traumasymptome am besten heilen kann. Wenn Sie an der Heilung arbeiten, geht es darum, in der ZOA zu bleiben, und Sie sollen darauf hinarbeiten, diese Zone zu erreichen, wenn Sie sich mit Symptomen beschäftigen. Machen Sie darauf aufmerksam, daß die ZOA eine fluktuierende Zone ist und daß die Fluktuationen dem Aufbau eines resilienten Nervensystems dienen.

Beschreiben Sie dem Klienten die verschiedenen Zonen auf eine allgemein formulierte Weise: »Wenn Sie sich in der Hyperarousal-Zone befinden, erleben Sie möglicherweise Angst, Furcht, Sorgen, Reizbarkeit und Wut. Was haben Sie bei sich entdeckt?« Fordern Sie den Klienten auf, zu ergänzen, was er persönlich erlebt hat. Wenn es um die Hypoarousal-Zone geht, könnten Sie z. B. sagen: »Vielleicht haben Sie Gefühle der Depression, Taubheitsempfindungen, Erstarrung und das Bedürfnis, sich zurückzuziehen, bei sich bemerkt. Wie erleben Sie diese Zone?«

Bringen Sie Klienten bei, sich darüber klar zu werden, wie sie in die einzelnen Zonen gelangen. Das hilft ihnen, sich Ihrer Trigger bewußt zu werden. Werden Trigger identifiziert, wird es leichter, auf das, was geheilt werden muß, hinzuarbeiten.

Die erweiterte Zone ist der Bereich der Impulse, die unter Streß aktiviert werden, der aber durch Achtsamkeit, bewußtes Atmen und Körpergewahrsein verändert oder beeinflußt werden kann.

Es folgen einige Untersuchungsfragen, mit denen Sie Ihren Klienten helfen können, ihr Gewahrsein zu erweitern und zu lernen, wann sie welche Werkzeuge anwenden sollten, um ihr Arousalniveau zu verändern.

Reflexion

Beschreiben Sie die Zonen mit eigenen Worten

In der Hypoarousal-Zone

Ich nehme wahr, daß ______________________________.

Ich merke in meinem Körper, daß ______________________________.

Ich denke ______________________________.

Ich habe den Impuls, zu ______________________________.

Ich möchte instinktiv ______________________________.

Wenn ich gestreßt bin, ______________________________.

In der erweiterten Zone kann ich ____________________ (Technik/Tool) benutzen, um meine Trigger zu verändern.

In der Hyperarousal-Zone

Ich nehme wahr, daß ______________________________.

Ich merke in meinem Körper, daß ______________________________.

Ich denke ______________________________.

Ich habe den Impuls, zu ______________________________.

Ich möchte instinktiv ______________________________.

Wenn ich gestreßt bin, ______________________________.

In der erweiterten Zone kann ich ____________________ (Technik/Tool) benutzen, um meine Trigger zu verändern.

In der Zone optimalen Arousals

Ich nehme wahr, daß ______________________________.

Wenn ich Streß emfpfinde, merke ich ______________________________.

Ich merke in meinem Körper, daß ______________________________.

Ich habe den Impuls, zu ______________________________.

Meine Stärke ist, ______________________________.

Ich bin in der Lage, zu ______________________________.

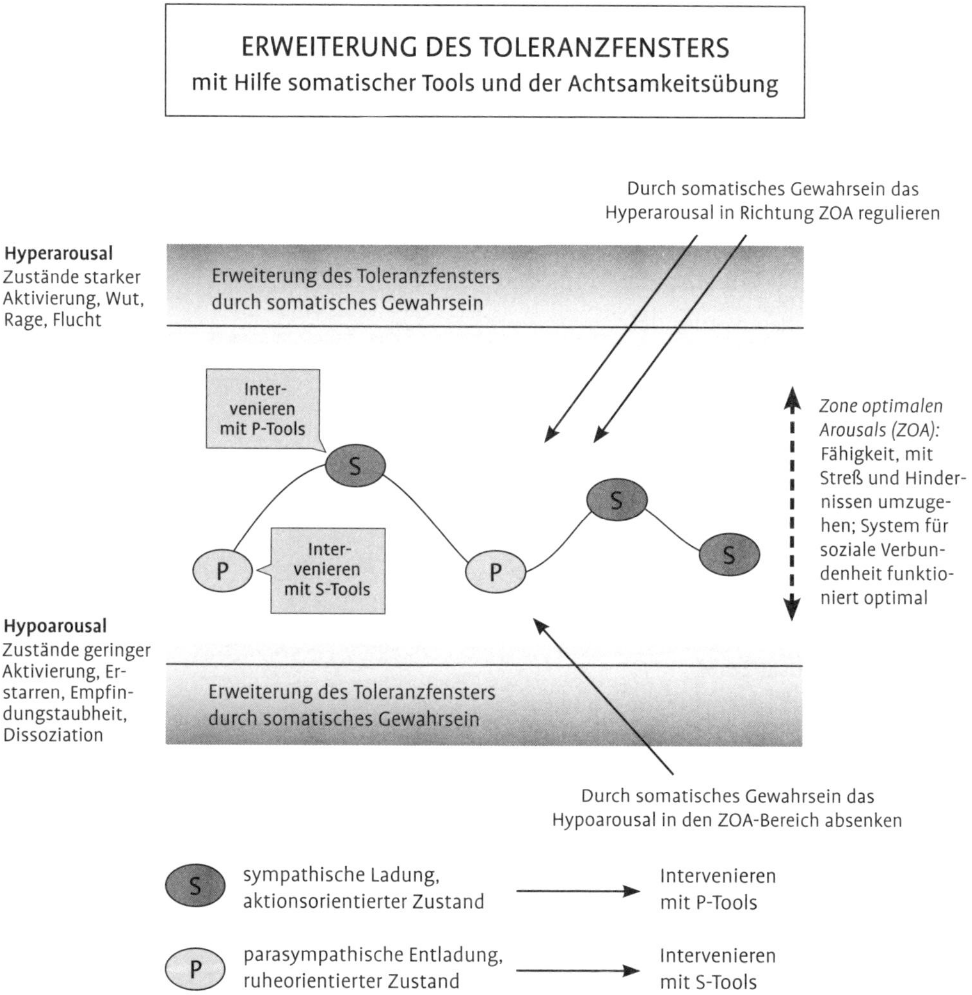

Hier intervenieren Sie entweder mit parasympathischen oder mit sympathischen Werkzeugen, um das Arousal so zu regulieren, daß es mit Streß optimal fertig werden kann. Dadurch wird die Fähigkeit des Klienten verstärkt, im oberen und unteren Endbereich der Zonen mit Stressoren umzugehen und so das Toleranzfenster zu vergrößern.

TOOL 104

Übung Klienten

Wie kann ich mir Ressourcen erschließen?

Zweck der Übung

Wir müssen zu erkennen lernen, welche Ressourcen uns zur Verfügung stehen, wenn wir mit unseren Streß- und Traumasymptomen fertig werden wollen. Zunächst müssen wir herausfinden, was bei uns Streß- und Traumareaktionen auslöst. Anschließend müssen wir darüber reflektieren und damit experimentieren, welche Ressourcen uns helfen könnten. Die Tabellen auf den folgenden Seiten laden Sie dazu ein festzustellen, welche Trigger bei Ihnen wirksam sind und mit Hilfe welcher Verbindungen Sie sich Ressourcen erschließen können.

Instruktionen

- Die Seite 261 soll Ihnen helfen, über die Trigger, die Sie erleben, zu reflektieren und sie in eine Darstellung des Arousal-Spektrums einzuordnen (Seite 262). Hyperarousal-Trigger beispielsweise sind exzessive Sorgen, Angst und Wut. Hypoarousal-Trigger können emotionaler Rückzug oder Erstarren aufgrund von Furcht sein. Je stärker ein Trigger, um so stärker das Arousal. Notieren Sie den Trigger im dafür vorgesehenen Kasten auf Seite 262.
- Denken Sie nun darüber nach, was Ihnen in solchen aktivierten Zuständen helfen würde. Was könnte Ihre Reaktion auf Trigger lindern? Was würde Ihnen helfen, wenn ein Trigger Sie in eine Arousal-Zone versetzt? Welche Ressourcen könnten Ihnen helfen, mit Ihren Triggern fertig zu werden? Beispielsweise könnte es manchen Klienten helfen, sich an ein gütiges Wort zu erinnern, ruhig zu atmen oder den Körper zu bewegen und sich nicht erstarrt zu fühlen. Was für einen Menschen eine Ressource ist, ist sehr unterschiedlich.
- Welche Trigger und Erlebnisse sind der Zone optimalen Arousals (ZOA) zuzuordnen? Wie gehen Sie mit diesen um? Was fungiert für Sie in diesem Bereich als Ressource? Vielleicht ist Ihnen schon einmal aufgefallen, daß das Atmen Ihnen helfen kann, mit schwächeren Stressoren fertig zu werden. Allerdings wirkt das möglicherweise nicht mehr, wenn Sie sich in den Arousal-Zonen unterhalb oder oberhalb des ZOA befinden. Beispielsweise haben Sie in der ZOA selbst dann ein Gefühl eigener Stärke und des Optimismus, wenn Ihr Leben momentan sehr schwierig ist. Vielleicht glauben Sie auch, mit Ihrem Arousal fertig werden zu können, weil Sie sich weder erstarrt noch besonders ängstlich fühlen. Einige Menschen, die sich in dieser Zone befinden, berichten über einen Zustand der Gesundheit, des Fließens oder des Wohlbefindens.
- Beachten Sie, daß Sie sich für die Reflexion auf Seite 263 darüber äußern sollen, »wie« Ihnen geholfen wird. Denken Sie ein wenig darüber nach, wie Sie vom Arousal-Zustand zu

Ihren Ressorucen gelangen, damit Sie lernen können, einige Trigger unter Kontrolle zu bringen. Nehmen Sie sich vor, diejenigen unter Ihren Ressourcen zu nutzen, die Ihnen helfen, sich durch eigene Aktivität zu regulieren, zu erden und in der Zone optimalen Arousals zu bleiben. Je intensiver Sie sich darin üben, Ihre Ressourcen zu nutzen, um so besser können Sie Ihre ZOA erweitern. Dies bedeutet, daß Sie beim Auftauchen von Stressoren nicht gewohnheitsmäßig mit Hyper- oder Hypoarousal-Symptomen reagieren, sondern im Besitz der Kontrolle bleiben und sich ruhig fühlen.

Arbeitsblatt Klienten

Wie kann ich mir Ressourcen erschließen?

Beherzigen Sie beim Ausfüllen der folgenden Diagramme die Instruktionen auf den vorigen beiden Seiten. Kennzeichnen Sie jede Ressource mit einem »O« und jeden Trigger mit einem »X«. Wenn Sie alle markiert haben, sollten Sie sich einen Moment Zeit nehmen, sich zurücklehnen und über die O und X auf Ihrem Diagramm reflektieren. Verbinden Sie beide anschließend durch eine Linie, und denken Sie darüber nach, wie Sie von einem Trigger zu einer Ressource gelangen können. Was hilft Ihnen, die Trigger zu transformieren?

Beispiel: Ich nehme wahr: *Ich erstarre, wenn jemand mich anbrüllt.*

Hyper-arousal-Zone (HyperZ)	**X** – *Person brüllt* ↓ **O** – *Ruhig in meinen Bauch atmen*	**Meine Trigger sind:** *Wütende Person brüllt mich am Telefon an.* **Meine Ressourcen sind:** *Mich von der Person zu distanzieren und Bauchatmung zu praktizieren.* **Ich komme zu meinem Ziel:** *Indem ich daran denke zu atmen und indem ich die Wut des Anrufers nicht auf mich persönlich beziehe.*
Zone optimalen Arousals (ZOA)	*Ich fühle mich im Besitz meiner Macht: mit mir selbst verbunden und in der Lage, mit den Dingen fertig zu werden.*	**Meine Trigger sind:** *Beruflicher Streß, der nicht zu stark ist.* **Meine Ressourcen sind:** *Vorauszuplanen und mich auf die angespannte Situation in der beruflichen Umgebung vorzubereiten. Besser mit »wütenden« Menschen im beruflichen Umfeld zu kommunizieren, so daß sie nicht über mich herfallen können.* **Ich komme zu meinem Ziel:** *Indem ich klar verständliche eMails schreibe, nichts auf die lange Bank schiebe und nicht warte, bis sie über mich herfallen.*
Hypo-arousal-Zone (HypoZ)	**X** – *Ich warte und schiebe Dinge auf.* ↓ **O** – *Ich werde lethargisch und hoffnungslos.*	**Meine Trigger sind:** *Eine wütende Person, die ihre Wut nicht ausdrückt. Ich kann die Wut aber spüren, und das läßt mich innerlich erstarren. Ich gehe in ihrer Nähe wie auf Eierschalen.* **Meine Ressourcen sind:** *Meine Familie und meine Freunde, die mich lieben. Ich denke in solchen Augenblicken an sie.* **Ich komme zu meinem Ziel:** *Ich schaue und wende meinen Kopf den Bildern zu, die meine Ressourcen sind. Ich begegne dem Augenblick der Furcht, indem ich mir meine Familie und meine Freunde, die mich lieben, vorstelle. Wenn ich das tue, kann ich leichter atmen.*

Hyperarousal-Zone (HyperZ)

Meine Trigger sind:

Meine Ressourcen sind:

Ich komme zu meinem Ziel:

Zone optimalen Arousals (ZOA)

Meine Trigger sind:

Meine Ressourcen sind:

Ich komme zu meinem Ziel:

Hypoarousal-Zone (HypoZ)

Meine Trigger sind:

Meine Ressourcen sind:

Ich komme zu meinem Ziel:

Reflexion

Wie sind Sie aus einem aktivierten Zustand zu Ihrer Ressource gekommen?

Der nächste Schritt besteht darin, achtsam eine bewußte Anstrengung zu unternehmen, um auf die Ressourcen, die ihren Zweck erfüllen, zu reagieren. Führen Sie die drei wichtigsten Ressourcen auf, denen Sie sich zuwenden:

Notieren meiner Aktivierungstrigger

Notieren Sie Ihre äußeren bzw. inneren Trigger. Dies hilft Ihnen herauszufinden, was auf äußere Stimuli zurückzuführen ist und was Sie eventuell tun können, um daran zu arbeiten. Beispielsweise vermeiden oder antizipieren? Welche inneren Trigger sind bei Ihnen aktiv? Gibt es sich wiederholende Gedanken oder Bilder? Können Sie andere innere Ressourcen nutzen, um die inneren Trigger zu neutralisieren?

Äußere Ereignisse, die mich heute getriggert haben:

____

____

____

____

Innere Erlebnisse, die mich heute getriggert haben:

____

____

____

____

Äußere Trigger-Helfer:

____

____

____

____

Innere Trigger-Helfer:

____

____

____

____

TOOL 105

Arbeitsblatt Klienten

Scannen, um in Sicherheit zu gelangen

Zweck der Übung

Diese Übung wird Ihnen zu lernen helfen, wie Sie sich in Richtung Sicherheit bewegen können.

Wir benutzen unsere Augen instinktiv, um festzustellen, ob wir in Sicherheit sind. In einer neuen Situation suchen wir nach visuellen Signalen, die uns entweder bestätigen, daß wir in Sicherheit sind oder die uns darauf aufmerksam machen, daß wir uns auf einen Zustand der Sicherheit zubewegen müssen. In Sicherheit zu sein ist ein primäres Bedürfnis und die Voraussetzung für unser Gedeihen. Indem wir bewußt die Scan-Fähigkeit unserer Augen nutzen, können wir ein körperliches Gefühl der Sicherheit entwickeln – wir kümmern uns dann aktiv darum, unsere Situation sicher zu machen.

Streß und traumatische Erlebnisse können das natürliche Sicherheitsgefühl beeinträchtigen und uns in einen Zustand höchster Wachsamkeit versetzen. Wenn wir dessen gewahr sind, daß wir ganz bewußt schauen und die Umgebung absuchen, können wir die Aktivierungen in unserem Körper verringern. Halten Sie beim Scannen Ausschau nach Signalen wie der Beruhigung des Atems, der Neugier gegenüber der Umgebung oder einem generellen Gefühl der Leichtigkeit. Es geht darum, die Wachsamkeit zu verringern und das Gefühl der Sicherheit im Körper zu verstärken.

Instruktionen

Benutzen Sie die folgenden Abbildungen, um Ihre Augenbewegungen zu verfolgen und Ihre Körperempfindungen aufzuzeichnen. Es geht darum, die Augenbewegungen zu verlangsamen und sich jeder Situation bewußt zu werden, in der Sie im Körper eine Empfindung spüren. Bewegen Sie sich zwischen dem Absuchen des ganzen Raums, dem Wahrnehmen der Empfindungen im Körper und dem Notieren dessen, was Sie entdeckt haben. Achten Sie darauf, daß Sie den Blick heben, um sich im Raum umzuschauen, und notieren Sie anschließend, was Sie wahrgenommen haben.

Scannen Sie den Raum; bewegen Sie Ihre Augen.

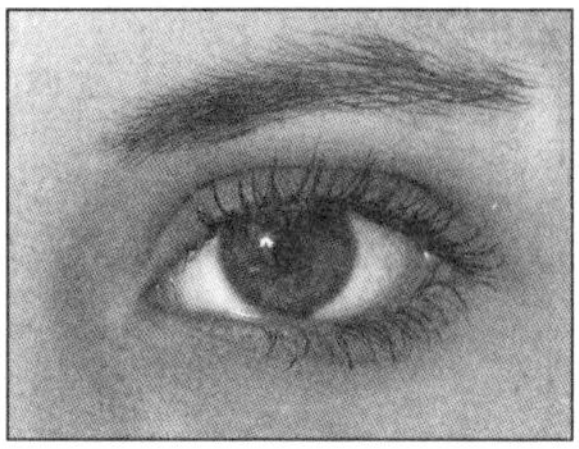

Lassen Sie die Augen auf einem Punkt ruhen, und nehmen Sie Ihren Körper wahr. Notieren Sie, was Sie spüren und fühlen.

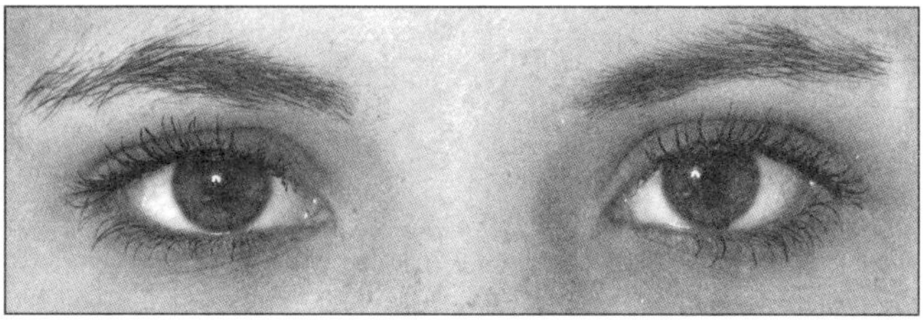

Scan 1 ------------➤ Ich spüre ______________________________.

Scan 2 ------------➤ Ich fühle in meinem Körper ______________________.

Scan 3 ------------➤ Ich bemerke eine Veränderung in __________________.

Was verändert sich in Ihrem Körper und hinsichtlich Ihres Sicherheitsgefühls?

____

____

____

TOOL 106

Übung Klienten

Beweg dich!

Zweck der Übung

Wenn Sie im Hypoarousal-Zustand erstarren oder im Hyperarousal-Zustand außer Kontrolle geraten, können Sie leicht ein Gegenmittel finden: *BEWEGEN Sie sich!* Das bedeutet: Was auch immer Sie tun und wo auch immer Sie sind, sobald Sie Anzeichen für Erstarren bemerken, wenn Ihr Körper von einem Gefühl der Angst überwältigt wird, müssen Sie sich BEWEGEN! Das zu tun ist leicht, aber im entscheidenden Moment daran zu denken, daß man es tun sollte, ist schwer. Die Instruktion »Bewegen!« ist sehr direktiv. Sie können in der Praxis Ihres Therapeuten üben, sie umzusetzen, und die Stimme verinnerlichen, die »Bewege dich!« sagt, wenn Sie dies brauchen.

Sich zu bewegen umfaßt jede Art von Bewegung, vom Aufstehen und Gehen durch den Raum bis zum Auflegen von Musik und Tanzen. Sie können die Arme schütteln, springen – was immer Sie dort, wo Sie sich befinden, tun können, ohne Ihr Gefühl der eigenen Sicherheit und Ihr Wohlbefinden zu beeinträchtigen. Wenn Sie sich in einer Situation befangen fühlen, dann entschuldigen Sie sich, verlassen Sie den Raum, und nutzen Sie die Gelegenheit, um sich zu bewegen. Das sieht dann niemand. Das Wichtigste ist, daß Sie dem Gefühl der Erstarrung oder Angst in Ihrem Körper nicht nachgeben. Sobald Sie es spüren, BEWEGEN Sie sich! Dadurch üben Sie sich darin, dieses Muster zu unterbrechen.

Anmerkung für Therapeuten

Sie können diese Reaktion mit einem Klienten in Ihrer Praxis trainieren, indem Sie üben: »Bewegen!«. Sprechen Sie mit dem Klienten ab, wann Sie das Wort aussprechen und ihn üben lassen sollen, aufzustehen und umherzugehen. Regen Sie ihn dazu an, ein schnelles Tempo aufzunehmen. Diese Intervention ist sehr direktiv; sprechen Sie mit dem Klienten auch unbedingt ab, welche Art von Stimme er hören will. Sie muß einen energischen Befehlston haben, darf aber nicht barsch oder schrill klingen. Probieren Sie in Absprache mit dem Klienten aus, welcher Stimmklang sich für ihn am besten eignet. Entscheidend ist letztlich, daß er selbst sich an das Wort »Bewegen!« erinnert, wenn er merkt, daß er erstarrt oder die Kontrolle verliert. Die Aufforderung »Bewegen!« soll die Erstarrung des Körpers unterbrechen und das alte Defensivsystem mobilisieren – sie soll bewirken, daß der Klient in der Lage ist, sich umherzubewegen, also weder bewegungsunfähig zu sein noch sich überwältigt zu fühlen. Ist dies erreicht, hat er seine Handlungsfähigkeit zurückerlangt. Gehen Sie sehr bewußt und sorgfältig an die Prozedur heran; Sie dürfen keinesfalls wie ein Befehlshaber klingen.

Instruktionen

- Kopieren Sie die »Beweg dich jetzt!«-Kästchen unten auf der Seite und schneiden Sie sie aus.
- Bringen Sie diese Aufforderungen strategisch an Stellen an, wo Sie oft erstarren oder überwältigt reagieren. Kommt das bei Ihnen in der Nähe des Telefons vor, nachdem Sie mit jemandem geredet haben? Oder am Computer? Denken Sie darüber nach, wo Sie die Zettel am besten befestigen.
- Auch wenn Sie sich nicht in einem aktivierten Zustand befinden, können Sie üben, sich zu bewegen. Bewegen Sie sich, sobald Sie die Zettel sehen, einfach umher, gehen Sie, laufen Sie oder tanzen Sie. Sie trainieren in der betreffenden Situation Ihre eigene Reaktionszeit für den Fall, daß Sie erstarren oder von Emotionen überwältigt werden.

Beurteilen Sie Ihr Befinden vor und nach der Instruktion »BEWEGEN!«.

Bevor ich mich bewege, fühle ich mich, gemessen auf einer von 1–10 reichenden Skala (bitte die Zahl durch einen Kreis markieren):

1 2 3 4 5 6 7 8 9 10

Gedanken: ______________________________

Nachdem ich mich bewegt habe, fühle ich mich, gemessen auf einer Skala von 1–10:

1 2 3 4 5 6 7 8 9 10

Gedanken: ______________________________

BEWEG DICH JETZT!	BEWEG DICH JETZT!	BEWEG DICH JETZT!

TOOL 107

Übung Klienten

Stellen Sie sich vor, Sie rennen schneller als der Tiger

Zweck der Übung

Diese Übung macht sich Ihre Imagination zunutze. Indem Sie sich vorstellen, daß es Ihnen gelingt, einem Tiger davonzulaufen, treten Sie zu Ihren realen Körperbewegungen in Kontakt. Indem Sie sich vorstellen, daß Sie selbst wie ein Tiger (oder wie ein anderes Tier, das sehr schnell ist) laufen, aktivieren Sie bestimmte Neuronen im Gehirn, die Ihnen helfen, zu den alten Fluchtimpulsen in Ihrem Körper in Kontakt zu treten. Das kann bewirken, daß Sie ein Zucken in den Beinen oder Armen spüren oder sogar einen Impuls zu laufen, während Sie sich vorstellen, daß Sie vor einem schnellen Tier fliehen.

Wenn Sie mit dieser Fluchtreaktion des Körpers achtsam umgehen, erinnert sich dieser an die alte Verbindung zwischen Gehirn und Körper. Das ist von Nutzen, wenn es darum geht, einen neuartigen Umgang mit traumabasierten Reaktionen wie Immobilisierung und Erstarren zu erlernen. Bitte stellen Sie sich dieses Szenario sehr aufmerksam vor. Sie können jederzeit innehalten und inzwischen eingetretener Veränderungen gewahr werden, die Sie als befähigend und nützlich empfinden. Vermeiden Sie aber grundsätzlich jede Überforderung und jedes noch stärkere Erstarren.

Weil Traumata unser Gefühl, selbstbestimmt agieren zu können, beeinträchtigen, kann dieses Werkzeug helfen, eine gewisse Macht wiederzuerlangen. Sich Tiere vorzustellen, die sehr stark und schnell sind, kann äußerst nützlich sein. Natürlich können Sie statt des Bildes eines Tigers auch jedes andere Bild wählen, das der betreffende Klient mit Schnelligkeit und Stärke assoziiert.

Das Laufen verbindet jeden Menschen mit dem defensiven Impuls zu fliehen. Doch wenn es aufgrund der Ausweglosigkeit einer Situation unmöglich war davonzulaufen, ist es wichtig, zu diesem gescheiterten Impuls wieder in Kontakt zu treten. Dies kann zunächst durch die Vorstellungskraft und später durch reale Muskelimpulse geschehen. Stellen Sie fest, ob Muskelimpulse beispielsweise in Form von Zuckungen in einem Bein zum Ausdruck kommen. Verbinden Sie die Körperwahrnehmung mit den Impulsen, und lassen Sie kleine absichtliche Bewegungen zu, während Sie sich eine erfolgreiche Flucht oder ein Davonlaufen vorstellen. Der Fokus ist auf die Verbindung von Imagination und Impuls sowie auf den erfolgreichen Abschluß der Bewegung gerichtet.

Instruktionen

- Schließen Sie die Augen, und stellen Sie sich vor, daß Sie laufen. Wenn es Ihnen hilft, können Sie sich vorstellen, daß Sie schneller als ein Tiger (oder als ein anderes schnelles Tier) laufen. **Vermeiden Sie, sich das eigentliche traumatische Erlebnis in Erinnerung zu rufen**. Arbeiten Sie stattdessen am Impuls des Laufens als einem somatischen Ereignis – nicht als dem Prozeß der Genesung von einem Trauma.
- Stellen Sie sich den Impuls zu laufen vor. Visualisieren Sie, daß Sie fliehen und laufen. Achten Sie auf das Tempo, in dem Sie laufen. Was geschieht sonst noch während des Laufens? Wie atmen Sie?

Anmerkung für Therapeuten

Achten Sie auf Zuckungen im Körper und andere Impulse. Kehren Sie mit dem Fokus immer wieder zum tatsächlichen Laufen zurück, damit Sie die Bewegungsaktivität zum Abschluß bringen können. Erinnern Sie den Klienten immer wieder daran, daß er sich das Bild des Laufens in Verbindung mit entsprechenden Impulsen vorstellt. Sorgen Sie dafür, daß der Klient bei diesem Erlebnis völlig präsent sein kann. Verhindern Sie, daß er in einen Zustand emotionaler Überwältigung gerät. Es geht hier nicht darum, eine Traumaerinnerung zu verarbeiten, sondern dem Klienten soll geholfen werden, sich in seinem eigenen Körper handlungsfähig zu fühlen. Halten Sie nach Stärke, Kraft und Zuversicht Ausschau. Unterbrechen Sie die Arbeit, wenn der Klient erstarrt oder emotional überfordert wird; es geht nicht um die Reinszenierung eines früheren traumatischen Erlebnisses.

Reflexion

- Während ich laufe, stelle ich mir vor ______________________________.
- Ich bin dem Tiger »______________________________« *(sein Name ist der Grund für Ihr Laufen)* entkommen.
- Ich habe den Tiger besiegt und fühle ______________________________.

TOOL 108

Übung Klienten

Das Container-Prinzip

Zweck der Übung

Wie wir Traumata wahrnehmen und welche Überzeugungen wir aufgrund traumatischer Erlebnisse entwickeln spielt bei der Auflösung der Symptome eine wichtige Rolle. Viele sind der Auffassung, die Zeit werde heilen, doch die Überzeugungen, die durch traumatische Erlebnisse entstehen, bleiben von der heilenden Wirkung der Zeit oft unberührt. Die im folgenden wiedergegebenen Bildvorstellungen werden Ihnen bei der Psychoedukation Ihrer Klienten bezüglich ihrer Traumawahrnehmung von Nutzen sein, und sie bilden den Ausgangspunkt für die Untersuchung der Überzeugungen, die Ihre Klienten entwickelt haben.

Reflektieren Sie mit Hilfe der Arbeitsblätter auf den folgenden Seiten über die Ressourcen und Fähigkeiten, die im Laufe der Zeit entstehen können. Und denken Sie über die Überzeugungen nach, die Klienten bezüglich dessen, was heilend wirkt, haben.

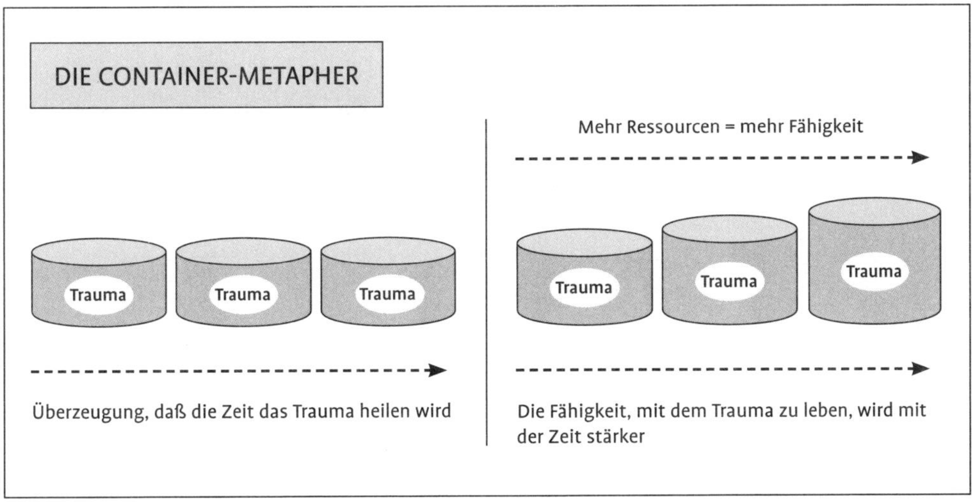

Instruktionen

Veranschaulichen Sie Ihren Klienten mit Hilfe der obigen Abbildung, daß wir traumatische Erlebnisse auf unterschiedliche Arten sehen können.

Erläutern Sie das Container-Prinzip und die Arten von Ressourcen, die entwickelt werden können, um die Reaktionen auf Streß und Traumata zu verändern. Lassen Sie die Klienten anschließend über Ihre persönlichen Überzeugungen bezüglich der Traumaheilung reflektieren.

Schritt 1: Untersuchung der Überzeugungen

- Welche Überzeugungen verbinden Sie mit Ihrem traumatischen Erlebnis?
- Wie sind Sie zu diesen Überzeugungen über das, was mit Ihnen geschehen ist, gekommen?
- Wie sehen Sie das Trauma momentan?
- Welche Botschaften über Ihr Trauma haben Sie erhalten? Identifizieren Sie sie, und schreiben Sie sie auf.
- Was meinen Sie, was Ihr Körper hinsichtlich Ihres Traumas bewältigen kann? (Beispielsweise: »Ich glaube, daß es eine Grenze gibt«, »Mein Körper kann das nicht verarbeiten«, »Mein Körper wird das Trauma irgendwie verarbeiten«, »Die Zeit wird alles heilen«)

Schritt 2: Untersuchung der Veränderung von Überzeugungen

- Wie würden Sie Ihre Überzeugungen gern verändern?
- Wenn Sie ein Container wären, der sich im Laufe der Zeit veränderte, wie würde sich dieser Container verändern müssen?
- Was wäre der erste Schritt auf dem Weg dorthin?
- Wie könnten Sie die erforderlichen Ressourcen entwickeln?
- Machen Sie eine Bestandsaufnahme der zur Zeit verfügbaren Ressourcen, die Ihnen helfen, mit den Traumasymptomen fertig zu werden.

Schritt 3: Arbeitsblätter

Lassen Sie den Klienten ein Journal seiner Überzeugungen führen, darüber reflektieren und mit Ihnen darüber diskutieren. Weil sich Überzeugungen im Laufe der Zeit verändern, sollten Sie diese Arbeitsblätter regelmäßig benutzen, um eventuelle Veränderungen zu dokumentieren und um Klienten zu helfen, über die Veränderungen zu reflektieren und sie aufzuzeichnen.

Arbeitsblatt Klienten

ARBEITSBLATT 1

Die Überzeugungen der Container-Metapher

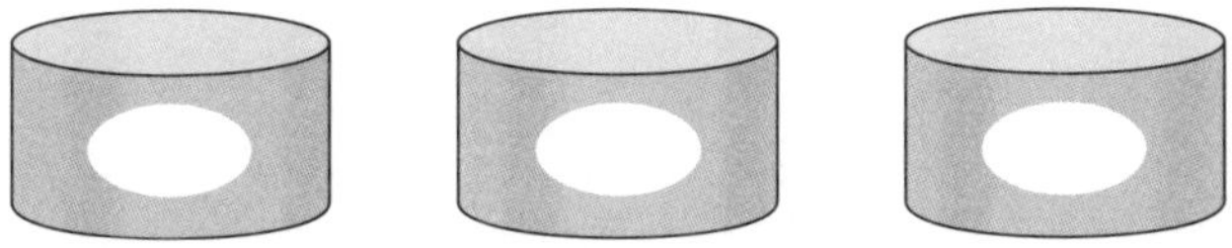

WOVON SIND SIE BEZÜGLICH IHRES TRAUMATISCHEN ERLEBNISSES ÜBERZEUGT?

Ich bin überzeugt, daß ______________________________

ARBEITSBLATT 2

Arbeitsblatt Klienten

Die Ressourcen der Container-Metapher

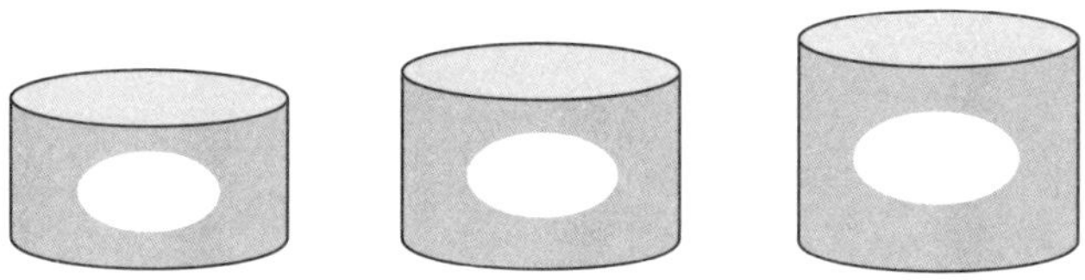

Meine Ressourcen sind ______________________________

____

____

____

____

____

____

Ich werde entwickeln ______________________________

____

____

____

____

____

____

TOOL 109

Arbeitsblatt Klienten

Tabelle für das Tracking von Triggern

Zweck der Übung und Instruktionen

Trigger lassen sich mit bestimmten unangenehmen Erlebnissen in Verbindung bringen. Trigger sind das Frühwarnsystem des Körpers. Die Fähigkeit, sie zu erkennen und richtig einzuschätzen, kann Ihnen zu verstehen helfen, was Ihr Körper Ihnen zu sagen versucht. Machen Sie sich wöchentlich Notizen über Trigger, die Sie beobachten. Dokumentieren Sie diese Signale möglichst neutral. Seien Sie neugierig, und bleiben Sie offen für das, was die Trigger Ihnen mitzuteilen versuchen. Dokumentieren Sie die Trigger, und sprechen Sie in den Sitzungen mit Ihrem Psychotherapeuten über diese Tabelle.

Welche Art von Trigger?	Wann (Tag, Zeitpunkt)	Was ist passiert? (Ereignis)	Wie intensiv? (Skala von 1–10, 10 stärkste Intensität)	Wo im Körper? Altbekannt?	Was haben Sie in diesem Moment getan?	Was haben Sie gelernt? Hat etwas, das Sie getan haben, den Trigger aktiviert?	Notizen

TOOL 110

Arbeitsblatt Therapeuten

Zeitliche Erfassung der Aktivität von Stressoren

Name des Klienten: ______________________________

geboren: ______________________________

Datum des Behandlungsbeginns: ______________________________

Abschluß der zeitlichen Erfassung: ______________________________

Bitte notieren Sie in den Zeilen für die verschiedenen Lebensalter die Traumata und Stressoren, die auf Ihren Klienten eingewirkt haben.

Alter	traumatisches Ereignis	wichtigste unaufgelöste Probleme
vor der Geburt		
0–5		
6–10		
11–15		
16–20		
21–25		
26–30		
31–35		
36–40		
41–45		
46–50		
51–60		
61–70		
70+		

TOOL 111

Übung Klienten

Sich schütteln, um in Sicherheit zu gelangen

Zweck der Übung

Zittern des Körpers ist ein Symptom, das häufig mit Angst und Furcht in Verbindung gebracht wird. Das Kampf-, Flucht- und Erstarrungssystem soll unserem Körper helfen, in schwierigen und bedrohlichen Situationen schnell und effizient zu reagieren. Sobald die Gefahr vorüber ist, versucht der Körper mit Hilfe der Schüttelbewegung, das Gefahrenerlebnis zu verarbeiten und sein Gleichgewicht wiederherzustellen. Zittern des Körpers tritt natürlicherweise während der Streßreaktion der Hyperstimulation auf. Der Streß ist in solchen Fällen so stark, daß der Körper ihn nicht vollständig verarbeiten kann, weshalb er sich um Linderung bemüht. Diese Aktivität des Nervensystems tritt oft als unwillkürliche Reaktion auf. Wir können diese natürliche Reaktion aber auch bewußt nutzen, indem wir die Schüttelbewegung vorsichtig einleiten, um den Körper zur Entspannung und Wiederherstellung zu animieren.

Das Schütteln tritt wellenförmig auf und kann in seiner Stärke variieren. Die hier beschriebene Übung begünstigt das Schütteln, und indem Sie es lenken, können Sie die Lösung und Wiederherstellung fördern. Dies ist besonders nützlich nach der Arbeit mit einem schwierigen Klienten oder wenn Sie sich nach einer aktivierenden Sitzung, in der Sie Angst empfunden haben oder getriggert worden sind, verletzlich fühlen. Lassen Sie sich für diese Übung mindesten 15 Minuten Zeit, damit das Schütteln so weit abklingen kann, daß Sie einen ruhigen und erholsamen Zustand erreichen.

Sie können diese Anleitung auch für die Arbeit mit einem Klienten nutzen, den Sie durch den beschriebenen Prozeß geleiten. Bestimmte bewährte Techniken der Traumaauflösung nutzen diesen Prozeß für die Arbeit an Furcht und an PTBS-Symptomen und demonstrieren so, wie man dem dominierenden Einfluß von Furcht entkommen kann. Wenn Sie mehr über diese Dinge herausfinden wollen, sollten Sie sich mit der Arbeit von Dr. David Berceli, den TRE-Techniken und *Somatic Experiencing®* beschäftigen.

Eine Warnung

Zu langes Schütteln, das nicht zur Wiederherstellung des Gleichgewichts führt, kann emotional aktivierend wirken und so das Gegenteil der eigentlich beabsichtigten Wirkung hervorrufen. Ihr Ziel ist, eine gefahrlose Auflösung im Körper zu fördern, also keine Aktivierung hervorzurufen und auch nicht, Angst noch zu verstärken. Es ist wichtig, Pausen einzulegen und in sich hineinzuhorchen, sich also nicht nur lange Zeit ununterbrochen zu schütteln. Auch beim Schütteln sollten Sie der Achtsamkeit Raum geben, sich also nicht ohne jedes Gewahrsein schütteln – denn das kann dazu führen, daß Sie sich überwältigt fühlen und noch stärkere

Angst verspüren. Falls Sie merken, daß Ihnen das Schütteln nicht gut tut, sollten Sie sofort damit aufhören.

Instruktionen

Nehmen Sie sich für diese Übung 15 Minuten Zeit. Jede Phase dauert etwa fünf Minuten.

Es gibt drei Phasen: 1. Evozieren, 2. Hindurchbewegen, 3. Sich beruhigen

Führen Sie die Übung im Stehen aus. Stellen Sie sich breitbeinig hin, so daß Ihre Beine Sie unterstützen. Schließen Sie die Augen, falls Sie sich dabei wohlfühlen; Sie sollen Ihren Körper von innen sehen.

1. Evozieren

- Vergegenwärtigen Sie sich, daß Ihr Körper steht, und stimmen Sie sich in Ihre physische Wirbelsäule ein.
- Lassen Sie die Arme zu beiden Körperseiten hinabhängen; Ihr Kopf wird sich im Einklang mit dem Rhythmus, den Sie initiieren, bewegen.
- Bewegen Sie Ihre Beine in leicht gebeugter Haltung sanft rhythmisch auf und ab. Dabei entsteht eine leichte Wellenbewegung, die durch die Wirbelsäule verläuft.
- Beginnen Sie mit einem leichten rhythmischen Schütteln, das Ihr Körper als angenehm empfindet.
- Lassen Sie diese Bewegung ständig im gleichen Rhythmus stattfinden, bis sie für Sie zur zweiten Natur geworden ist und Sie nicht mehr denken, daß Sie »die Bewegung ausführen«.

2. Hindurchbewegen

- In der zweiten Phase stellen Sie möglicherweise fest, daß sich Ihr Körper von selbst bewegt. Sie denken über die Bewegung nicht mehr nach, sondern lassen zu, daß sie Ihren Körper durchläuft.
- Falls Sie von Gefühlen wie Traurigkeit, Trauer oder Angst erfaßt werden, sollten Sie dies zulassen, ohne es zu verstärken.
- Der Rhythmus der Bewegung ist Ihre Art, mit Hilfe Ihres Körpers zu verarbeiten. Der Körper merkt sich, wie er diese Aufgabe für Sie übernehmen kann.
- Vertrauen Sie der Bewegung.
- Lassen Sie das Schütteln gleichmäßig und rhythmisch werden, und lassen Sie alles auftauchen, was auftauchen mag. Je entspannter Sie mit Ihrem Körper umgehen können, um so besser.

3. Sich beruhigen

- Während Sie Ihrem Körper zuhören, tritt eine natürliche Beruhigung ein.
- Verlangsamen und verkleinern Sie die Bewegung allmählich.

- Vielleicht fällt Ihnen auf, daß in Ihrem Körper eine Lösung stattfindet – daß sich ein leichtes Zittern, eine Emotion oder Empfindungen bemerkbar machen, die sich gut oder lustvoll anfühlen.
- Leiten Sie die Beruhigungsphase ein, um den Körper zur Ruhe kommen zu lassen.
- Lassen Sie den Körper schließlich völlig zur Ruhe kommen, und stellen Sie dann fest, in welcher Situation Sie sich befinden.
- Oft werden innerlich kleine Erschütterungen ausgelöst, die Sie verfolgen sollten.
- Stehen Sie sicher und ruhig da, und achten Sie darauf, wie die Wellen der Entspannung allmählich verebben.
- Sobald Sie sich klar und ruhig fühlen oder wenn Sie merken, daß sich der Aktivierungszustand verändert, beenden Sie die Übung.

Vor, nach und in der Sitzung

Am effektivsten ist es, diese Technik vor und nach einer Therapiesitzung zu nutzen. Während einer Sitzung würde ihre Nutzung ablenkend wirken. Falls Sie sich wegen eines Klienten nervös fühlen, können Sie sich die Zeit nehmen, um sich auf die Sitzung mit ihm vorzubereiten, und mit der Schütteltechnik an Ihrer Angst arbeiten.

Nach einer emotional belasteten oder aktivierenden Sitzung können Sie die Übung benutzen, um die Nachwirkungen Ihrer Arbeit nicht nach Hause mitzunehmen. Dies ist eine ausgezeichnete Methode der Selbstfürsorge, die Ihnen ermöglicht, Ihr Nervensystem zu regenerieren, bevor Sie Ihre Praxis verlassen.

Wenn Sie sich während einer Sitzung getriggert fühlen, können Sie natürlicherweise auftretende leichte Schüttelbewegungen zulassen; bedenken Sie aber, daß dadurch Ihre Aufmerksamkeit vom Klienten abgelenkt werden kann – und Sie kaum zulassen werden wollen, daß Ihre Arbeit dadurch behindert wird.

TOOL 112

Übung Klienten

Orientierung auf den Klang eines Gongs

Zweck der Übung

Jedes Erlebnis ist flüchtig und geht in ein anderes über. Wie der Klang eines Gongs kann auch Ihr traumatisches Erlebnis verklingen. Hören Sie einem Gong zu, und konzentrieren Sie sich dabei auf das Verklingen des Tons. Ertönt der Gong dann ein zweites Mal, stellen Sie sich zusätzlich vor, daß Ihr inneres Bild oder Ihre Geschichte zusammen mit dem Klang vergeht.

Sie brauchen für diese Übung

eine Glocke, einen Gong oder eine Gong-App.

Instruktionen

- Sie sitzen still und betrachten den Raum.
- Schauen Sie sich jede Einzelheit an. Achten Sie darauf, ob sich Ihre Atmung und Ihre Aufmerksamkeit verändern.
- Schließen Sie die Augen, und untersuchen Sie, was Sie erleben.
- Untersuchen Sie beim ersten Ertönen des Gongs Ihre Reaktion auf den Klang und seine Wirkung. Lassen Sie den Klang so lange resonieren, bis er gänzlich verklungen ist.
- Untersuchen Sie Ihre Orientierung auf den Klang. Was geschieht unterdessen in Ihrem Körper?
- Können Sie dem Verklingen des Tons folgen? Welche Veränderungen bezüglich Ihrer Atmung stellen Sie fest?
- Wie wirkt es auf Ihren Fokus und Ihre Konzentration, wenn Sie die Augen öffnen?
- Lassen Sie den Gong ein zweites Mal ertönen. Stellen Sie sich nun vor, daß Ihre Aktivierung oder Ihre Traumavorgeschichte mit dem Verklingen des Tons allmählich verschwindet.
- Treten Sie gleichzeitig zum Klang und zu Ihrer Atmung in Verbindung. Wiederholen Sie den gesamten Prozeß zwei oder drei Mal.

TOOL 113

Arbeitsblatt Klienten

Nennen Sie Ihr Erlebnis bei seinem wahren Namen

Zweck der Übung

Diese Übung verhilft Ihnen zu Klarheit bezüglich Ihres Erlebnisses. Benennen zu können, was geschieht, ist der erste Schritt auf dem Weg zu einer Veränderung. Den gegenwärtigen Augenblick zu benennen ist ein sehr nützliches Werkzeug, wenn Sie sich im Hypoarousal-Zustand befinden; es hilft, sich zu erden, mehr Präsenz zu entwickeln und die Aktivierung zu verringern. Nutzen Sie Ihre Wahrnehmungen zum Fühlen und Spüren.

Instruktionen

Zwischen dem, was Sie aktiviert hat, und dem, was tatsächlich geschieht, unterscheiden zu können, ist nützlich, wenn Sie lernen wollen, sich von Ihren Gefühlen zu distanzieren und diese zu regulieren. Dieses Arbeitsblatt kann in Therapiesitzungen oder für Hausaufgaben benutzt werden.

Im Moment fühle ich ______________________ (Emotion) **und spüre in meinem Körper** ____________________, ____________________, ____________________, (benennen Sie mindestens drei Körperempfindungen), **weil ich mich erinnere an** ____________________ (nennen Sie nur den Namen/die Thematik des Traumas, keine Einzelheiten!).

Gleichzeitig schaue ich mich in dem Raum um, in dem ich mich momentan befinde, nämlich in ______________________ (benennen Sie die Umgebung, in der Sie sind, etwa »in meinem Wohnzimmer« usw.).

Ich schaue mich um und sehe ______________________ (den Ort, an dem Sie sich momentan befinden; drehen Sie den Kopf, und nehmen Sie alle Details, die Sie sehen, auf).

Am stärksten fällt mir auf, daß ______________________ (beschreiben Sie einige Dinge, die Sie an diesem Ort sehen).

Und in diesem Moment weiß ich, daß ______________________ (nur der Name des Traumas) **nicht (mehr) stattfindet.**

Ich bin hier!

Äußern Sie sich über Ihren Zustand im gegenwärtigen Augenblick:

Ich bin/fühle ______________________.

TOOL 114

Übung Klienten

Den Psoas-Muskel lockern

Zweck der Übung

Der Psoas-Muskel erfüllt eine sehr wichtige Funktion im Körper. Er wird auch Kampf-oder-Flucht-Muskel genannt, weil er aktiv wird, wenn ein Mensch unter Streß steht oder sich bedroht fühlt. Wir benutzen den Psoas-Muskel, um zu fliehen oder uns auf eine Defensivreaktion vorzubereiten. Chronischer Streß und Traumata können diesen Muskel dauerhaft anspannen und dadurch Schmerzen im Leistenbereich oder Unterrücken erzeugen.

Zu lernen, den Psoas-Muskel zu entspannen, kommt der Genesung von einem Trauma zugute und kann traumatische Erinnerungen wieder zugänglich machen. Die hier beschriebene Übung zielt auf eine passive Lockerung des Psoas-Muskels.

Instruktionen

Es gibt zwei Möglichkeiten, passiv am Psoas-Muskel zu arbeiten: entweder die Füße im Liegen gegen eine Wand zu drücken oder die Füße fest auf den Boden zu stellen.

Option 1 – Füße auf dem Boden

- Sie liegen auf dem Rücken, und Ihre Füße stehen flach auf dem Boden. Sorgen Sie dafür, daß diese Haltung für Sie möglichst angenehm ist.
- Treten Sie zu Ihrer Atmung und zum Boden, auf dem Sie liegen, in Kontakt.
- Heben Sie vorsichtig Ihre Füße, als ob Sie aus dem Wasser auftauchen würden. Dies sollte mit Hilfe einer sehr langsamen, keine Mühe verursachenden Hebebewegung geschehen.
- Stellen Sie die Füße anschließend wieder auf den Boden.
- Wichtig ist, die Füße nicht vom Psoas-Muskel her zu heben, sondern vom großen Oberschenkelknochen her.
- Eventuell erfordert dies ein wenig Übung.

Option 2 – Füße an der Wand

- Sie liegen bequem auf dem Rücken.
- Treten Sie zu Ihrer Atmung und zu der Oberfläche, auf der Sie liegen, in Kontakt.
- Setzen Sie Ihre Füße auf die Wand, so daß Ihre Beine einen Winkel von 90 Grad bilden.
- Arbeiten Sie jeweils an einem Bein, und lockern Sie den Psoas-Muskel, indem Sie zulassen, daß sich das Bein in Richtung der Hüften bewegt, als wollten Sie es fallen lassen. Dadurch entsteht eine passive Bewegung im Psoas-Muskel. Steuern Sie die Bewegung in Richtung Hüfte nicht, sondern lassen Sie das Bein einfach fallen.
- Wiederholen Sie dies vier oder fünf Mal, und danach mit dem anderen Bein.

23 Somatisches Ressourcing

Somatische Ressourcen fördern das Gedeihen

Eine somatische Ressource kann alles sein, was bei einem traumatisierten Klienten ein Gefühl der Ruhe und psychophysischer Stabilität fördert – von einer nützlichen Erinnerung bis zu einem verinnerlichten Körpergewahrsein. Eine somatische Ressource bietet eine Zuflucht vor der ständigen Stimulation, die das Leben für traumatisierte Klienten mit sich bringt. Dies hilft nicht nur zu *über*leben, sondern weist auch einen Weg zu einem fruchtbareren und blühenderen Leben.

Überlebenssichernde Ressourcen

Überlebenssichernde Ressourcen sind die Kampf-Flucht-Erstarrungs-Reaktionen unseres Körpers. Sie helfen uns, mit belastenden und traumatischen Situationen fertig zu werden. Wenn wir Stimulation nicht mehr ertragen können, wenden wir uns den überlebenssichernden Ressourcen zu. Diese sind aber nur von Nutzen, wenn wir sie nicht zu oft in Anspruch nehmen. Überlebenssichernde Ressourcen sind die Antwort des Körpers auf starken Streß und überwältigende Erlebnisse.

Somatische und das Gedeihen fördernde Ressourcen

Somatische und das Gedeihen fördernde Ressourcen helfen uns, unser Potential zu entwickeln. Sie beinhalten die Fähigkeit, zu denken, zu fühlen, zu spüren und in Beziehung zu treten, ohne eine Aktivierung oder einen überwältigenden Zustand hervorzurufen. Somatische Ressourcen ermöglichen uns, uns zu regenerieren, sie verhelfen uns zum Gedeihen und zu einem ausgewogenen Leben. Sie helfen uns, intensiven Erlebnissen standzuhalten und weiter zu wachsen, zu lernen und uns anzupassen, ohne daß unser Körper und unser Nervensystem Schaden erleiden.

Einige der wichtigsten untersuchten somatischen und das Gedeihen fördernden Ressourcen sind:

1. Erdungsübungen: aktives Bewegen und Verbinden der Füße und Beine mit dem Boden auf eine psychosomatisch förderliche Weise.

2. Verbindung zur Erde: ein physisches Gefühl der Zugehörigkeit zur Erde. Dieses Gefühl kann hervorgerufen werden, indem man stehend die Füße auf dem Boden spürt, indem man beim Gehen des Bodens unter den eigenen Füßen gewahr ist oder indem man sich vergegenwärtigt, daß wir alle von der Erde getragen und gehalten werden.
3. Mit im Körper lokalisiertem Gewahrsein gehen. Das kann ein simpler Spaziergang in der Nachbarschaft sein.
4. Aktive Arbeit am Psoas-Muskel (dem großen für Kampf oder Flucht wichtigen Muskel): Nutzen Sie Entspannungstechniken, um die Anspannung des Psoas zu verringern.
5. Mitfühlende Selbstberührung. Erforschen Sie, welche Art von Berührung Sie als wohltuend empfinden. Experimentieren Sie mit sanfter Selbstberührung.
6. Therapeuten nutzen Berührung, die angemessen und nicht bedrohlich ist und nicht sexuell stimulierend wirkt. Berührungen sollten nur mit größter Vorsicht und in dem strikten Bemühen, Grenzen zu respektieren, genutzt werden. Bitte informieren Sie sich gut über die dementsprechenden Gesetze und Ethikrichtlinien Ihres Landes, oder verweisen Sie Klienten an hierfür speziell qualifizierte Physiotherapeuten.
7. Sensorisches Gewahrsein: Einfaches Beobachten des Körpers als Übung. Beispielsweise können Sie in der Sonne sitzen und die Sonnenstrahlen auf Ihrer Haut spüren.
8. Ausdrucksbewegungen des Körpers, beispielsweise sanfte Bewegungen und Tanz. Finden Sie heraus, welche Bewegungen dieser Art sich für Sie »richtig« anfühlen. Eher große Tanzbewegungen oder kleine, innere Bewegungen?
9. Arbeit an Schmerz: mittels Mikro-Bewegungen und Atmung an der sensorischen Intensität arbeiten.
10. Atemübungen, die das Wohlbefinden heben. Verbessern Sie Ihre Fähigkeit ein- und auszuatmen. Experimentieren Sie spielerisch mit Atemübungen, die Sie als angenehm empfinden.
11. Achtsamkeitsübungen, die den physischen Körper einbeziehen.
12. Kreativer Ausdruck in Form von bildender Kunst und Schreiben sowie aktivem Musizieren und Musikhören.
13. Natur: Sie können sich entweder in der Natur aufhalten oder sich Naturszenen vorstellen.
14. Körpertraining: Nutzen Sie jede Art von Übung, die das Wohlgefühl verbessert. Finden Sie selbst heraus, was Ihnen hilft.
15. Stellen Sie sich einen sicheren Ort vor, an den Sie sich zurückziehen können.

Entwickeln dualen Gewahrseins

Im normalen Bewußtseinszustand können wir eine Balance zwischen den zahlreichen inneren und äußeren sensorischen Reizen kreieren, die unsere Wahrnehmung zu jeder

Zeit beschäftigen. Wir können jederzeit von einem dieser Stimuli zu einem anderen wechseln, und wir können diese koordinieren, synthetisieren, in Einklang bringen und deuten. Menschen, die unter einer PTBS leiden, gewöhnen sich hingegen daran, inneren Stimuli unverhältnismäßig viel Aufmerksamkeit zu widmen, was mit früheren Erlebnissen und einer Sicht der Welt vor diesem Hintergrund zusammenhängt. Die Fähigkeit der gleichzeitigen Verarbeitung zahlreicher Stimuli wird verringert und die Wahrnehmung eingeschränkt. Jede mit dem traumatischen Erlebnis zusammenhängende Empfindung führt zu der Wahrnehmung, man sei in Gefahr.

Das Problem der Hypervigilanz aufgrund des Versuchs, Gefahren vorauszusehen, besteht in der genau dadurch verursachten Unfähigkeit, Gefahren zu erkennen. Mit aktivierten Zuständen verbundene Atemmuster treten immer dann auf, wenn eine implizite Erinnerung oder ein aktivierender Trigger zutage tritt. In solchen Situationen ist es den Betroffenen unmöglich, einen tatsächlich bestehenden Zustand der Sicherheit zu erkennen. Gefahr lauert überall, und Angst ist allgegenwärtig. Der für Arousalzustände charakteristische Atem »erinnert« den Körper daran und ist für ihn ein »Beweis« dafür, daß eine reale Gefahr besteht.

In der Traumatherapie üben wir, solche Augenblicke zu unterbrechen und sie mit Ressourcen anzureichern, indem wir dem Körper beibringen, das dysfunktionale Atemmuster selbst zu erkennen und zu eliminieren.

TOOL 115

Übung Klienten

Fünf-Schritte-Ressourcing

Zweck der Übung

Diese Übung soll Klienten stabilisieren und sie zu somatischen Ressourcen zurückgeleiten.

Instruktionen

Überblick über die fünf Schritte

1. Stellen Sie fest, welche Art von Ressource verfügbar ist. Fragen Sie den Klienten, was er für nützlich hält. Fragen Sie ihn, ob er eine physische Ressource im eigenen Körper spürt (z. B. daß seine Füße fest auf dem Boden stehen). Sprechen Sie mit ihm darüber, und eruieren Sie eventuelle Möglichkeiten.
2. Beschreiben Sie das Erleben dieser Ressource.
3. Versetzen Sie den Klienten in einen Zustand achtsamen Gewahrseins.
4. Verweisen Sie ihn auf das Erleben im gegenwärtigen Augenblick, und helfen sie ihm, darin einzutauchen.
5. Untersuchen Sie, wie der Klient die Ressource erlebt. Fordern Sie ihn anschließend auf, sich mit den Einzelheiten seines Erlebens auseinanderzusetzen. Es geht darum, nach positiven Resultaten und neuen Erkenntnissen Ausschau zu halten.

Konkrete Beispielfragen/-äußerungen, welche die fünf Schritte unterstützen

Schritt 1 – Evaluieren und Identifizieren der Ressource

Stellen Sie fest, welche Art von somatischer Ressource verfügbar ist.

- »Welche Art von Ressource erscheint Ihnen als nützlich?«
- »Ist dies ein physisches Erlebnis?«
- »Was empfinden Sie in diesem Moment als sicher, angenehm oder beruhigend?«
- »Gibt es ein Bild, eine Empfindung oder ein Gefühl in Ihrem Körper, auf das oder die Sie sich im Augenblick beziehen können?«
- »Beschreiben Sie einen Moment, in dem eine Ressource Sie unterstützt.«
- »Wo in Ihrem Körper ist diese Ressource im Augenblick lebendig?«

Schritt 2 – Benennen Sie das Erlebnis der Ressource

Bevorzugter Kontakt zur Ressource: Helfen Sie zu enthüllen, was an diesem Erlebnis positiv ist.

- »Da scheint ein ruhiges Gefühl in Ihrer ______________________________ zu sein.«

- »Wenn Sie an Ihr › X ‹ denken, entspannen Sie sich augenblicklich.«
- »Während Sie in Ihre Füße hineinspüren, scheinen Sie ________________________________.«
- »Das scheint Sie an etwas Angenehmes zu erinnern.«

Schritt 3 – Den Klienten in den Zustand achtsamen Gewahrseins versetzen

Es ist wichtig, den Klienten aufzufordern, seine Aktivitäten zu verlangsamen.

- »Fokussieren Sie auf diese Ressource.«
- »Lassen Sie es langsamer angehen, und versuchen Sie, diese Ressource zu nutzen.«
- »Nehmen Sie sich die Zeit, die Sie brauchen, um sich zu vergegenwärtigen, daß diese Ressource ebenfalls hier ist.«
- »Registrieren Sie einfach, wie und wo ______________ die Ressource im Moment auftaucht.«

Schritt 4 – Auf das Erleben im gegenwärtigen Augenblick verweisen und darin eintauchen

Fordern Sie den Klienten auf, in dem Erlebnis zu verweilen. Bleibt er in seinem Erleben im gegenwärtigen Augenblick, reagiert sein Körper.

- »Achten Sie darauf, was Sie momentan daran hindert, bei dieser Ressource gegenwärtig zu sein.«
- »Bleiben Sie bei dieser Ressource.«
- »Achten Sie darauf, wie sich die Aktivierung einstellt, und wählen Sie die Ressource.«
- »Lassen Sie zu, daß Sie bei der Ressource sind.«
- »Es ist in Ordnung, bei dieser einen Ressource zu bleiben.«
- »Lassen Sie zu, daß Sie dieser Ressource vertrauen.«
- »Fahren Sie fort, die Ressource zu wählen.«

Schritt 5 – Das Erleben der Ressource untersuchen

Untersuchen Sie das Erlebnis, und halten Sie nach negativen Überzeugungen oder Versuchen, die Ressource zu unterminieren, Ausschau. Fordern Sie den Klienten auf, wenn möglich bei der Ressource zu bleiben.

- »Versuchen Sie, diese Ressource zu entwickeln.«
- »Können Sie das jetzt einfach hier sein lassen?«
- »Untersuchen Sie jetzt Qualität und Einzelheiten dieser Ressource.«
- »Seien Sie neugierig, wie diese Ressource Sie beeinflußt.«
- »Woran merken Sie, daß die Ressource Sie momentan beeinflußt?«
- »Entdecken Sie, was geschehen will.«
- »Versuchen Sie, bei der Ressource zu bleiben, sie zu studieren und festzustellen, was die Aktivierung momentan bewirkt.«

TOOL 116

Übung Klienten

Entwickeln dualen Gewahrseins

Zweck der Übung

Wenn Sie Ihr duales Gewahrsein entwickeln, wird Sie das in die Lage versetzen, alte Traumata Arousal-Zyklus für Arousal-Zyklus zu verarbeiten. Jedesmal wenn die Verarbeitung eines Arousal-Zyklus gelingt, signalisiert das dem Körper den erfolgreichen Abschluß von Traumareaktionen, und es werden Ressourcen eingebettet. Die vorliegende Übung verlangsamt diesen Zyklus und etabliert ein neues Atem- und Körpermuster.

Instruktionen

- Bitten Sie den Klienten, sich ein Ereignis vorzustellen, bei dem das Arousal zwar innerhalb des Toleranzfensters bleibt, sich aber dessen oberer Grenze nähert. Dies sollte keine mit starkem Arousal verbundene Aktivierung sein; Sie sollten an Ihrem Erlebnis arbeiten können, statt von ihm überwältigt zu werden.
- Fordern Sie den Klienten nun auf, sich vom Inhalt zu lösen und sich im dualen Gewahrsein zu üben. Dies bedeutet, daß er nicht über die Geschichte nachdenken, sondern auf die somatische Wahrnehmung fokussieren soll.
- Benutzen Sie allgemeine somatische Einschätzungsfragen/Äußerungen.

Fragen Sie nach Details des somatischen Erlebnisses

- »Lassen Sie zu, daß Sie Ihr Erlebnis bezeugen, WÄHREND Sie es haben.«
- »Wo beginnt die Empfindung und wo endet sie?«

Atemfokus

- »Was macht der Atem?«
- »Achten Sie darauf, was Ihr Atem bewirkt ______________________« (Erläutern Sie dem Klienten, was Sie beobachten, insbesondere den Bereich, in dem er atmet.)
- »Wie wollen Sie atmen?«

Bewegung der Erinnerung

- »Bewegen Sie sich stetig durch die Zeit. Was geschieht als nächstes?«
- Bleiben Sie ausschließlich beim Erleben dieser Empfindung: »Nehmen Sie sich viel Zeit, um die Empfindung, den Atem einfach nur zu spüren.«

- »Lassen Sie zu, daß das Bild/die Erinnerung zu einem Teil davon wird, Sie aber momentan nicht beurteilt. Kehren Sie zu den Empfindungen zurück, zur Qualität der Atmung.«

Bewegung und Reaktionen

- Arbeiten Sie mit spontanen, unwillkürlichen sensorischen Reaktionen: »Wenn Sie sich dabei wohlfühlen, können Sie zulassen, daß Ihre Wirbelsäule vibriert.«
- »Achten Sie darauf, wie Ihr Körper momentan reagiert. Es ist okay, den eigenen Impulsen zu folgen.«

Ernte – Regulation

- Genießen: »Genießen Sie, wie sich Ihre Energie bewegt.«
- »Beachten Sie, wie Ihre Atmung beruhigend und regulierend wirkt. Vertiefen Sie das.«
- »Bleiben Sie dabei, den wellenförmigen Atem zu beachten, der beruhigend und regulierend wirkt.«
- »Lassen Sie zu, daß Ihr Körper so ruhig ist …«

TOOL 117

Übung Klienten

Die Stärke des flachen Rückens

Zweck der Übung

Diese stärkend wirkende Übung beansprucht Beine und Rumpf. Man kann sie in einer Sitzung benutzen, in welcher der Körper eine klar definierte Grenze braucht oder in welcher der Klient in seinem Rumpf Stärke spüren muß.

Instruktionen

Vorher

Ich fühle mich geerdet: _______________ (gemessen auf einer Skala von 1–10)

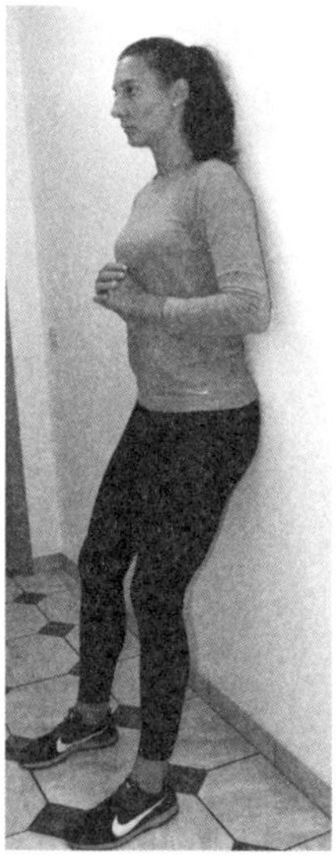

- Lehnen Sie sich stehend mit möglichst flachem Rücken gegen eine Wand.
- Spüren Sie Ihre Füße auf dem Boden.
- Lassen Sie den Rücken langsam an der Wand abwärts gleiten.
- Drücken Sie den Rücken gegen die Wand, und »setzen Sie sich«; Ober- und Unterschenkel bilden einen Winkel von 90 Grad. Achten Sie darauf, die Knie nicht zu überlasten.
- Spannen Sie Ihre Rumpf- und Beinmuskeln an. Das Gewicht wird dabei von den großen Muskelgruppen der Oberschenkel getragen.
- Entspannen Sie den restlichen Körper, so daß der Hals nicht unter Anspannung steht. Halten Sie Ihre Augen sanft fokussiert.
- Bleiben Sie so lange in dieser Sitzhaltung, bis Sie in den Beinmuskeln ein leichtes Zittern spüren.
- Richten Sie die Wirbelsäule dann langsam auf, indem Sie sich an der Wand in den Stand bewegen.
- Bleiben Sie eine Weile in angelehnter Haltung stehen, und ruhen Sie sich aus. Danach können Sie von der Wand abrücken und wieder ohne Unterstützung stehen.
- Achten Sie auf Ihre Verbindung zum Boden.
- Sie können diese Übung zwei- bis dreimal wiederholen, sofern Sie Ihre Beine nicht zu sehr erschöpfen. Die Übung soll belebend wirken, nicht ermüden, und den Körper nicht unter Streß setzen.

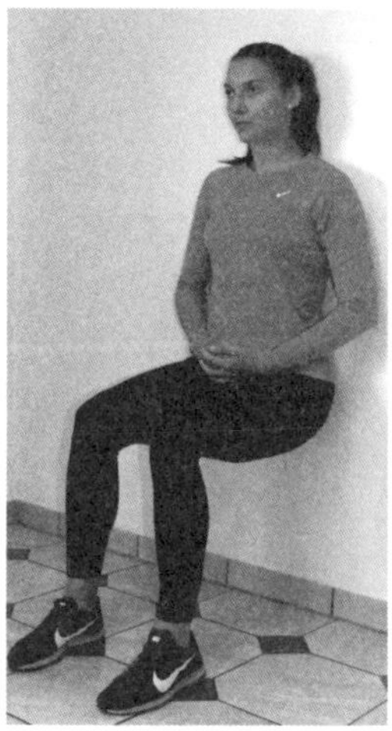

Nachher

Ich fühle mich geerdet: ______________________ (gemessen auf einer Skala von 1–10)

Reflexion

Ich merke, daß meine Beine ______________________

______________________.

Mein Rumpf ist ______________________

______________________.

Meine Energie ist ______________________

______________________.

Ich empfinde als meine Grenzen: ______________________.

TOOL 118

Arbeitsblatt Klienten

Verkörperte Selbstwahrnehmung und Ressourcing

Zweck der Übung

Diese Übung hilft Ihnen beim Aufbau eines eigenen Übungsrepertoires, das Ihren Bedürfnissen entspricht. Ressourcenwerkzeuge dienen dazu, selbst herauszufinden, was Ihnen die besten Dienste leistet. Die folgende Tabelle hilft Ihnen, über Ihre speziellen Probleme und über für Sie besonders gut geeignete Heilmittel zu reflektieren. Denken Sie über Ihre Qualitäten und Charakteristika nach und darüber, was Sie tun können, um der Verkörperung näher zu kommen.

Instruktionen

Benutzen Sie das Diagramm auf Seite 293, um über Ihre Eigenarten und individuellen Schwierigkeiten zu reflektieren. Welche Übungen können Ihnen helfen, Ihre Eigenverantwortung und Entwicklung zu fördern? Was funktioniert bei Ihnen?

Arbeitsblatt Klienten

Eigenarten und Probleme

Problem	Qualitäten	Eigenarten	Welche Achtsamkeits- oder Verkörperungsübung hilft mir in dieser Hinsicht?	Was muß ich intensiver üben? Wie bekomme ich entsprechende Unterstützung?
Der Körper leidet unter Anspannung, Angst und Depression	Neugier hinsichtlich der Erforschung von Verkörperung und Selbstgewahrsein	• Fähigkeit, Erlebnisse zu fühlen und zu spüren, »wie sie sind« • Fähigkeit, emotionalen Schmerz zuzulassen, statt ihn zu unterdrücken • Offenheit für Lernen und Entwicklung		
Körpererinnerungen; starke Emotionen	Vertrauen zur Intelligenz des Körpers	• Fähigkeit, Behagen zu empfinden und positive Emotionen zuzulassen • Offenheit für negative Empfindungen und Bereitschaft, deren Ursprung zu untersuchen • Grundvertrauen zum eigenen Gutsein • Wahrnehmung des Körpers als Verbündeter		
Überwältigende Emotionen; komplizierte Beziehungsgeschichten; keine einfachen Lösungen in Sicht	Fähigkeit, Grauzonen von Erlebnissen und Beziehungen zu ertragen	• Fähigkeit, um Hilfe zu bitten • Fähigkeit, klar zu denken und Körperempfindungen als Selbstwahrnehmung anzuerkennen • Fähigkeit zu Selbstmitgefühl und dem Empfinden von Güte • Fähigkeit zu unterstützend wirkenden Entscheidungen		
Schwierige Lebensphasen, Krisen, Sackgassen; mit Hindernissen konfrontiert	Offen für den »Sein«-Aspekt des Erlebens im Fluß des Prozesses	• Fähigkeit, die eigenen Emotionen als vorübergehende Erscheinungen anzusehen • Fähigkeit, Probleme in ihrer Verhältnismäßigkeit zu sehen • Fähigkeit, sich selbst und anderen zu vergeben • Fähigkeit, einen spirituellen oder entwicklungsbezogenen Aspekt der Herausforderungen, mit denen das Leben den Menschen konfrontiert, zu sehen • das Selbst als einen Entwicklungsprozeß sehen		

TOOL 119

Arbeitsblatt Klienten

Benennen Sie Ihre Ressource

Zweck der Übung

Es gibt innere und äußere Ressourcen. Sie stabilisieren uns und helfen uns in verschiedenartigen Situationen. Denken Sie an die verschiedenen Arten von Ressourcen, die Ihnen zur Verfügung stehen. Dabei kann es sich um familiäre Kontakte, Ihre Lieblingsaktivität, Ihr Haustier, Themen, die Ihnen wichtig sind oder spirituelle Praktiken handeln. Denken Sie darüber nach, was Sie glücklich macht, Ihnen Energie schenkt und Sie erdet, so daß Sie effektiv mit den Herausforderungen des Lebens umgehen können.

Instruktionen

Stellen Sie eine Liste der Ressourcen zusammen, über die Sie in Ihrem Leben verfügen.

Äußere Ressourcen	Beziehungsressourcen	Innere Ressourcen

Somatische Kohärenz

Kohärenz ist die Abwesenheit von Streß und Traumata, ein Zustand, in dem inneres und äußeres Wohlbefinden im Einklang sind. Ein Trauma wirkt sich auf den Körper und die Person aus. Die biologischen Reaktionen auf Streß und Trauma zielen auf die Wiederherstellung des emotionalen und physischen Wohlbefindens. Diese heilenden Mechanismen werden unterstützt, wenn die Klienten lernen, sich auf die Bedürfnisse ihres Körpers einzustimmen und sich zu heilen.

Somatische Kohärenz bezieht sich auf die Gefühle und Empfindungen im Körper als einen Seinszustand. Klingen die Stressoren ab, werden wir geheilt; wir fühlen uns dann wieder kohärent – unsere mentale Funktionsfähigkeit kehrt zurück, der emotionale Aufruhr ebbt ab, und der physische Schmerz läßt nach. Mit dem eigenen inneren Gleichgewicht und Wohlbefinden verbunden zu sein ist für den Heilungsprozeß entscheidend. Somatische Kohärenz ist die Wiederherstellung des Einklangs zwischen Körper, Geist und Herz nach einem Zustand der Dysregulation. Lernen Sie, mit Hilfe der hier beschriebenen somatischen Übungen Ihre eigene Kohärenz zu erkennen und wiederherzustellen.

Sie möchten verstehen, was optimale Gesundheit und Wohlbefinden für Sie beinhaltet. Wenn Sie Ihre innere Kohärenz kennen, verfügen Sie über einen emotionalen Ausgangspunkt, mit dessen Hilfe Sie augenblicklich feststellen können, ob Sie sich gestreßt fühlen, so daß Sie Dinge verändern können, bevor der Streß zunimmt und ein Zustand der Inkohärenz entsteht. Zu lernen, die eigene innere Kohärenz zu pflegen, ist für den Umgang mit Stressoren im Alltagsleben essentiell. Wenn Sie die somatische Kohärenz meistern, mit kleineren Stressoren umzugehen lernen und auf Ihre Atmung achten, wird sich der entstehende Zustand körperlichen Wohlbefindens sehr positiv auf Ihre Gesundheit auswirken.

TOOL 120

Arbeitsblatt Klienten

Reflektieren Sie über Ihre somatische Kohärenz

Zweck der Übung

Lernen Sie, sich hinsichtlich Ihrer somatischen Kohärenz (bzw. dessen, was Sie darunter verstehen) zu beurteilen. Somatische Kohärenz ist der Zustand, in dem Sie sich besonders gut fühlen und in dem Sie am stärksten mit Körper, Herz und Geist in Einklang sind. Woher wissen Sie, wann Sie sich mit Ihren Intentionen emotional im Einklang befinden? Was sind die entscheidenden Anzeichen, an denen Sie erkennen, wann Sie sich in bester Verfassung fühlen?

Dieses Werkzeug hilft Ihnen zu beurteilen, was Sie für ein hohes, mittelmäßiges oder geringes Maß an somatischer Kohärenz halten.

Instruktionen

Identifizieren Sie, was Ihnen hilft, an diesen Punkt zu kommen, und was dem entgegensteht. Was verhindert, daß Sie sich wohl und kohärent fühlen? Denken Sie eine Weile über innere Hindernisse wie negative Selbstgespräche oder Trigger nach, die Ihre somatische Kohärenz beeinträchtigen. Es handelt sich um negative innere Stimmen, die Ihr Selbstwertgefühl und Ihr Vertrauen zum eigenen Körper schmälern.

Bei einem hohen Maß an Kohärenz fühlen Sie sich voller Energie – voller kreativem Potential und in der Lage, mit Stressoren fertig zu werden, ohne durch sie beeinträchtigt zu werden. Ein mittleres Maß an Kohärenz beinhaltet, daß Sie mit sich selbst im Einklang sind. Und geringe somatische Kohärenz besagt, daß Sie zwar leidlich mit Widrigkeiten fertig werden, aber nicht zu Bestleistungen in der Lage sind. Es handelt sich hier um eine Selbsteinschätzung, die auf dem basiert, was Sie über Ihren eigenen Körper wissen.

10	
9	starke Kohärenz
8	
7	
6	mittlere Kohärenz
5	
4	
3	geringe Kohärenz
2	
1	

Teil 1

Starke somatische Kohärenz bedeutet für mich, daß ich ______________________.

Mittlere somatische Kohärenz bedeutet für mich, daß ich ______________________.

Geringe somatische Kohärenz bedeutet für mich, daß ich ______________________.

Was regeneriert meine somatische Kohärenz? ______________________.

Reflexion

Nehmen Sie sich ein wenig Zeit, um darüber nachzudenken, was Ihrer optimalen somatischen Kohärenz im Wege steht. Welche negative innere Stimme beeinträchtigt sie? Welche Sorgen oder Ängste halten Sie zurück?

Meine inneren Hindernisse sind:

____

____

____

____

Meine inneren Hindernisse brauchen:

____

____

____

____

Teil 2

Schätzen Sie Ihre Position auf der Skala somatischer Kohärenz. Falls Sie sich im Bereich starker Kohärenz einordnen, sollten Sie sich ein wenig Zeit nehmen und lesen, was Sie hindert. Wie können Sie zu Ihren Hindernissen in Kontakt treten, wenn Sie sich im Zustand starker somatischer Kohärenz befinden? Vergleichen Sie dies mit Ihrem Verhältnis zu Ihren inneren Hindernissen in einer Situation, in der Ihre somatische Kohärenz gering ist. Gibt es zwischen beiden Zuständen Unterschiede?

Notieren Sie, mit welchen inneren Hindernissen Sie es zu tun haben, wenn Sie sich im Zustand starker somatischer Kohärenz befinden:
Mir ist klar, daß:

____

____

Ich würde gern wissen:

____

____

____

Wenn ich mich das nächste Mal im Zustand geringer Kohärenz befinde, möchte ich, daß Sie mir helfen, folgendes zu tun:

____

____

____

Arbeitsblatt Therapeuten

TOOL 121

Folgen Sie Ihrem Klienten von der physischen Aktivierung bis zur somatischen Kohärenz

Zweck der Übung

Diese Übung wird Ihnen helfen herauszufinden, welche Werkzeuge zur Nutzung der Weisheit des eigenen Körpers einem bestimmten Klienten am nützlichsten sind. Befassen Sie sich zunächst mit zentralen Aspekten wie Atmung, Aufmerksamkeit, Augenbewegungen, Haltung, Körperbewegungen und der Fähigkeit zur Achtsamkeit. Indem Sie diese Körpersignale registrieren, gelangen Sie zu einem umfassenderen Verständnis dessen, welche somatischen Signale für die Beurteilung von Traumata und Streß wichtig sind. Diese Übung sollten Sie in Zusammenhang mit allen anderen Werkzeugen der klinischen Beurteilung nutzen. So schwierig und sogar verwirrend es sein kann, die Signale des Körpers zu beobachten und herauszufinden, was sie bedeuten, wird Ihnen diese Tabelle doch helfen, Ihre Beobachtungen und Untersuchungen regelmäßig durchzuführen und festzuhalten.

Außerdem sollten Sie nach somatischer Kohärenz Ausschau halten. Sie müssen zu erkennen lernen, wann sich ein Klient im Zustand der Balance befindet, wie er dies empfindet und wie es auf ihn wirkt. Dabei ist zu beachten, daß jeder Klient eine andere Vorstellung von dem Zustand hat, den er für »kohärent« hält; deshalb sollten Sie sich darüber im klaren sein, was ein bestimmter Klient unter »somatischer Kohärenz« versteht, denn nur dann können Sie sein inneres Erleben erkennen und verstehen.

Instruktionen

In der folgenden Tabelle sind zentrale Bereiche des Körpers aufgeführt, die Sie auf Aktivierungen hin beobachten sollten. Mit Hilfe der Tabelle können Sie die physischen Muster und Verhaltensmuster eines Klienten über längere Zeit beobachten, um die in diesem Buch beschriebenen somatischen Werkzeuge möglichst sinnvoll nutzen zu können. Beobachten Sie die Wirkung der Werkzeuge, die Sie nutzen, und stellen Sie fest, welche Ihre Funktion erfüllen und welche nicht. Dies ermöglicht Ihnen, möglichst effektiv zu arbeiten. Nutzen Sie für die Auswahl geeigneter Interventionen Ihr fachliches Wissen und Urteilsvermögen.

somatische Signale	Anmerkungen/ Beobachtungen	Weisheit des Körpers – Erschließungs-Werkzeuge	gute Wirkung	muß geändert werden	Signale für somatische Kohärenz
Atemregion					
oberer Brustkorb					
mittlerer Brustkorb					
unterer Brustkorb					
Atemqualität					
hastig					
schnell					
verhalten					
erstarrt					
Furcht/Angst vermischt mit Atmung					
Staccato					

somatische Signale	Anmerkungen/ Beobachtungen	Weisheit des Körpers – Erschließungs-Werkzeuge	gute Wirkung	muß geändert werden	Signale für somatische Kohärenz
Atemgewahrsein					
Fähigkeit auf den Atem zu fokussieren					
leicht ablenkbar					
meidet Atemgewahrsein					
fürchtet Atemgewahrsein					

Aufmerksamkeit					
fähig zu fokussieren					
übermäßig fokussiert, Tunnelblick					
abgelenkt mit Angst					
abgelenkt mit Wut					
abgelenkt mit somatischen Beschwerden					
leicht ablenkbar					

somatische Signale	Anmerkungen/ Beobachtungen	Weisheit des Körpers – Erschließungs-Werkzeuge	gute Wirkung	muß geändert werden	Signale für somatische Kohärenz
Augen, Blick					
wachsames Beobachten					
ängstliches/entsetztes Beobachten					
Blicke zur Seite					
leeres Starren: unterfokussiert					
vorsätzliches Starren: überfokussiert					
Haltung					
starr und verhalten					
aufrecht, unbeweglich					
angespannte Muskeln					
versteifte Haltung					
zusammengesackte Haltung					

somatische Signale	Anmerkungen/ Beobachtungen	Weisheit des Körpers – Erschließungs-Werkzeuge	gute Wirkung	muß geändert werden	Signale für somatische Kohärenz
Bewegung					
Zucken, Beine					
Zucken, Arme					
Zucken, Hände					
Zittern, Wirbelsäule					
Zittern, Beine					
Zittern, Arme/Hände					
Zittern, ganzer Körper					
repetitive Bewegungen (in jedem Körperbereich)					
Händeringen					
Sitzen auf den Händen, Verstecken der Hände					
Füße bewegen sich, schlurfen					

somatische Signale	Anmerkungen/ Beobachtungen	Weisheit des Körpers – Erschließungs-Werkzeuge	gute Wirkung	muß geändert werden	Signale für somatische Kohärenz
Füße stehen dicht nebeneinander					
Arme verschränkt					
Fähigkeit zur Achtsamkeit					
unfähig zur Achtsamkeit					
fällt leicht aus der Achtsamkeit					
unbändiger Geist/ Gedankenflut					
driftet ab					
in eigene innere Welt vertieft					
erlebt die innere Welt als bedrohlich					
andere körperliche Signale					

24 Scham und Trauma

»Scham ist ein Zustand akuter Befangenheit, in dem das Selbst ›gespalten‹ ist, insofern es sich aus der Perspektive anderer sieht. Im Gegensatz dazu ist das Selbst im Zustand der Schuld vereint. Bei Scham ist das Selbst passiv, bei Schuld aktiv. Scham ist eine äußerst schmerzhafte und desorganisierend wirkende Emotion; Schuld hingegen kann auch ohne starken Affekt erlebt werden. Scham erzeugt den Wunsch, sich zu verstecken, zu fliehen oder die Person, der gegenüber man sich beschämt fühlt, anzugreifen. Im Gegensatz dazu erzeugt Schuld den Wunsch, das begangene Vergehen ungeschehen zu machen, es wiedergutzumachen. Und schließlich wird Scham aufgelöst durch Wiederherstellung von Blickkontakt und gemeinsames fröhliches Lachen, wohingegen Schuld durch einen Akt der Sühne neutralisiert wird.«

— Judith Lewis Herman, M. D.
The John Bowlby Memorial Lecture 2007

Schamgefühle können bei der Körperarbeit ganz generell aufkommen. Tief verwurzelte Überzeugungen, die den eigenen Körper betreffen, können sich manifestieren, und der Klient kann Gefühle erleben, die er als »dunkel und beschämend« empfindet. Aus einer von der Somatischen Psychotherapie bestimmten Sicht sind dies wichtige Augenblicke, die man nicht übersehen sollte. Sie können diesen bei Ihren Klienten durch empathische Äußerungen Anerkennung zollen und sie als normal hinstellen. Schamgefühle haben die Tendenz, sich wieder verbergen zu wollen, ebenso wie der Klient selbst, für den es in der Regel sehr schwer ist, solche Augenblicke zu erleben. Schon allein die Tatsache, daß Sie als Therapeut Augenblicke der Verletzlichkeit akzeptieren können, wirkt heilend.

Schamgefühle tauchen oft in Zusammenhang mit Traumata auf. Mit ihnen kann ein Spektrum von Emotionen verbunden sein, beispielsweise:

- ein starker Drang, sich zu verbergen und sich emotional zurückzuziehen;
- negative Selbstkritik, die an Selbstbeschimpfung grenzen kann;
- Gefühle der Demütigung und Beschämung;
- Drang zur Heimlichkeit und zum Vermeiden.

Scham und somatische Interventionen

Wenn traumatisierte Klienten Scham erleben, kann das zu einer starken physischen Dissoziation führen. Weil Scham eine unwillkürliche Reaktion im Körper ist, ähnlich der Flucht- und Erstarrungsreaktion, kann sich ein Klient, der dies erlebt, innerlich gefangen fühlen. Der soziale Druck, in der therapeutischen Beziehung zu bleiben, kann beim Klienten das Gefühl hervorrufen, »falsch« zu sein. Weil er in solch einem Augenblick den Behandlungsraum nicht verlassen kann (einige mögen dies trotzdem tun), fühlt er sich gefangen – was ein zuvor erlebtes Trauma oder die mit ihm verbundenen inneren Botschaften verstärken kann. Scham fühlt sich nie gut an, und die meisten von uns wollen sich von ihr entfernen oder ein Erlebnis dieser Art möglichst schnell verbergen. Scham kann eine Neigung zum Heimlichtun und zum Verbergen des wahren Selbst erzeugen.

Als Therapeuten neigen wir auch in somatischer Hinsicht dazu, Schamempfindungen unserer Klienten zu überdecken und sie in ihrem Bemühen, solche Empfindungen zu verbergen, zu bestärken, indem wir wegschauen oder nicht erwähnen, was im Gange ist. Uns ist instinktiv klar, daß wir nichts sagen wollen, was die Situation verschlimmern könnte, aber nichts zu sagen ist auch eine schlechte Wahl. Bei der somatischen Arbeit sollten wir bestrebt sein, Güte und eine vorsichtige, achtsame Erforschung von Schamgefühlen zu fördern. Andererseits sollten betroffene Klienten die Möglichkeit haben, sich zurückzuziehen und über ihre Scham hinwegzukommen.

Zu Beginn kann eine Untersuchung der Scham nachträglich stattfinden – Sie können den Klienten nach Abklingen seines Schamanfalls dazu anregen, über das Erlebte zu reflektieren. Je mehr Sie über die Scham reden und an ihr arbeiten, um so weniger Macht hat sie. Sie sollten die mit ihr verbundenen Körperempfindungen ebenso wie jede andere Körperempfindung als völlig normal hinstellen. Vorsichtige Fragen wie: »Das war eine sehr starke Reaktion. Gibt es etwas, weswegen Sie neugierig darauf sind, was da eigentlich geschehen ist?« können völlig ausreichen, um einem Klienten zu einem gewissen Maß an Kontrolle über sein Erleben zu verhelfen und sein Interesse daran zu wecken.

Sobald der Klient dies akzeptiert hat, können Sie an Schamattacken arbeiten, wenn sie stattfinden. Tatsächlich dauert die eigentliche Schamattacke nur Sekunden – wogegen das damit verbundene innere Erlebnis und die darin enthaltene Bedeutung ein ganzes Leben lang bestehen bleiben können.

Oft waren Schamerlebnisse in der Vergangenheit damit verbunden, daß jemand »geoutet« wurde. Das klassische Beispiel für Erröten und anschließende Bloßstellung wegen des Errötens deutet auf die dunkle Macht unfreiwilliger Offenbarungen. Der Körper empfindet eine solche Abstempelung als lebensbedrohlich. Aus dem Stamm ausgestoßen zu werden weckt eine Urangst, weil es im schlimmsten Fall zum Tode führen kann. Der Körper registriert dies und reagiert darauf mit Kampf, Flucht oder Erstarren.

Verbale Hinweise

Wenn ein Klient eines der folgenden Worte benutzt, um ein Erlebnis zu beschreiben, sollten Sie auf damit verbundene körperliche Signale achten, die auf das Vorliegen von Scham hindeuten könnten: »lächerlich, närrisch, dumm, dämlich, gedemütigt, hilflos, unfähig, abhängig, klein, unterlegen, peinlich, wertlos, schwach, idiotisch«.

Atmungshinweise

Wenn ein Klient über ein Schamerlebnis spricht oder eine Schamattacke erlebt, dann achten Sie sehr genau auf seine Atmung. Sie können dann Atemmuster beobachten, die denjenigen von Klienten mit einer traumabedingten Aktivierung ähneln. Der Atem ist eines der am besten zugänglichen Körpersignale, an denen man das Vorliegen von Scham erkennen kann. Halten Sie nach Anzeichen wie den folgenden Ausschau: ein flacher und verhaltener Atem, Konstriktionen in der Kehle, Atembeschwerden, kurze und verhaltene Atemzüge, als würde der Betreffende »schlückchenweise« atmen. Klagen über Engegefühle im Brustkorb; angespannte Lippen und kurze Atemstöße beim Ein- oder Ausatmen oder schnelles Atmen hoch in der Brust.

TOOL 122

Übung Therapeuten

Interventionssequenz bei Scham

Zweck der Übung

Die im folgenden beschriebenen Schritte für Schaminterventionen sollen Klienten helfen, mit dem Erleben von Scham Frieden zu schließen und solche Situationen zu meistern, statt sich aus ihnen zurückzuziehen. Weil sich Klienten aufgrund der Intensität ihrer Scham in somatischer Hinsicht wie Geiseln fühlen, müssen Sie die Führung übernehmen und ihnen helfen, solche Situationen durchzustehen. Zunächst ist wichtig, daß Sie das Erleben von Scham selbst gütig aufnehmen und akzeptieren. Therapeuten können in solchen Situationen leicht getriggert werden; deshalb ist es wichtig, freundlich und klar zu bleiben. Jedesmal wenn Ihnen dies gelingt, trainieren Sie Ihr Gehirn und Ihren Körper darin, neue Möglichkeiten zu nutzen.

Instruktionen

- **Benennen und freundlich aufnehen:** Erkennen Sie den Zustand der Scham sehr freundlich an: *»Ich merke, daß bei Ihnen im Moment viele Gefühle und Empfindungen vorhanden sind. Sie scheinen sich alle gleichzeitig zu äußern. Ich verstehe, daß das für Sie ein sehr intensives Erlebnis ist …«*
- **Die Führung übernehmen:** Der Klient ist in seiner Scham gefangen und möchte sich verstecken. Als Therapeut müssen Sie in solch einem Fall vorsichtig die Führung übernehmen: *»Wir werden nun versuchen, Ihre Situation ein wenig zu verändern. Können Sie sich auf Ihren Unterbauch konzentrieren und ein paarmal tief atmen? Mir ist klar, daß das für Sie momentan ein wenig unangenehm sein muß – aber das ist kein Problem. Wir können die Übung auch gemeinsam ausführen.«* Sie können auch körperliche Ressourcen anbieten, von denen Sie wissen, daß der Klient sie akzeptieren wird, beispielsweise die Füße oder Beine – Bereiche in seinem Körper, die er bekanntermaßen als sicher und erdend empfindet.
- **Geleiten Sie den Klienten aus der Scham, und stellen Sie sie als normal dar:** Achtsamkeit ist dem Klienten in dieser Verfassung kaum möglich, und sein Denken ist ebenfalls blokkiert; Sie müssen ihn also aus seinem Erleben heraus und in sein mit Ressourcen ausgestattetes Selbst hinein führen: *»In Ihren Händen ist ziemlich viel Hitze, nicht wahr? Das ist okay. Lassen Sie die Hitze einfach zu; sie wird wieder vergehen.« – »Sie können beobachten, wie diese Empfindungen vorüberziehen. Lassen Sie zu, daß ich Ihnen dabei helfe …«*
- **Verfolgen Sie, was im Körper vor sich geht:** Sobald Sie eine parasympathische Lösung beobachten und merken, daß der Blickkontakt intensiver wird, können Sie benennen, was soeben geschehen ist: *»Bei Ihnen ist wohl Scham aufgetaucht, nicht wahr?« – »Ja, Sie scheinen ein wenig verlegen gewesen zu sein.«*

- **Psychoedukation und Integration von Ressourcen:** *»Woran hat Sie das erinnert? Nachdem Sie nun nicht mehr so stark aktiviert sind, wollen wir darüber sprechen, was los war.« – »Sie wissen sicher, daß das passiert, wenn unser Körper sich ängstigt: Wir empfinden dann Scham. Das ist eine völlig normale Reaktion.«* Stellen Sie das Schamerlebnis als völlig normalen Bestandteil einer traumatischen Reaktion dar. Beispielsweise: *»Scham ist eine gesunde Reaktion. Sie erinnert uns daran, daß wir moralische Wesen sind. Wir fühlen und spüren, was nicht in Ordnung ist.« – »Wenn Sie als kleines Mädchen Scham empfanden, weil X passiert war, dann wußten Sie, was nicht in Ordnung war, oder?«*

TOOL 123

Arbeitsblatt Klienten

Das Scham-Ungeheuer entlarven

Zweck der Übung

Scham ist eine unwillkürliche Reaktion. Wenn wir die Scham »entlarven« und sie bewußt machen, verliert sie ihre Macht und ihren Hang zur Heimlichkeit. Die hier beschriebene Übung soll Ihnen helfen, sich in Gegenwart Ihrer Scham-Ungeheuer wohl zu fühlen und ihre Macht über Sie zu verringern. Es ist wichtig, achtsam zu bleiben und die Übung langsam auszuführen.

Instruktionen

Vervollständigen Sie die folgenden Äußerungen/Fragen.

1. *»Ich erinnere mich, daß ich mich geschämt habe wegen …«* Untersuchen Sie die Reaktion zunächst in Ihrem Körper! Und schreiben Sie anschließend das erste, was Ihnen in den Sinn kommt, auf.

   ____

2. *»Ich erinnere mich, daß mein Körper die Scham spürte. Sie fühlte sich an wie …«*

   ____

3. *»Ich erinnere mich jetzt an die Scham, die ich in der Vergangenheit empfunden habe, und ich spüre …«*

   ____

4. *»Mein ›Schamname‹ für dieses Ungeheuer ist …«*

   ____

5. Wenn Sie das Scham-Ungeheuer zeichnen könnten, wie würde es dann aussehen? Zeichnen Sie es jetzt auf ein separates Blatt Papier.

6. Kehren Sie nun zu Ihrem Körper zurück; atmen und fühlen Sie. Was fällt Ihnen in diesem Moment auf?

Arbeitsblatt Therapeuten

TOOL 124 – TEIL 1

Identifizieren und Umdeuten von Schamattacken

Zweck der Übung

Scham ist eine natürliche Reaktion des Körpers. Sie ist aber auch eine unwillkürliche Reaktion, die sekundären Streß verursachen kann, wenn sie mit plötzlich auftretenden, überwältigend intensiven Gefühlen verbunden ist. Scham kann auftreten, wenn wir uns auf eine moralisch, ethisch oder kulturspezifisch unpassende Weise verhalten. Möglicherweise haben Sie dabei das Gefühl, sich selbst nicht schützen zu können oder innerlich gespalten zu sein. Scham kann auch entstehen, wenn man Zeuge einer Gewalttat wird und nichts weiter tun kann, als sie unfreiwillig zu beobachten. Manchmal handelt es sich auch um ein Verhalten, dessen man zum Zeitpunkt des Geschehens nicht bewußt ist, das aber bei späterer Reflexion Schamgefühle hervorruft. Scham ist eine Reaktion des Körpers, die plötzlich aufblitzt und ebenso schnell wieder verschwindet. Doch die Wirkung von Scham kann auch anhalten, und es können Sekundärreaktionen auftreten, beispielsweise der Wunsch, die damit verbundenen Gefühle zu verheimlichen, sich defensiv zu verhalten, Aggression gegenüber Personen, die die Scham bemerken, oder der Wunsch, sich emotional und physisch zurückzuziehen.

Wenn Sie als Therapeut an Scham arbeiten, müssen Sie dem Erleben der betroffenen Klienten gegenüber sensibel und rücksichtsvoll sein. Der Drang, die Scham zu überdecken, ist sehr stark. Scham fühlt sich im Augenblick ihres Auftauchens nicht angenehm an. Sich zu vergegenwärtigen, daß der Augenblick der Scham vergehen wird, ist wichtig, weil man dann an diesem Augenblick arbeiten und dem Klienten aus seiner Gefangenschaft im Zustand der Scham heraushelfen kann. Scham verstärkt sich im Laufe der Zeit selbst, wenn sie nicht verstanden oder wenn nicht an ihr gearbeitet wird.

Teil 1 dieser Übung ist für Therapeuten gedacht, die selbst an ihrer Scham arbeiten wollen, wenn ihnen auffällt, daß sie in ihrer Scham gefangen sind oder daß diese getriggert worden ist. Teil 2 der Übung können Sie für die Arbeit mit Klienten benutzen, wenn diese soeben einen Anfall von Scham erlebt haben. Es gibt ein ideales Fenster, sobald die Scham sich ein wenig verflüchtigt hat, in dem die direkte Arbeit an der Scham am aussichtsreichsten ist. Wenn das Scham auslösende Ereignis zu weit in der Vergangenheit liegt, ist die Scham für den Klienten nicht lebendig genug. Und wenn man sie sofort anspricht, während sie noch aktiv ist, kann man sie dadurch noch stärker anfachen. Scham vor der eigenen Scham ist sehr verbreitet. Sorgen Sie dafür, daß Sie als Therapeut gut mit Ressourcen ausgestattet sind, und seien Sie Ihrem Klienten gegenüber SEHR gütig. Sie sollten das »Gute« der Scham sehen wollen und das Schamerlebnis nicht noch verstärken.

Scham ist ein flüchtiges, aber wichtiges Ereignis. Deshalb sollten Sie den Mut aufbringen, daran zu arbeiten. Es passiert leicht, daß dieser Augenblick vorübergeht; aber ich rate Ihnen dringend, an der Scham zu arbeiten. Scham will gekannt werden; ihr liegt ein tieferer Sinn zugrunde. Wenn Sie gütig, offen und empfänglich sind und wirklich beim Körpererleben des Klienten bleiben, wird sich Ihnen eine völlig neue Möglichkeit erschließen. Möglicherweise kann der Klient herausfinden, warum er überhaupt Scham empfindet. Scham ist wie ein innerer moralischer Kompaß, der wahrgenommen werden will. Lassen Sie sich nicht von der starken somatischen Manifestation abschrecken. Vergessen Sie nie, daß es sich um einen flüchtigen Augenblick handelt, der wieder vergehen wird.

Ein wichtiger Tipp

Sprechen Sie im Moment einer Schamattacke niemals von »Scham«. Versuchen Sie, das, was vor sich geht, zu umschreiben. Warten Sie darauf, daß der Klient selbst von Scham zu sprechen beginnt. Dies ist für ihn ein wichtiger Schritt auf dem Weg zu seiner Selbstbefähigung! Es folgen ein paar Beispiele für Möglichkeiten, die Intensität der Schamattacke zu thematisieren:

»Ich sehe eine starke Reaktion bei Ihnen.«

»Es sieht ganz so aus, als ob Sie gerade eine schwierige Situation durchleben, hmm?«

»Ihr Körper reagiert momentan; was fällt Ihnen auf?«

»Es scheint Ihnen schwer zu fallen, in Worte zu fassen, was Ihr Körper ausdrückt.«

»Es ist nicht leicht zu begreifen, was im Augenblick vor sich geht.«

»Achten Sie darauf, wie Ihr Körper reagiert, und schauen Sie, ob es Sie neugierig macht, worum es dabei geht.«

»Viele widersprüchliche Emotionen und Empfindungen sind da.«

Instruktionen

Sie sollten Ihre eigenen Schamreaktionen kennen. Arbeiten Sie an der eigenen Scham. Beschäftigen Sie sich zu diesem Zweck mit den folgenden Fragen. Das gilt insbesondere, wenn Ihnen auffällt, daß ein Klient mit einer Schamreaktion bei Ihnen selbst Scham triggert.

Fragen für die Selbstreflexion

- Wie hat es sich bei Ihnen selbst ausgewirkt, als bei Ihrem Klienten Scham aktiviert wurde?

____

- Fühlen Sie sich in den Augenblick der Schamattacke ein, und stimmen Sie sich somatisch in Ihren Körper ein, um herauszufinden, wie Ihr Klient dies empfindet. Achten Sie auf Signale Ihres Körpers und auf Ihre Gedanken.

____

- Wo in Ihrem Körper bemerken Sie Scham? Sind Ihnen diese Bereiche vertraut?

  ____

- Achten Sie das nächste Mal auf Signale des Körpers, die auf eine Schamattacke hinweisen, und deuten Sie diese Signale zu Ihrem persönlichen Alarmsystem um. Das Alarmsignal soll Ihnen helfen, einen solchen Augenblick in eine positive Aktivität umzuwandeln, die Ihnen selbst zu Ressourcen verhilft. Das Alarmsignal für Scham meines Körpers ist:

  ____

- Stellen Sie nun die Orte im Körper zusammen, die Ihnen beim nächsten Vorfall dieser Art helfen. Meine körpereigenen Ressourcen sind:

  ____

- Notieren Sie eine positive Umbenennung von Scham für sich selbst. Was wäre, wenn Scham für Sie eine positive Botschaft beinhalten würde? Wie würde diese lauten?

  ____

Reflexion

Wie macht Scham mich klein? ____________________________

____

____

TOOL 124 – TEIL 2

Arbeitsblatt Klienten

Identifizieren von Schamattacken und Verhindern von Schamspiralen

Instruktionen

Arbeiten Sie mit dem Klienten an seiner Schamattacke und daran, wie er vermeiden kann, in eine negative Emotionsspirale hineingezogen zu werden. Denken Sie daran: Im Idealfall hat sich die Intensität der Schamattacke verflüchtigt, der Klient hat dieselbe als Scham bezeichnet, oder Sie erforschen die starke Reaktion unmittelbar danach.

Schritt 1 – Identifizieren

1. Formulieren Sie freundlich eine Beobachtung.
   - *»Das war eine verdammt intensive Reaktion, hmm?«*
2. Laden Sie zu Neugier und Urteilsenthaltung ein.
   - *»Interesse daran herauszufinden, was gerade passiert ist?«*
3. Erforschen Sie die Reaktion des Körpers ohne jeden Affekt.
   - »Wir werden noch ein wenig bei dem bleiben, was Sie momentan in Ihrem Körper spüren. Erforschen Sie ein wenig, wie dies ist.«
4. Benennen Sie das Erlebnis, reflektieren Sie darüber, und kontextualisieren Sie es.
   - *»Versuchen Sie, diesen Bereich in Ihrem Körper zu benennen oder das Erlebnis, das Sie soeben hatten, zu bezeichnen. Wie würden Sie es nennen?«*

Schritt 2 – Benennen und reflektieren

Nachdem Sie nun mehr Informationen gesammelt haben, können Sie versuchen, dieses Erlebnis zu bezeichnen und zu benennen.

____

____

Fertigen Sie sehr schnell eine Zeichnung davon an oder benennen Sie das Erlebnis. Denken Sie nicht erst nach, sondern vertrauen Sie Ihrer ersten Reaktion.

Zeichnung des ersten Eindrucks:

Schauen Sie sich den Namen an, den Sie für Ihre Zeichnung gewählt haben, und reflektieren Sie jetzt darüber.

Wie klingt er oder sieht er aus?

Was ist Ihnen vertraut?

Wann kommt es zu dieser Art von Schamattacke?

Welche Trigger kennen Sie?

____

____

____

____

Schritt 3 – Umdeutung der Schamattacke

Wählen Sie einen Aspekt dieser Zeichnung Ihrer Schamattacke, Ihrer Benennung oder Ihre Reflexion darüber, die aus Ihrer Sicht hervorsticht. Beispielsweise können Sie ein Wort wählen und dann nur anhand dieses Worts am nächsten Schritt arbeiten. Falls Sie ein Wort wie »verbergen« gewählt hätten, könnten Sie fragen: »Was kann ›verbergen‹ mich lehren? Wenn ›verbergen‹ eine Botschaft enthielte, wie würde diese dann lauten? Wenn ›verbergen‹ brillant und intelligent wäre, was würde es dann bedeuten?«

Was kann ________________ mich lehren?

Wenn ________________ eine Botschaft für mich enthielte, was würde es mir dann sagen?

Wenn ________________________ brillant und intelligent wäre, was würde ________________________ dann bedeuten?

Formulieren Sie nun eine zweite Äußerung über die Schamattacke unter Einbeziehung der Information, die Sie gerade entdeckt haben.

Meine Schamattacke im betreffenden Augenblick bedeutet, ____________________

____

____

____

Noch andere Erkenntnisse? ____________________________

____

____

TOOL 125

Arbeitsblatt Klienten

Sonnenstrahlen in Ihrem Körper

Zweck der Übung

Diese Übung ist als Gegengewicht zum Schamerlebnis zu verstehen. Scham bewirkt, daß sich der Körper klein und kontrahiert anfühlt. Um den Körper zu öffnen, können Sie ihn zur allmählichen Rückkehr anregen. Stellen Sie sich vor, Sonnenstrahlen treffen auf Ihren Bauch und wärmen Sie allmählich auf.

Instruktionen

- Stellen Sie sich einen sicheren Ort in der Natur vor. Vielleicht liegen Sie auf einem glatten Fels, auf der Erde oder auf einer bequemen Bank.
- Legen Sie eine Hand auf Ihren Bauchnabel.
- Stellen Sie sich vor, daß die Sonne genau richtig ist: daß sie wärmt, Licht verbreitet und einlädt.
- Beginnen Sie, langsam in den Bereich des Bauchnabels hinein zu atmen, der sich unter Ihrer Hand befindet.
- Stellen Sie sich nun vor, daß die Wärme der Sonne in den Bauchnabel hineinfällt und Sie erwärmt. Spüren Sie die Sonnenstrahlen in Ihrem Körper? Konzentrieren Sie sich auf diese Bildvorstellung.
- Was geschieht, wenn Sie die Wärme spüren? Versuchen Sie, den Empfindungen im Körper zu folgen und sie zu genießen; und verfolgen Sie, was unterdessen in Ihnen auftaucht. Verfolgen Sie das Geschehen in Ihrem Körper und in Ihrer Atmung. Wird der Atem langsamer? Was erschließt sich Ihnen, während Sie dies tun?
- Beobachten Sie die Veränderung und wie Ihr Körper in den Zustand der Ruhe zurückkehrt.
- Achten Sie darauf, wie an die Stelle des grellen Lichtes der Scham die warmen Sonnenstrahlen getreten sind.

Reflexion

- Wie macht die Scham mich klein? ______________________________

____

____

- Was löst bei mir eine Schamattacke aus? ______________________________

____

____

- Was hilft mir, wenn ich mich im Zustand der Scham befinde? ______________________

____

____

- Welche inneren Ressourcen, über die ich verfüge, wirken der Scham entgegen? __________

____

____

- Woran muß ich nach einer Schamattacke denken? ______________________________

____

____

Literatur

Bakal, D. (1999). *Minding the Body: Clinical Uses of Somatic Awareness* (S. 4 f.). Guilford: New York.

Bainbridge Cohen, B. (1993). *Sensing, Feeling and Action: The Experiential Anatomy of Body-Mind Centering*. Northampton: Contact Editions.

Damasio, A. (1999). *The Feeling of What Happens*. San Diego: Harcourt; dt. (2000). *Ich fühle, also bin ich*. München: List.

Field, T. (2003). *Touch*. London: The MIT Press.

Field, T. (2014). *Touch. A Bradford Book*. Cambridge: The MIT Press.

Fogel, A. (2009). *Body Sense: The Science and Practice of Embodied Self-Awareness*. New York: Norton.

Franklin, E. (2012). *Dynamic Alignment Through Imagery*. 2nd ed. Champaign: Human Kinetics.

Hartley, L. (1995). *Wisdom of the Body Moving: An Introduction to Body-Mind Centering*. Berkeley: North Atlantic Books.

Heller, L. (2012). *Healing Developmental Trauma*. Berkeley: North Atlantic Books; dt. (2013). *Entwicklungstrauma heilen*. München: Kösel.

Johnson, D. (1983). *Body*. Boston: Beacon Press.

Levine, P. (2010). *In an Unspoken Voice*. Berkeley: North Atlantic Books; dt. (2011). *Sprache ohne Worte: Wie unser Körper Trauma verarbeitet und uns in die innere Balance zurückführt*. München: Kösel.

McHose, C. (2006). *How Life Moves: Explorations in Meaning and Body Awareness*. Berkeley: North Atlantic Books.

Mischke-Reeds, M. (2015). *8 Keys to Practicing Mindfulness: Practical Strategies for Emotional Health and Well-Being*. New York: Norton.

Olsen, A. (1991). *Body Stories: A Guide to Experiential Anatomy*. New York: Station Hill Press.

Prendergast, J. (2015). *In Touch: How to Tune in to the Inner Guidance of Your Body and Trust Yourself*. Boulder: Sounds True.

Ray, R. (2008). *Touching Enlightenment: Finding Realization in the Body*. Boulder: Sounds True.

Weiss, H., Johanson, G., & Monda, L. (2015). *Hakomi Mindfulness-Centered Somatic Psychotherapy: A Comprehensive Guide to Theory and Practice*. New York: Norton; dt. (2019). *Hakomi – Achtsamkeitszentrierte Körperpsychotherapie: Theorie und Praxis*. Stuttgart: Klett-Cotta.

Bildquellen

Seiten 112, 113, 114, 115, 119, 122, 123, 124: iStock.com/procurator
Seite 182: © Elina Yakhontova | Dreamstime.com
Seite 189: © Mnsanthoshkumar | Dreamstime.com
Seite 216: © Polina Orlova | Dreamstime.com
Seite 266: © Daniel Kaesler | Dreamstime.com

TITELLISTE – Auswahl

Eine ausführliche Präsentation sämtlicher lieferbaren und geplanten Titel unseres Verlages finden Sie im Internet unter *www.gp-probst.de*

Band 2 – Emerson & Hopper: *Trauma-Yoga* (4. Aufl.)
Band 3 – Williams & Poijula: *Das PTBS-Arbeitsbuch* (3. Aufl.)
Band 12 – Putnam: *Handbuch Dissoziative Identitätsstörung* (2. Aufl.)
Band 13 – Scaer: *Das Trauma-Spektrum* (2. Aufl.)
Band 14 – Kluft: *Pacing in der Traumatherapie*
Band 17 – Paulsen: *Trauma und Dissoziation mit neuen Augen sehen* (2. Aufl.)
Band 18 – NurrieStearns: *Trauma-Heilung durch Yoga und Meditation*
Band 23 – van der Kolk: *Verkörperter Schrecken* (8. Aufl.)
Band 24 – Emerson: *Trauma-Yoga in der Therapie*
Band 29 – Porges: *Die Polyvagal-Theorie und die Suche nach Sicherheit* (4. Aufl.)
Band 31 – Scaer: *Acht Schlüssel zur Gehirn-Körper-Balance*
Band 32 – Steele, Boon & van der Hart: *Die Behandlung traumabasierter Dissoziation* (2. Aufl.)
Band 34 – Schwartz: *Arbeitsbuch Komplexe PTBS* (2. Aufl.)
Band 35 – Najavits: *Trauma, Sucht und die Suche nach Sicherheit*
Band 36 – Dana: *Die Polyvagal-Theorie in der Therapie* (3. Aufl.)
Band 38 – Porges & Dana (Hrsg.): *Klinische Anwendungen der Polyvagal-Theorie*
Band 40 – Mischke-Reeds: *Somatische Psychotherapie – ein Werkzeugkasten* (2. Aufl.)
Band 41 – Bentzen: *Neuroaffektive Meditation* (2. Aufl.)
Band 42 – Schwartz & Maiberger: *EMDR-Therapie und Somatische Psychologie*
Band 43 – Dana: *Arbeiten mit der Polyvagal-Theorie* (2. Aufl.)
Band 44 – Dana: *Leben mit der Polyvagal-Theorie*
Band 45 – Delahooke: *Mehr als Verhalten*
Band 46 – Schwartz: *Vom Trauma genesen – ein Übungsbuch*
Band 48 – Porges: *Heilen mit der Polyvagal-Theorie*
Band 49 – Kurtz: *HAKOMI – eine körperorientierte Psychotherapie*
Band 50 – Fisher: *Traumaspuren transformieren*
Band 51 – Dana: *Flipchart Polyvagal-Theorie*
Band 53 – Schwartz: *Die Praxis der Behandlung komplexer PTBS*
Band 54 – Anderson: *Traumata überwinden mit der IFS-Therapie*
Band 55 – Sanders & Thompson: *Die Polyvagal-Theorie und die Entwicklung des Kindes*